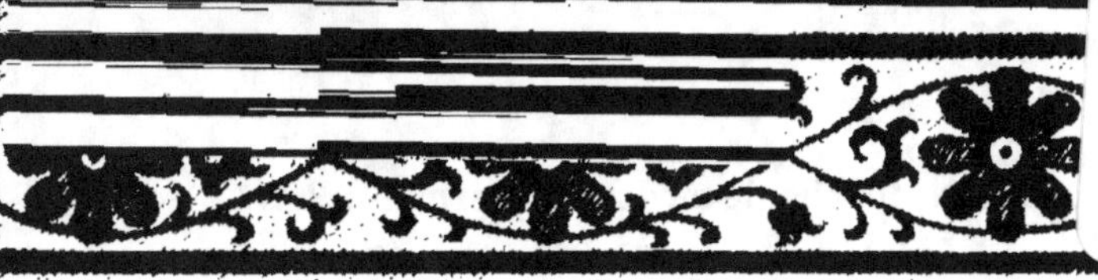

F. TERRIER

GUILLEMAIN et MALHERBE

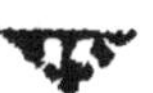

Chirurgie

de la Face

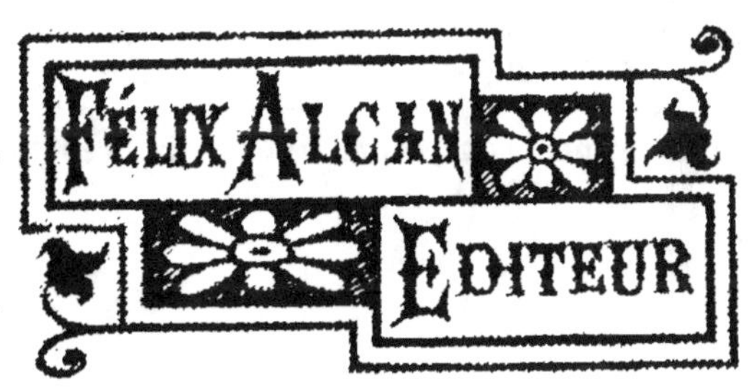

CHIRURGIE DE LA FACE

FÉLIX ALCAN, ÉDITEUR

AUTRES OUVRAGES DE M. LE PROFESSEUR F. TERRIER

Éléments de pathologie chirurgicale générale. 1er fascicule : *Lésions traumatiques et leurs complications.* 1 volume in-8°. . . . . 7 fr.

2e fascicule : *Complications des lésions traumatiques. Lésions inflammatoires.* 1 vol. in-8°. . . . . 6 fr.

De l'hydronéphrose intermittente. (En collaboration avec M. BAUDOUIN.) 1 vol. in-8°, 1892 . . . . 5 fr.

Manuel de pathologie et de clinique chirurgicales, par MM. JAMAIN et TERRIER. 3e édition.

TOME PREMIER. 1 fort vol. in-18 . . . . 8 fr.

> *Maladies qui peuvent se montrer dans toutes ou presque toutes les parties du corps :* lésions inflammatoires, traumatiques ; lésions consécutives au traumatisme ou à l'inflammation. Maladies virulentes. Tumeurs. — *Affections des divers tissus et systèmes organiques.* Affections du tissu cellulaire, maladies des bourses séreuses. Affections de la peau, des veines, des artères, des ganglions lymphatiques, des nerfs, des muscles, des tendons, des os.

TOME DEUXIÈME. 1 vol. in-18. . . . . 8 fr.

> Maladies des articulations. — *Affections des régions et appareils organiques :* affections du crâne et du cerveau, du rachis, maladies de l'appareil olfactif, de l'appareil auditif, de l'appareil de la vision.

TOME TROISIÈME, par MM. TERRIER, BROCA et HARTMANN. 1 vol. in-18 . . . . 8 fr.

> Maladies de l'appareil de la vision (*suite*), de la face, des lèvres, des dents.

TOME QUATRIÈME, par MM. TERRIER, BROCA et HARTMANN. 1 vol. in-18. . . . . 8 fr.

> Maladies des gencives, des maxillaires, de la langue, de la région parotidienne, des amygdales, de l'œsophage, des voies aériennes, du larynx, de la trachée, du corps thyroïde, du cou, de la poitrine, du sein, de la mamelle, etc.

AUTRES OUVRAGES DE M. LE PROFESSEUR F. TERRIER

(EN COLLABORATION AVEC M. LE Dr PÉRAIRE)

Manuel de petite chirurgie de Jamain, 7e édition, refondue. 1 vol. gr. in-18, avec 420 figures, cart. à l'anglaise. . 8 fr.

Petit Manuel d'antisepsie et d'asepsie chirurgicales, 1 vol. in-12, avec gravures . . . . 3 fr.

Petit Manuel d'anesthésie chirurgicale, 1 vol. in-12, avec gravures. . . . . 3 fr.

L'Opération du trépan, 1 vol. in-12, avec 222 gravures. 3 fr.

Paris. — L. MARETHEUX. imprimeur, 1, rue Cassette.

CHIRURGIE

DE LA FACE

PAR

Félix TERRIER

Professeur à la Faculté de médecine de Paris
Chirurgien de l'Hôpital Bichat
Membre de l'Académie de Médecine

ET

MM. LES Drs GUILLEMAIN et A. MALHERBE

Anciens internes des Hôpitaux de Paris

AVEC 214 FIGURES DANS LE TEXTE

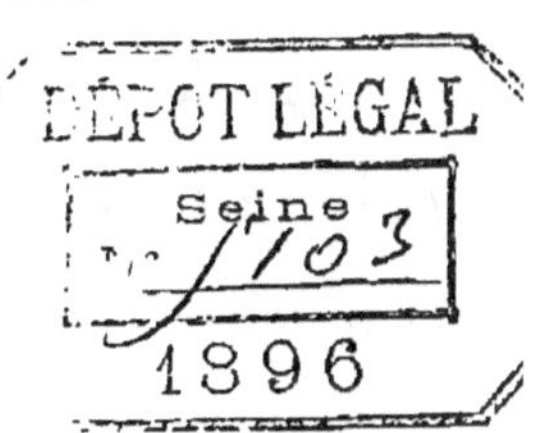

PARIS

ANCIENNE LIBRAIRIE GERMER BAILLIÈRE ET Cie

FÉLIX ALCAN, ÉDITEUR

108, BOULEVARD SAINT-GERMAIN, 108

1897

PRÉFACE

Ces notions élémentaires sur la Chirurgie opératoire de la Face, sont le résumé des leçons que j'ai professées à la Faculté de médecine en 1894-95.

Elles ont été recueillies et mises au courant par nos deux élèves et amis, MM. Guillemain et A. Malherbe, auxquels j'adresse ici mes remerciements les plus sincères.

A M. Guillemain appartient plus particulièrement la rédaction des 1re et 2e parties, sur la Chirurgie des maxillaires, des lèvres, des joues, de la bouche et du pharynx.

M. A. Malherbe s'est plus spécialement occupé de la 3e partie, c'est-à-dire de la chirurgie du nez, des fosses nasales et de leurs annexes, les sinus de la face.

Remarquons en terminant cet avertissement, que la Chirurgie des nerfs de la face, bien que professée par nous à la Faculté, n'a pas pris place dans ce petit volume.

Elle sera, je l'espère, l'objet d'une publication spéciale ultérieure.

F. TERRIER.

CHIRURGIE DE LA FACE

PREMIÈRE PARTIE
CHIRURGIE DES MAXILLAIRES

CHAPITRE PREMIER.

RÉSECTIONS DU MAXILLAIRE SUPÉRIEUR

I. — PRÉLIMINAIRES. TRACÉ DES INCISIONS.

1° Considérations anatomiques.

La mâchoire supérieure se compose de deux blocs osseux de forme cubique, les maxillaires supérieurs, réunis l'un à l'autre sur la ligne médiane. Ils ont avec les os voisins un certain nombre de connexions capitales pour le chirurgien, car c'est elles que diviseront la scie et la pince au cours d'une résection.

En dedans, nous voyons l'apophyse montante s'unir à l'unguis et à l'ethmoïde; en dehors, c'est la suture maxillo-malaire, puis l'union à distance avec le sphénoïde qui constitue la fente sphéno-maxillaire. En bas et en arrière le maxillaire se soude à la lame horizontale du palatin, à sa lame verticale et à l'apophyse ptérygoïde. Ces connexions ptérygoïdiennes constituent une région dangereuse, où le chirurgien aurait tort d'introduire des lames coupantes. Là se trouvent des plexus veineux, des artères, des nerfs : le meilleur moyen d'éviter leur lésion, c'est de luxer le maxillaire, et de fracturer ses attaches avec le palatin et le sphénoïde.

Quand on enlève un maxillaire supérieur, on ne trouve guère de vaisseaux importants qu'en arrière (a. maxillaire interne) ; ils peuvent donner une hémorrhagie assez abondante dont on se rend maître, comme nous le verrons, par la compression, le pincement, la ligature. Elle peut d'ailleurs être modérée par la compression de l'artère carotide.

Il n'y a qu'un nerf important : le maxillaire supérieur, qui est à peu près fatalement lésé au cours de l'opération.

2° **Historique. Opération de Gensoul.**

Conseillée au début de ce siècle pour les nécroses et les tumeurs par Siebold, Deschamps et Desault, la résection du maxillaire supérieur semble avoir été exécutée pour la première fois par Gensoul, de Lyon, en 1827 ou 1828[1].

Vers le milieu du siècle, on a enlevé le maxillaire supérieur, pour aller dans l'arrière-cavité des fosses nasales à la recherche des polypes naso-pharyngiens. Nous étudierons ultérieurement

1. Joseph Gensoul, *Lettre chirurgicale sur quelques maladies graves du sinus maxillaire et de l'os maxillaire supérieur et Atlas*, Lyon, 1833.

cette résection, faite sur un maxillaire parfaitement sain, et qui ressemble en tous points à
celle que l'on exécute sur le cadavre.

Gensoul opérait fatalement sans anesthésie
(nous verrons ce qu'il faut penser de cette pratique) et mettait son malade dans la position
assise, la tête appuyée contre un aide.

Il traçait (fig. 1) une première incision verticale qui, du grand angle
de l'œil, allait rejoindre la
lèvre supérieure au voisinage de la commissure.
Une deuxième incision
transversale, branchée sur
la première à peu près en
son milieu ou même un
peu plus bas au niveau de
la narine, se prolongeait
en dehors jusqu'à 1 centimètre de l'oreille ; enfin, de
son extrémité externe par-
tait une deuxième verti-
cale, remontant à peu près
à la hauteur de la première,

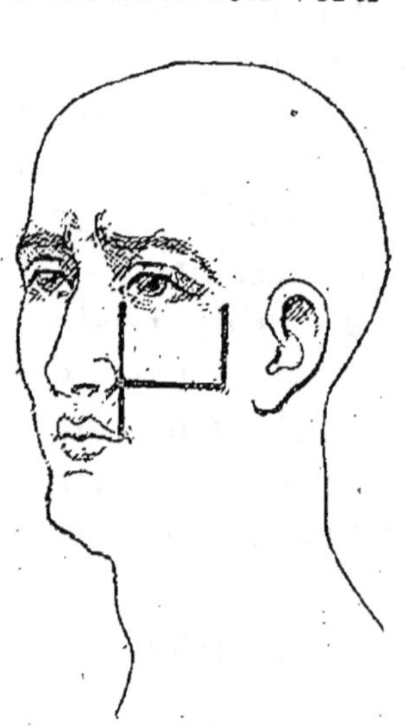

Fig. 1.
Incisions de Gensoul.

et se terminant à 1 centimètre et demi en dehors
de la commissure palpébrale externe. De ce tracé,
résultaient deux lambeaux, l'un supérieur quadrilatère, que l'on disséquait en le relevant de
bas en haut, l'autre inférieur triangulaire, disséqué de haut en bas : la face antérieure de l'os se
trouvait ainsi mise à nu sur toute son étendue.
A l'aide du ciseau et du maillet, on commençait
par attaquer l'arcade orbitaire externe, puis l'apo-

physe zygomatique de l'os malaire, de façon à arriver jusqu'à la fente sphéno-maxillaire. Dans un deuxième temps on sectionnait le plancher de l'orbite et le nerf sous-orbitaire; dans un troisième, on s'attaquait à l'angle interne de l'os : brisant l'unguis et la lame quadrilatère de l'ethmoïde, on isolait la branche montante du maxillaire, de laquelle il fallait séparer au bistouri les parties molles, et en particulier l'aile du nez. Il ne restait plus qu'à libérer l'os en bas en arrière; pour cela Gensoul arrachait la première incisive, coupait d'avant en arrière les parties molles de la voûte palatine ; et, arrivé au niveau du voile, il se dirigeait transversalement en dehors pour ménager les insertions musculaires de ce dernier à l'apophyse ptérygoïde.

L'apophyse palatine étant alors sectionnée au ciseau, il ne restait plus qu'à enlever l'os en lui faisant exécuter un mouvement de bascule. Il était rare qu'on eût à lier des artères.

L'os extirpé, il restait à sa place une vaste cavité limitée en dedans par la cloison des fosses nasales, en dehors par le tissu cellulo-adipeux de la joue, en haut par le tissu adipeux de l'orbite et le muscle droit inférieur, en arrière par le voile du palais laissé en place et le pharynx.

Ce procédé est bon, mais un peu brutal; car l'usage constant du ciseau expose à des échappées et à la blessure des organes voisins. L'opération de Gensoul a servi de base à toutes les autres, qui en diffèrent plutôt par les incisions cutanées que par la résection proprement dite. Il est donc utile, avant d'aller plus loin, de passer en revue les principales incisions qui ont été proposées.

3° Tracé des incisions.

On peut les diviser en deux groupes suivant qu'elles sont uniques ou multiples.

A. Incisions uniques. — *a. Incision latérale externe* (fig. 2). — Elle a été employée par Velpeau[1], Blandin, Syme. Partie de la commissure labiale, elle se termine en avant du tragus, ou

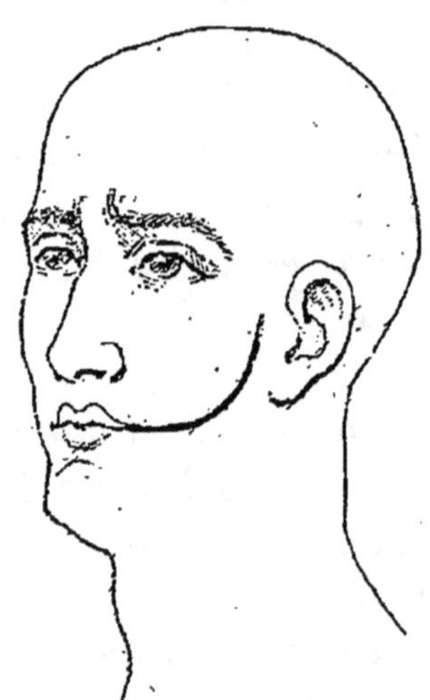

FIG. 2. — Incision de Velpeau.

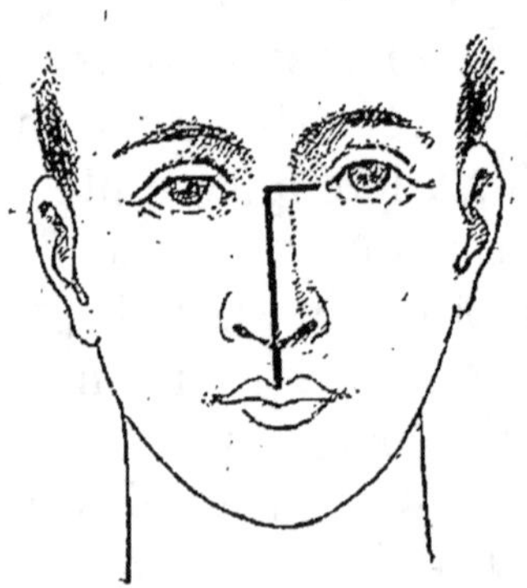

FIG. 3. — Incision de Heyfelder.

mieux au point de jonction de l'os malaire avec l'arcade zygomatique du temporal : elle croise obliquement le canal de Sténon.

b. Incision médiane de Heyfelder et Dieffenbach (fig. 3). — Elle commence à la racine du nez, descend sur cet organe qu'elle parcourt dans toute son étendue, puis coupe en son milieu et

1. Velpeau, *Nouveaux éléments de médecine opératoire*, 2e édit., Paris, 1839, t. II, p. 629.

en totalité la lèvre supérieure[1]. A son origine, à la racine du nez, le tracé de Dieffenbach se recourbe pour gagner le grand angle de l'œil.

c. Incision transversale de Huguier (fig. 4). — Elle s'étend du lobule de l'oreille à la lèvre supérieure qu'elle atteint un peu en avant de la com-

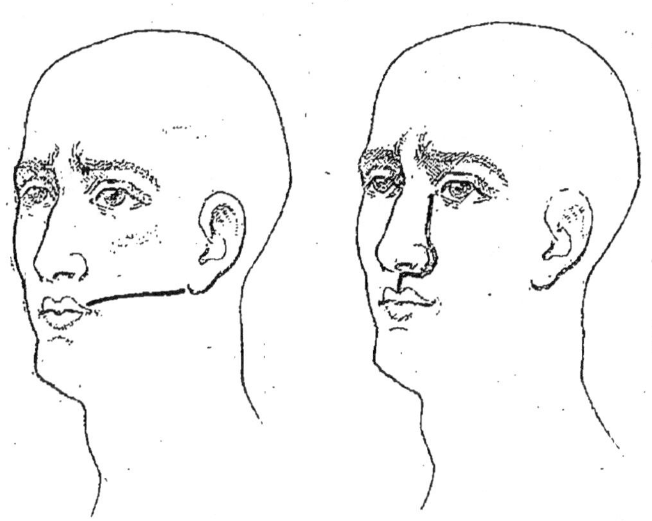

Fig. 4.
Incision de Huguier.
Fig. 5.
Incision latérale interne.

missure[2]. Elle n'a guère été employée que pour les résections temporaires.

d. Incision latérale interne (fig. 5). — Elle part de l'angle interne de l'œil, descend verticalement, contourne le lobule du nez et arrive au bord libre de la lèvre supérieure.

e. Incision latérale concave en haut (fig. 6). —

1. O. Heyfelder, *Traité des résections*, trad. par E. Bœckel, 1863.

2. Huguier, *Société de chirurgie de Paris*, 3 mars 1852, et *Gazette des Hôpitaux*, Paris, 1861, p. 337.

Elle a été employée par Langenbeck[1] : partie de l'angle interne de l'œil, ou même un peu plus haut entre les deux sourcils, elle descend dans le sillon naso-génien, jusqu'à l'aile du nez, puis remonte curviligne en dehors pour rejoindre l'apophyse orbitaire externe. C'est en somme un lambeau arrondi à base supérieure que fai-

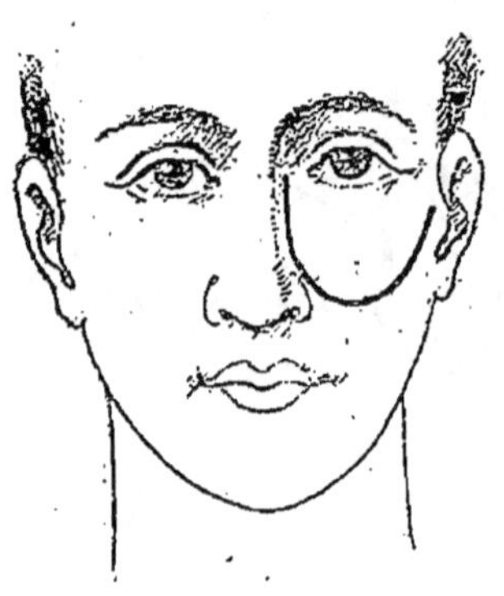

FIG. 6.
Incision de Langenbeck.

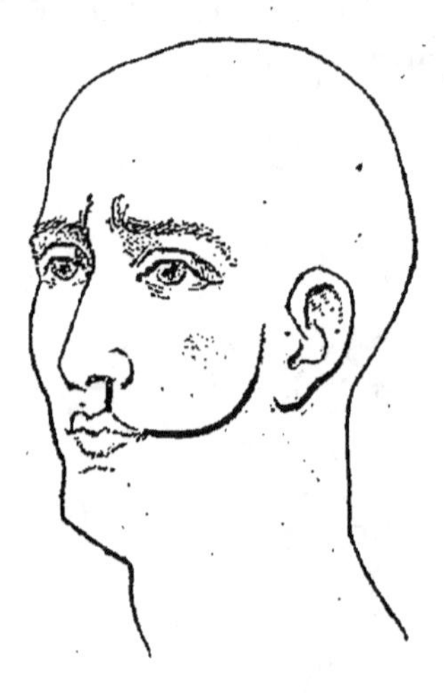

FIG. 7.
Incisions de Malgaigne.

sait Langenbeck, pour éviter de sectionner le bord libre de la lèvre supérieure. Or, ce lambeau est mauvais, car il donne un jour insuffisant.

B. **Incisions multiples.** — *a. Incisions de Gensoul*[2]. — Déjà décrites et figurées à l'historique, elles se composent, comme on l'a vu, de deux verticales réunies par une horizontale.

b. Incisions de Malgaigne (fig. 7). — C'est l'incision latérale externe de Velpeau et Blandin, à laquelle on ajoute une petite verticale allant

1. Langenbeck, *Deutsche Klinik.*, 1861, p. 283.
2. Gensoul, *Loc. cit.*

de la narine à la lèvre supérieure, à peu près
à égale distance de la ligne médiane et de la
commissure[1].

c. *Incisions de Liston* (fig. 8). — C'est encore
l'incision latérale externe de Velpeau, à laquelle
on adjoint une verticale peu différente de celle de
Malgaigne; elle contourne d'abord l'aile du nez,

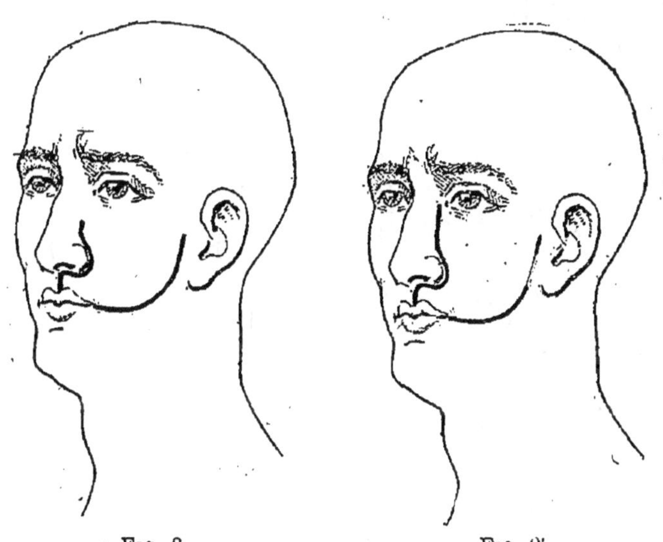

FIG. 8.
Incisions de Liston.

FIG. 9.
Incisions de Lisfranc.

puis descend verticalement sur la lèvre supérieure
dont elle atteint le bord libre en son milieu[2].

d. *Incisions de Lisfranc* (fig. 9). — C'est toujours l'incision de Velpeau avec une verticale
plus étendue encore que celle de Liston[3]. Au lieu

1. Malgaigne, *Manuel de médecine opératoire*, 9e édit., Paris,
1888, t. I, p. 473.
2. Liston, *The Lancet*, Lond., 1836, p. 173.
3. Lisfranc, *Précis de médecine opératoire*, Paris, 1846, t. II,
p. 475.

d'occuper seulement la lèvre inférieure et la narine, elle parcourt dans toute son étendue le sillon naso-génien pour atteindre le grand angle de l'œil. C'est en somme un véritable lambeau à base supérieure.

e. Incisions de Heylen d'Herenthals (fig. 10). — C'est d'abord une incision médiane, allant de la racine du nez jusqu'au bord libre de la lèvre supérieure ; puis une section presque horizontale

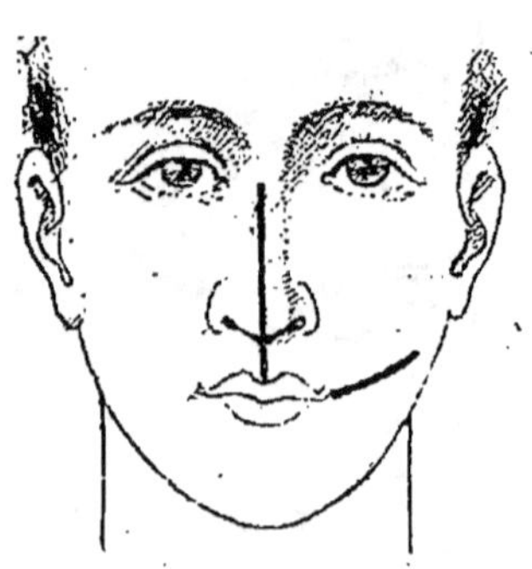

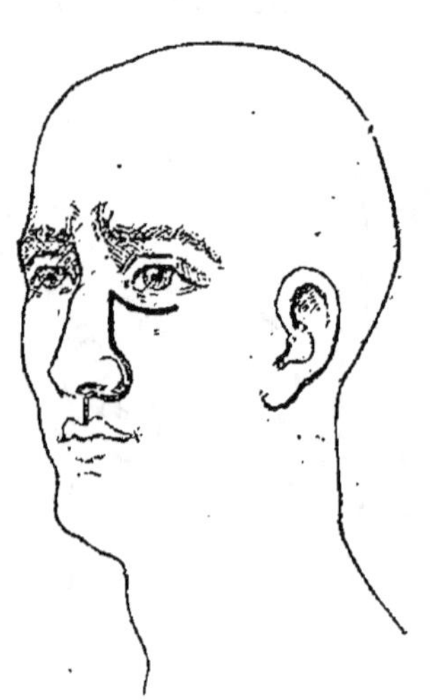

Fig. 10.
Incisions d'Heylen d'Herenthals.

Fig. 11.
Incisions de Nélaton.

partant de la commissure[1]. Cette horizontale diffère fort peu de l'incision de Velpeau ; aussi ce procédé peut-il, jusqu'à un certain point, être comparé à ceux de Malgaigne, de Liston et surtout à celui de Lisfranc.

f. Incisions de A. Nélaton (fig. 11). — Ce sont celles qui ont été le plus employées en France. Le tracé, parti du milieu de la lèvre supérieure

---

1. Heylen d'Herenthals, *Annales de la Société de médecine d'Anvers*, 1845, p. 419.

qu'il occupe en totalité, contourne l'aile du nez, longe le sillon naso-génien ; et, arrivé au grand angle de l'œil, se dirige franchement en dehors pour longer, en passant au-dessous de son bord libre, le rebord sous-orbitaire et s'arrêter en son milieu[1].

g. Incisions de E. Bœckel (de Strasbourg) (fig. 12). — C'est d'abord une verticale qui, partie du grand angle de l'œil, atteint le bord libre de la lèvre supérieure au niveau de la dent canine,

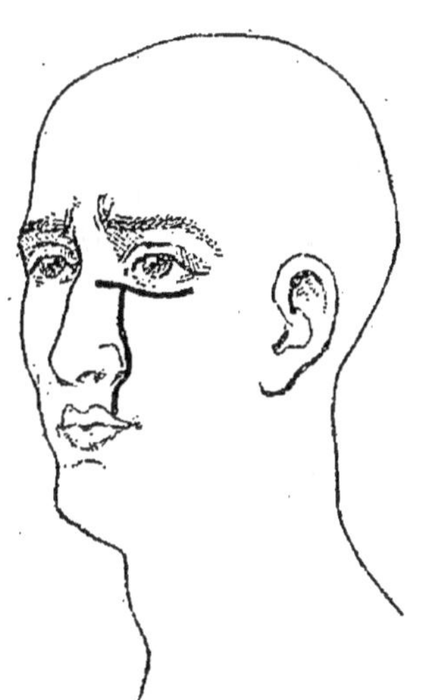

Fig. 12.
Incisions de E. Bœckel.

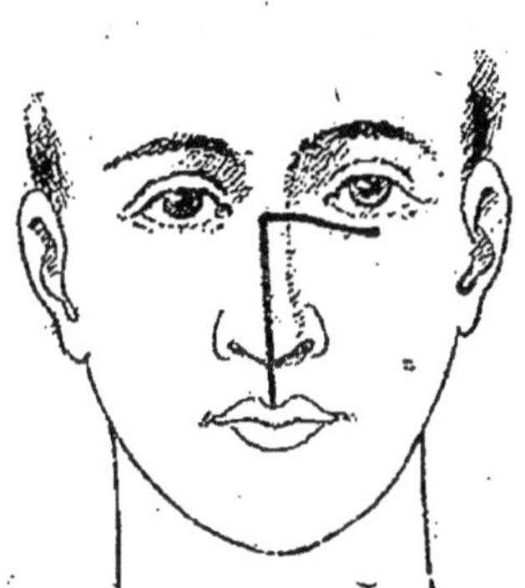

Fig. 13.
Incisions de Maisonneuve.

puis une horizontale partie du milieu du dos du nez, longeant le rebord sous-orbitaire, pour venir se terminer à peu près au-centre du corps de l'os malaire[2].

h. Incisions de Maisonneuve (fig. 13). — Une horizontale part du rebord sous-orbitaire, un peu

1. A. Nélaton, *Éléments de pathologie chirurgicale*, 2e édit., Paris, 1876, t. IV, p. 666, fig. 164.
2. E. Bœckel, *Note à la traduction du Traité des résections de O. Heyfelder*, 1863, p. 275.

perte de sang assez considérable, qui vaut la peine qu'on s'en préoccupe; aussi la ligature préventive de l'artère carotide externe est-elle parfaitement acceptable.

Plus encore que par son abondance, l'hémorrhagie peut devenir dangereuse par pénétration du sang dans les voies aériennes et par asphyxie. C'est pour obvier à cet inconvénient que beaucoup de chirurgiens ont adopté la position de E. Rose; d'autres ont pratiqué la trachéotomie et ont introduit dans la plaie trachéale une canule spéciale faisant un tamponnement hermétique; ils ont anesthésié par cette canule, comme on le fait dans l'extirpation des cancers du larynx (Nusbaum, Trendelenburg, Hahn, Ch. Périer).

A. Verneuil met un tampon dans la fosse nasale correspondant au côté de l'opération : le sang ne pouvant pénétrer dans cette fosse, les voies aériennes se trouvent par suite protégées. Il faut dire toutefois que ce tampon n'a pas grande utilité, car les mouvements respiratoires le déplacent, avec une facilité extrême. C'est encore pour éviter l'entrée du sang dans les voies aériennes que A. Verneuil fait toute la taille du lambeau sans ouvrir la cavité buccale : quand il l'ouvre, le malade est déjà réveillé et peut facilement expectorer son sang.

Une question de la plus haute importance s'est posée, et se pose encore pour la résection de la mâchoire supérieure : faut-il endormir le malade? Les uns opèrent, ou plutôt opéraient (car cela ne se fait plus maintenant) sans anesthésie; les autres, avec A. Verneuil, donnent du chloroforme au commencement, pour la taille du lambeau, puis réveillent le malade pendant la résection proprement dite, dans le but d'éviter l'irruption du sang dans les voies aériennes; d'autres enfin endorment, pendant toute la durée de l'opération.

Ces derniers seuls ont raison et doivent toujours être imités; de leur pratique résultent peut-être quelques inconvénients, mais ils ne suffisent pas pour imposer une véritable torture aux malheureux patients. D'ailleurs, avec la position de E. Rose, de l'habileté, de l'habitude, on évite et la trop grande hémorrhagie, et les phénomènes asphyxiques. On ne saurait donc trop combattre la pratique des quelques chirurgiens qui, s'appuyant sur les recherches de A. Verneuil, endorment leurs malades au début de l'opération puis les réveillent quand ils arrivent à la section des os.

2° *Incisions cutanées.* — Le chirurgien ayant choisi son tracé, accordant autant que possible la préférence au procédé de A. Nélaton simple ou combiné à celui de Velpeau, le malade étant endormi, avec le bistouri à résection on trace le contour du lambeau en allant du premier coup profondément et jusqu'à l'os.

3° *Dissection du lambeau.* — Il faut raser l'os, sauf toutefois dans le cas de tumeurs s'étant étalées jusque sous les téguments. En dedans on dénude l'apophyse montante, on détache, s'il y a lieu, les petits cartilages du nez et on ménage le repli muqueux gengivo-labial. Cela fait, on se porte en dehors, et, quand on arrive à lui, on

sectionne nettement au ras de son orifice de
sortie le nerf sous-orbitaire ; on dénude ensuite
la tubérosité du maxillaire, son apophyse malaire et une partie de l'os de la pommette, jusqu'à ce que l'on soit arrivé à la fente sphéno-
maxillaire. On détache le périoste sous-orbitaire

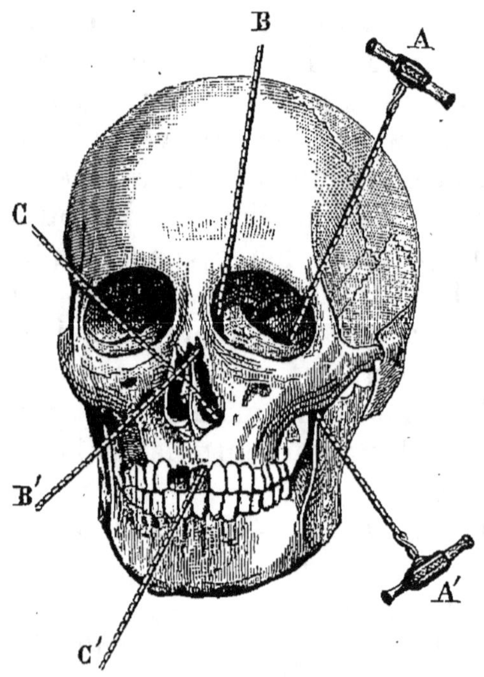

Fig. 15. — Résection du maxillaire supérieur.
AA', section du rebord orbitaire ; BB', section de l'apophyse
montante du maxillaire ; CC', section de la voûte palatine.

qui adhère en dehors à cette fente, en dedans au
sac lacrymal ; on évite de déchirer le périoste
solidement fixé à l'os, surtout au niveau du rebord sous-orbitaire ; pour ce faire, on se sert de
la rugine.

4° *Division des ponts osseux* (fig. 15). *Panse-*

ment. — Dans ce but, on a fait usage d'instruments divers ; Gensoul employait le ciseau et le maillet : c'est un procédé quelque peu brutal, qui expose aux échappées, et en outre produit l'ébranlement de la tête ; toutefois avec un ciseau bien coupant et du soin, on évite, dit Farabeuf, ces deux inconvénients.

On a surtout employé de longues cisailles droites ou coudées, connues sous le nom de pinces de Liston. Nées en Angleterre, elles ont été vulgarisées chez nous par Maisonneuve. Avec elles on peut couper toutes les attaches du maxillaire supérieur ; cependant, en certains endroits (section du malaire et du palais), elles exigent de l'opérateur le développement d'une grande force physique.

Les scies ont été pendant longtemps préférées par les chirurgiens français. La scie cultellaire droite ou courbe (Larrey) est d'un maniement assez facile. La scie à chaîne, quoique plus répandue, est difficile à bien manier. On l'introduit de dedans en dehors, à l'aide d'un fil et d'une aiguille flexible que l'on saisit, dès qu'elle apparaît à la peau, avec une pince hémostatique solide. Pour sectionner l'apophyse montante, on l'introduit par l'unguis dans le nez ; pour le malaire, on la passe dans l'orbite et la fente sphéno-maxillaire. Pendant que l'on scie, on doit décrire un cercle de 14 à 16 centimètres de diamètre. Il arrive souvent qu'une fois placée la scie, serrée de toutes parts, ne peut être tirée ni à droite, ni à gauche ; il faut alors l'enlever pour la replacer de nouveau.

gaze stérilisée iodoformée ; puis, on remet le lambeau en place pour en pratiquer la suture.

Autrefois, après l'ablation de la mâchoire, les malades étaient souvent emportés par des accidents septicémiques se montrant surtout du côté du poumon ; aujourd'hui ils sont rares, grâce aux précautions prises au cours de l'opération, au pansement iodoformé et aux lavages antiseptiques de la cavité buccale. On peut aussi, pour éviter les fermentations alimentaires qui se produiraient dans la bouche, nourrir les malades avec une sonde nasale.

5° *Modifications opératoires.* — Létiévant[1] gardait du côté des os tout ce qu'il pouvait, laissant un peu du malaire, du rebord sous-orbitaire, de la voûte palatine, de la branche montante dans le but d'éviter les déformations ultérieures. Il conservait le nerf sous-orbitaire qu'il réclinait du côté de l'orbite, après l'avoir mis à nu par une encoche triangulaire faite au ciseau et au maillet. Ce procédé, applicable dans certains cas, est évidemment mauvais lorsqu'il s'agit de tumeurs et qu'il faut tout enlever largement.

Quelques chirurgiens (Ollier) suturent le lambeau charnu palatin, pour séparer la cavité buccale de celle des fosses nasales.

Dans certains cas pathologiques, il est nécessaire d'avoir recours à des méthodes spéciales : paraostale pour les tumeurs ayant franchi les limites de l'os, extra-périostée irrégulière pour beaucoup de nécroses.

---

1. Létiévant, *Association française pour l'avancement des sciences*, Clermont-Ferrand, 1876, p. 736.

De toutes ces modifications la plus importante est celle qui emploie la voie sous-périostée.

III. — Résection sous-périostée du maxillaire supérieur.

O. Heyfelder, d'après Sédillot[1], conservait dans ses résections le périoste de la face antérieure du maxillaire, Langenbeck ménageait le périoste muqueux de l'apophyse palatine et Létiévant le nerf sous-orbitaire ; mais ce n'étaient là que de timides essais. L. Ollier[2] a le premier érigé en méthode la résection du maxillaire avec conservation de son étui périostique, et de tout ce qui est en rapport avec lui. La plupart des anciennes incisions sont, dit-il, compatibles avec la méthode sous-périostée, pourtant, c'est à celles de Dieffenbach, Lisfranc, Liston ou Velpeau qu'il faut donner la préférence. L'opération comprend trois temps qu'Ollier décrit de la manière suivante :

1° *Mise à nu du nerf sous-orbitaire et résection de la partie supérieure du canal osseux qui le contient.* — C'est la mise en pratique de l'idée de Létiévant. On fait une incision de 3 centimètres, à 8 millimètres au-dessous du rebord sous-orbitaire, qui met à nu le lieu d'émergence du nerf ; et, allant d'avant en arrière, on soulève le périoste dans une étendue de 2 centimètres, puis on résèque la paroi supérieure du canal osseux. Le point que l'on fait sauter doit avoir au moins

---

1. Sédillot, *Traité de médecine opératoire : bandages et appareils*, 3ᵉ édit., Paris, 1865, t. I, p. 483.
2. L. Ollier, *Traité des résections*, Paris, 1891, t. III, p. 773.

1 centimètre de haut, pour permettre l'extraction du nerf. De cette façon, le lambeau reste innervé et sensible ; il est vrai qu'au bout d'un certain temps, les réséqués du maxillaire supérieur, auxquels on a coupé le nerf sous-orbitaire, ont recouvré la sensibilité du territoire cutané où se distribue ce nerf.

2° *Incision de la peau et du périoste muqueux de la face externe de l'os. Dénudation de cette face. Section des apophyses montante et malaire.* — Le chirurgien, ayant pratiqué l'incision cutanée de son choix, fait relever le lambeau pour mettre à nu le périoste qu'il incise à son tour, en commençant par l'épine nasale et en se dirigeant en bas et en dehors vers la deuxième incisive (car l'os incisif doit être conservé), puis en arrière jusqu'à la dernière molaire en se tenant à 2 millimètres du collet des dents. On dénude alors la face externe de l'os, en faisant relever le lambeau qui entraîne avec lui le nerf sous-orbitaire ; on s'avance ainsi peu à peu jusqu'au fond de l'orbite, on sectionne ensuite au ciseau l'apophyse montante et l'os malaire. Tout le travail a dû s'effectuer sans ouvrir la cavité buccale ; de plus, si l'on a eu soin de tamponner la fosse nasale avant de commencer l'opération, on évite à peu près, à coup sûr, l'entrée du sang dans la cavité de la bouche.

3° *Incision intra-buccale du périoste et détachement de l'involucrum palatin. Séparation des apophyses palatines. Ablation de l'os.* — La canine étant enlevée, on fait, le long de la face interne des dents, une incision muco-périostique qui va rejoindre, derrière la dernière molaire, l'incision externe. On complète en avant par une incision transversale qui va de la deuxième incisive à la ligne médiane, en isolant tout à fait l'os incisif en arrière par une incision menée sur la limite du voile, ou de la suture maxillo-palatine si l'on veut conserver la portion horizontale du palatin. Cela fait, dit Ollier, on détache l'involucrum palatin du rebord dentaire jusqu'à la ligne médiane, en le transformant en une sorte de volet. Puis on introduit le ciseau dans le tracé situé en arrière de l'os incisif que l'on coupe de dehors en dedans; arrivé sur la ligne médiane, on le change de direction; et, le poussant d'avant en arrière, on sépare l'une de l'autre les deux apophyses palatines. L'os ne tient plus que par ses adhérences avec le palatin et l'apophyse ptérygoïde : on le saisit avec un davier; et, si la dénudation périostique a été complète, on l'enlève facilement par un double mouvement de bascule et de torsion. On termine l'opération en suturant le périoste palatin à celui de la face externe de l'os : on rétablit ainsi la séparation des cavités nasale et buccale, ce qui est très important au point de vue de la phonation et de la déglutition.

Malgré la conservation absolue du périoste, on assiste rarement à une régénération osseuse complète : elle fait défaut dans un grand nombre de points; aussi, si l'on veut conserver à la région sa forme, est-on obligé de garder un certain nombre de prolongements osseux à la manière de Létiévant.

ascendant comme celui de A. Nélaton, mais s'arrêtant au milieu du nez, après avoir divisé la lèvre supérieure dans toute son étendue sur la ligne médiane et contourné la narine. Le lambeau est disséqué et relevé en haut et en dehors.

Un premier trait, fait avec une pince coupante ou le ciseau, divise horizontalement en deux moitiés le maxillaire (fig. 17) : la portion supérieure ou orbitaire va rester en place. A l'aide d'une scie analogue à celle de Larrey et introduite par le nez, on divise d'avant en arrière la face supérieure de la voûte palatine près de la cloison. Avec le ciseau et le maillet on sépare, dans leur portion antérieure, les deux apophyses palatines : l'os ne tient plus qu'à sa partie postérieure ou ptérygoïdienne, qu'il faut couper à l'aide d'un sécateur courbe introduit dans la bouche : c'est une manœuvre dangereuse, comme nous l'avons vu, mais indispensable pour bien mobiliser l'os.

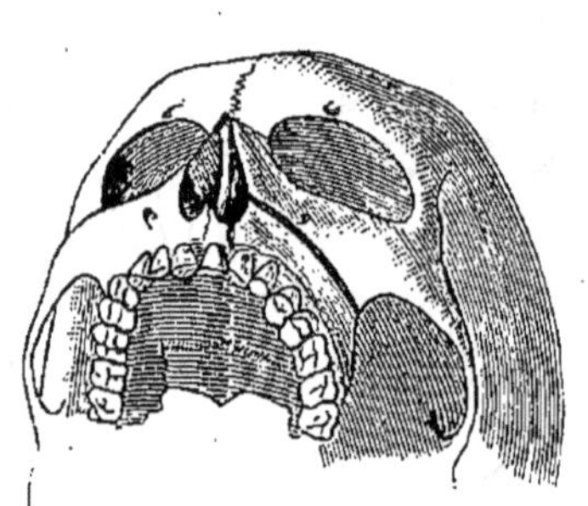

Fig. 17. — Section de l'os.

Ce fragment inférieur ou alvéolo-dentaire du maxillaire, abaissé en bas et en dedans, donne un large accès dans l'arrière-cavité des fosses nasales. La muqueuse palatine et le périoste ne sont pas coupés : c'est autour d'eux, comme autour d'une charnière, que se meut le volet maxillaire.

L'opération faite, l'os est remis en place. Quelquefois on a des nécroses.

2° Procédé de Langenbeck (fig. 18). — C'est la partie supérieure de l'os qui est mobilisée, contrairement à ce qui a lieu dans l'opération de Huguier[1]. Une première incision, obliquement ascendante, va de la base de l'aile du nez à l'arcade zygomatique ; une deuxième incision horizontale, part du sac lacrymal, rase le rebord de l'orbite et va rencontrer la précédente : il en résulte un lambeau triangulaire que l'on rabat de dehors en dedans. On détache les insertions supérieures ou zygomatico-malaires du masséter. Une scie, introduite dans le nez, sectionne la face antérieure du maxillaire suivant la première ligne d'incision cutanée. On coupe ensuite le zygoma,

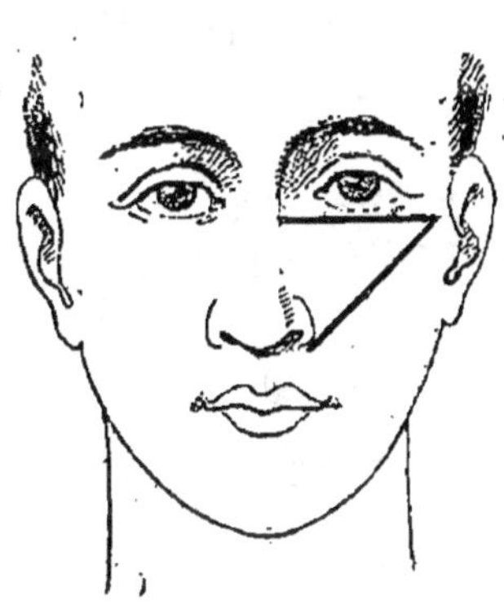

FIG. 18.
Procédé de Langenbeck.

l'articulation du frontal avec le malaire et le plancher de l'orbite. On luxe en haut et en dedans le bloc osseux ainsi taillé, ce qui permet d'arriver dans l'arrière-cavité nasale, et jusque sur l'apophyse basilaire. La voûte et l'arcade dentaire sont intactes.

Une fois l'opération terminée, l'os est remis en place et les téguments suturés.

3° Procédé de E. Bœckel[2] (fig. 19). —Il tient le milieu entre les résections temporaires du maxil-

1. Langenbeck, *Deutsche Klinik.*, 1861, p. 281.
2. E. Bœckel, in Sédillot, *Traité de médecine opératoire : bandages et appareils*, 3ᵉ édit., Paris, 1865, t. I, p. 485.

laire supérieur et celles des os du nez. Une première incision verticale va du sac lacrymal à la base de la narine ; deux autres horizontales vont l'une au masséter, l'autre au milieu du malaire. Pour les sections osseuses on commence par abattre, à la pince, la branche montante ; puis, à l'aide d'une scie introduite dans la narine, on coupe la paroi antéro-externe du sinus maxillaire. On va, dans l'intérieur de l'orbite, à la recherche de la fente sphéno-maxillaire, par laquelle on passe la scie à chaîne pour diviser le malaire. Enfin, avec le ciseau, on fait sauter le plancher de l'orbite, et le maxillaire ne tient plus que dans sa partie externe. Le bloc osseux ainsi obtenu est saisi par un davier et relevé en dehors à la manière d'un volet : à la face interne de cette masse se trouvent les cornets inférieur et moyen, et parfois même la cloison, qui sont réséqués s'il y a lieu. On arrive alors sur le naso-pharynx.

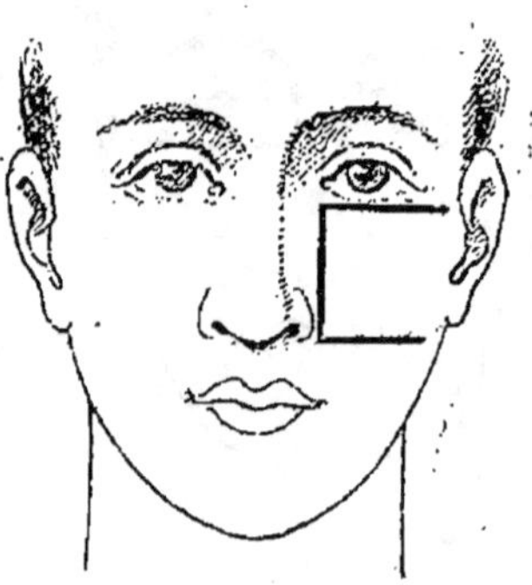

Fig. 19.
Procédé de E. Bœckel.

Comme on a été obligé d'ouvrir le nez, de réséquer un ou deux cornets, on peut dire que le volet ainsi obtenu est autant nasal que maxillaire.

Tous ces procédés sont anciens ; mais ils ont été assez employés ; ceux qui nous restent à décrire sont de date plus récente.

4° **Procédé de J. Roux** (fig. 20 et 21). — Il a

été quelque peu modifié par Fontan, de Toulon[1]. On fait d'abord, sur l'apophyse orbitaire externe, que l'on coupe au ciseau, une incision horizontale de 1 centimètre ; un peu au-dessous d'elle, une deuxième incision de même longueur découvre le zygoma, qui est lui aussi sectionné : tout cela a produit des délabrements insignifiants. Alors, à partir du grand angle de l'œil jusqu'au bord libre de la narine,

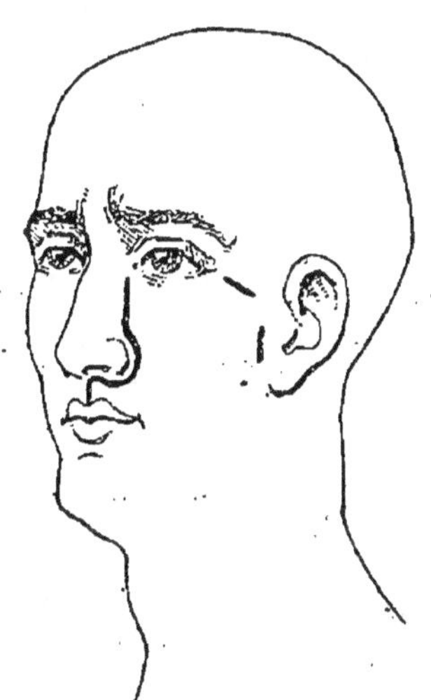

Fig. 20. —Procédé de J. Roux.
Tracé des incisions.

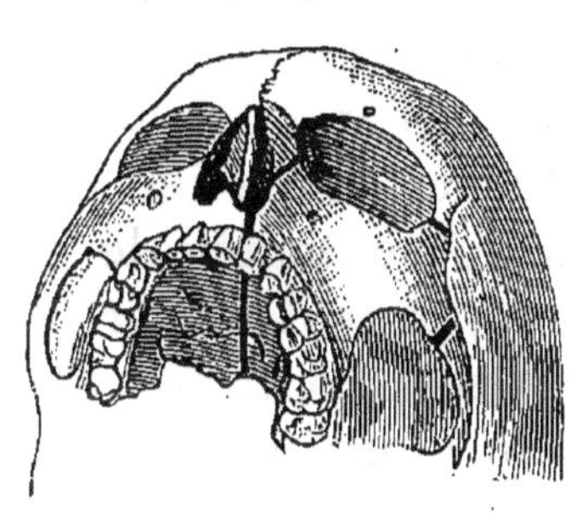

Fig. 21.
Sections osseuses.

on mène l'incision de A. Nélaton ou de Liston, par laquelle on peut ouvrir la narine et couper à la cisaille l'apophyse montante. Cela fait, on enlève la deuxième incisive ; et, suivant une ligne qui partie de cette dent rejoint le bord postérieur de la voûte palatine en son milieu, on divise d'abord la muqueuse, puis le palais osseux.

1. J. Roux. *Polype naso-pharyngien. Opération préliminaire. Procédé par écartement des os maxillaires supérieurs* (*Gazette des Hôpitaux*, Paris, 1861, p. 354). — Fontan, *Congr. franç. de chir.*, Paris, 1888, t. III, p. 607.

physes palatines. Le reste de l'opération a lieu comme dans la résection unilatérale, et l'on fait basculer les deux os ensemble pendant que les apophyses ptérygoïdes se brisent à leur union avec la mâchoire. Dans une première opération l'auteur a parfaitement réussi ; mais dans une seconde il n'a pu luxer les deux os, et a dû se résigner à enlever séparément chacun d'eux.

Dans un *deuxième procédé* (fig. 23), Heyfelder

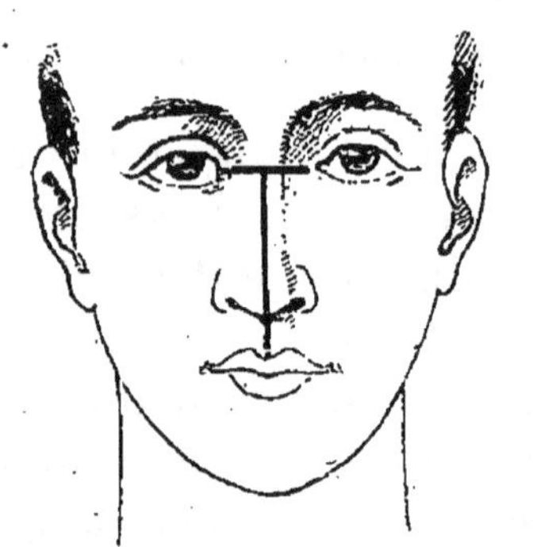

Fig. 23.
Deuxième procédé de Heyfelder.

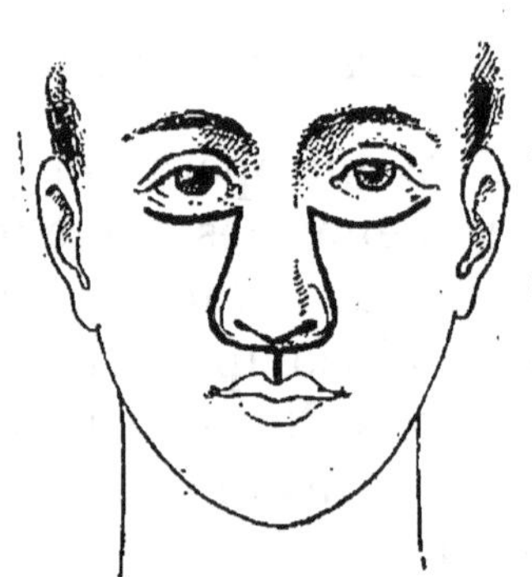

Fig. 24.
Procédé de Chalot.

a fait une incision médiane allant de la racine du nez à l'extrémité libre de la lèvre supérieure et deux petites incisions latérales en haut, gagnant l'angle interne des deux yeux.

2° **Procédé de Chalot**[1]. — L'incision des téguments (fig. 24) se fait de chaque côté comme pour la résection totale unilatérale, si ce n'est que la partie labiale est commune. A l'aide d'un bistouri à résection, on dissèque les lambeaux en séparant les narines et les parties latérales

1. Chalot, *Nouveaux éléments de chirurgie opératoire*, 2e édition, Paris, 1893, p. 273.

du nez de leurs attaches osseuses ; puis on décolle à la rugine le périoste du plancher de l'orbite, et l'on sectionne le nerf sous-orbitaire. Avec la pince coupante on fait sauter les deux apophyses malaires et les deux apophyses montantes. On incise transversalement le voile du palais d'une apophyse ptérygoïde à l'autre ; et, avec la scie de Larrey introduite dans une fosse nasale, on sectionne, dans toute sa longueur et au ras du plancher, la cloison. On applique ensuite deux daviers de Farabeuf un sur chaque maxillaire ; grâce à eux, on fait basculer cet énorme bloc osseux en fracturant ses attaches ethmoïdales et ptérygoïdiennes. Il ne reste plus qu'à attirer à soi les deux maxillaires, en les libérant des parties molles qui peuvent encore les retenir sur les côtés.

La double résection de la mâchoire, dit Malgaigne, a été faite deux fois par Maisonneuve, une fois par Jüngken, Langenbeck, Esmarch, Dieffenbach et quatre fois par Heyfelder. Deux malades sont morts de l'opération ; les autres ou ont guéri définitivement, ou ont vu leur cancer récidiver.

Cette sorte de statistique n'a d'ailleurs que très peu de valeur.

VI. — RÉSECTIONS PARTIELLES DU MAXILLAIRE SUPÉRIEUR.

1° Bord alvéolaire.

Cette résection se fait par la bouche plutôt que par les téguments. Une première incision, profonde, allant à l'os, s'étend de l'aile externe de l'apophyse ptérygoïde jusqu'à la base de l'épine nasale antérieure ; le bistouri est ensuite conduit verticalement jusqu'à l'intervalle des deux incisives moyennes, puis l'incision reprend jusqu'à 1 centimètre et demi en arrière de ces deux incisives pour gagner ensuite, par le plus court chemin, l'aile ptérygoïdienne.

On arrache toutes les dents, puis on sectionne l'os avec des cisailles, une scie rotative ou encore avec le ciseau et le maillet.

2° Face antérieure.

C'est une opération destinée à pénétrer dans le sinus maxillaire. Il suffit de disséquer la lèvre supérieure par la bouche, de relever le lambeau et d'enfoncer la paroi du sinus soit au ciseau, soit à la gouge.

3° Moitié inférieure.

Cette résection est encore appelée *sous-orbitaire*, parce qu'elle laisse en place le plancher de l'orbite.

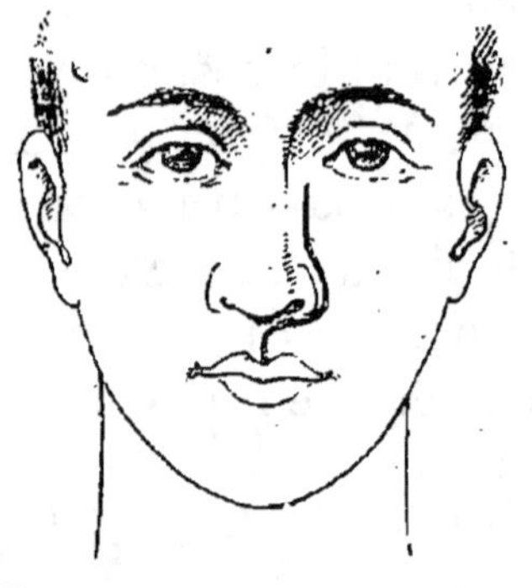

Fig. 25. — Résection sous-orbitaire du maxillaire supérieur.

L'incision latérale interne (fig. 25), ne remontant pas plus haut que la racine du nez, permet d'enlever la moitié inférieure du maxillaire ; si l'on veut en enlever plus, il faut ajouter une incision transversale. Tout se passe comme pour la résection totale : quant à la séparation des deux moitiés de l'os, elle se fait avec des cisailles ou une scie.

4° Moitié supérieure.

C'est la résection *sus-palatine* de Chalot : elle laisse intacte la voûte palatine.

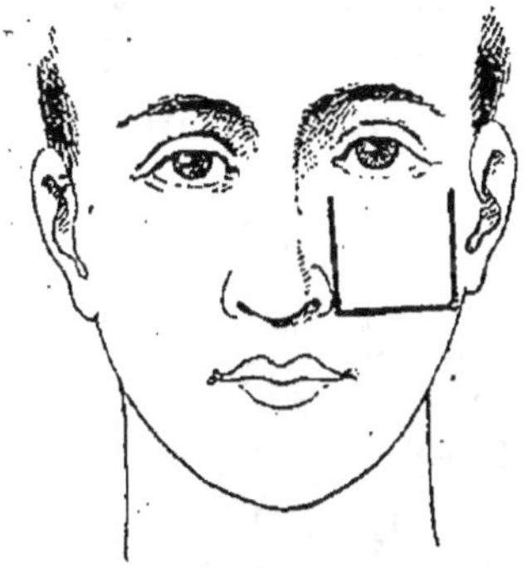

On taille un lambeau analogue à celui de Langenbeck ou bien quadrilatère (fig. 26) ; on dissèque ce lambeau de bas en haut en dénudant l'os, on coupe les apophyses malaire et montante, on fait sauter le plancher de l'orbite ;

FIG. 26. — Résection sus-palatine du maxillaire supérieur.

puis on scie l'os en travers, ou bien on le coupe au ciseau.

5° Voûte palatine.

Nous allons décrire successivement le procédé de A. Nélaton[1] et les trois procédés de Chalot, dont deux ont trait à la résection temporaire de la voûte.

A. Procédé de A. Nélaton (fig. 27 et 28). — On divise la luette et le voile du palais sur la ligne médiane, prolongeant en avant l'incision de 2 centimètres sur la voûte palatine osseuse : de l'extrémité antérieure de cette première incision, on en fait partir deux autres qui se dirigent obliquement en arrière et en dehors. Il en résulte

1. A. Nélaton, *Nouveaux éléments de pathologie chirurgicale*, 2ᵉ édit., Paris, 1874, t. III, p. 766.

deux lambeaux latéraux que l'on décolle à la rugine, et qui mettent à nu la partie postérieure de la voûte palatine.

A l'extrémité externe de chaque incision latérale, on fait un trou au moyen d'un perforateur, on divise avec une cisaille de Liston le pont intermédiaire aux deux trous ainsi que la partie sus-jacente du vomer ; enfin, deux coups latéraux complètent la section du quadrilatère

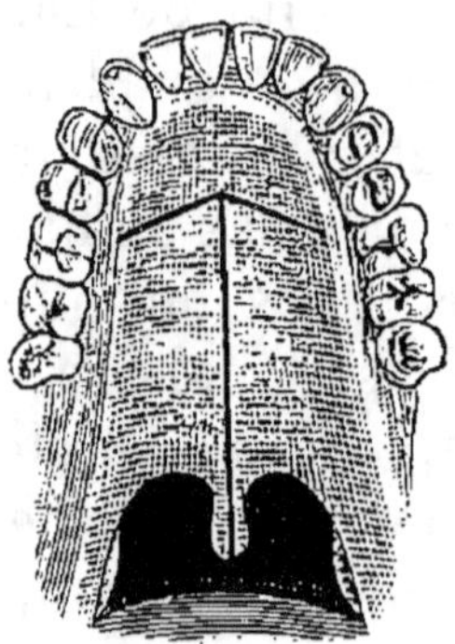

Fig. 27.—Résection de la voûte palatine. Tracé des lambeaux.

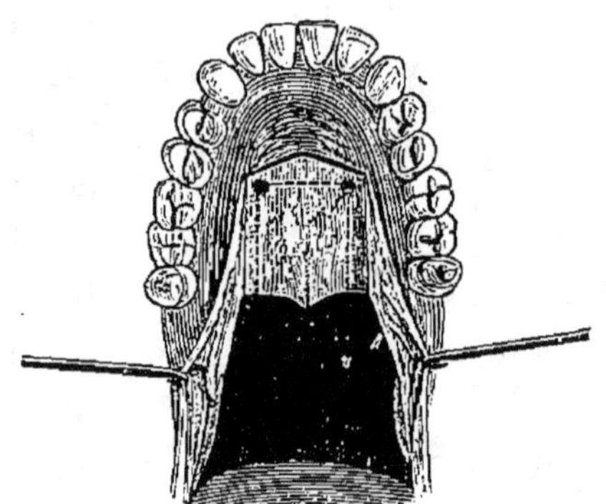

Fig. 28.
Section osseuse.

osseux. La scie d'Adams, ou celle de Larrey sont préférables aux cisailles de Liston ; mais ce qu'il y a de mieux, c'est le ciseau qui a été employé par Gussenbauer.

Plus tard, il faut mettre un obturateur ou faire la staphylorraphie.

B. Procédés de Chalot[1]. — *a. Résection de toute la voûte.* — On divise la fibro-muqueuse de la voûte par une incision qui va d'une saillie canine à l'autre, en passant par la base de l'épine

1. Chalot, *Nouveaux éléments de chirurgie opératoire*, 2e édition, Paris, 1893, p. 278, 283, 284.

nasale antérieure ; puis on mène une verticale de cette épine à l'intervalle des incisives moyennes ; on décolle à droite et à gauche les deux lambeaux quadrilatères ainsi obtenus, en même temps que l'on détache les narines de chaque côté de cette épine. Dans un deuxième temps, on divise la muqueuse de la voûte palatine, de l'épine nasale postérieure à l'intervalle des incisives moyennes, on fend transversalement par tranfixion le voile du palais d'un crochet ptérygoïdien à l'autre, on décolle des deux côtés la muqueuse palatine en avant jusqu'aux canines, et en arrière jusqu'aux apophyses ptérygoïdes ; on enlève les deux canines et on sectionne, avec la scie de Larrey, la cloison des fosses nasales près du plancher. Il ne reste plus alors qu'à faire sauter la voûte par deux traits de scie allant des canines aux crochets ptérygoïdiens. S'il se produit une hémorrhagie des palatines supérieures, on en fait l'hémostase.

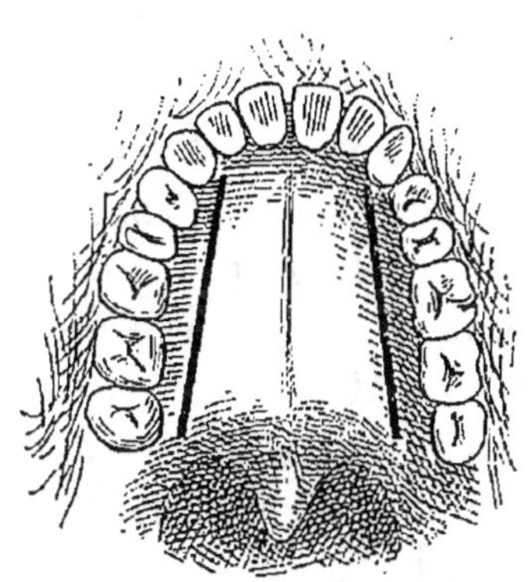

Fig. 29. — Résection temporaire de la voûte palatine (Chalot).

Après avoir traité le polype naso-pharyngien, on réunit par suture les deux lambeaux l'un à l'autre.

b. Résection temporaire de toute la voûte palatine (fig. 29). — Il y a deux procédés : dans le premier, dit *procédé à trappe unique*, on commence par relever la lèvre supérieure et sectionner transversalement, d'une saillie canine à l'autre, en rasant la base de l'épine nasale antérieure, la muqueuse du repli gengivo-labial ; on détache les narines et les ailes du nez, puis des extrémités de la première incision on en fait partir deux autres, verticales, qui vont jusqu'au collet des canines.

Avec la scie de Larrey, on divise la cloison des fosses nasales près du plancher, puis on coupe la fibro-muqueuse palatine suivant deux lignes qui vont d'un crochet ptérygoïdien à la canine du même côté. On enlève les canines, puis on sectionne l'arcade dentaire suivant le tracé des deux petites verticales. On abaisse vers la langue cette trappe palatine et on résèque au besoin la cloison et les cornets, pour bien voir dans le naso-pharynx. Une fois l'opération terminée, on relève la trappe et on la fixe de chaque côté par la ligature des dents.

Trèves conseille de n'entreprendre cette résection qu'après trachéotomie préalable, et mise en place de la canule de Trendelenburg. Cette opération n'ayant été faite que sur le cadavre, ne saurait être bien jugée tant qu'elle n'aura pas la sanction de la clinique.

Dans le *procédé à double trappe*, on agit comme dans celui à trappe unique jusqu'à l'incision de la fibro-muqueuse palatine ; à ce moment, on divise d'arrière en avant le voile en son milieu, puis la fibro-muqueuse de la voûte palatine à côté de la ligne médiane jusqu'à une incisive moyenne. Après extraction de cette incisive et des deux canines, on scie complètement la voûte dans le sens de son incision juxta-médiane; puis on la scie encore à droite et à gauche par le plancher nasal, suivant le tracé de l'opération précédente, mais pas complète-ment. Saisissant avec un davier chaque moitié de la voûte palatine, on la porte en bas en ter-minant la fracture latérale commencée à la scie : on résèque ensuite la cloison et les cornets.

On obtient ainsi, dit Chalot, une double trappe, à laquelle la muqueuse de la voûte palatine sert de charnière et qui est nourrie de chaque côté par cette muqueuse, et en arrière par le voile.

De cette façon on se crée vers le naso-pharynx une voie aussi large que possible.

CHAPITRE II

RÉSECTIONS DU MAXILLAIRE INFÉRIEUR

I. — Considérations anatomiques.

Le maxillaire inférieur est, on le sait, formé
d'une partie médiane, le corps, et de deux parties
latérales, les branches montantes, auxquelles
sont annexés : le condyle et la coronoïde.

Le corps présente deux faces et deux bords.
Les attaches musculaires de sa face antérieure
ou externe sont peu importantes ; il n'en est pas
de même de celles de sa face postérieure ou interne : c'est là que s'insèrent les mylo-hyoïdiens,
le ventre antérieur du digastrique, les génio-
hyoïdiens, les génio-glosses. Un certain nombre
de ces muscles maintiennent la langue en avant,
aussi, quand on les coupe, il en résulte une pro-
tusion en arrière de cet organe qui peut aller
oblitérer l'entrée des voies aériennes et causer
des accidents asphyxiques mortels. Il faut donc
que le chirurgien se tienne en garde contre ces
accidents.

Les branches présentent également deux bords
et deux faces : l'externe, donnant insertion au
masséter, l'interne au ptérygoïdien interne. Il
faut bien connaître ces insertions pour aller les
sectionner au cours d'une opération.

Enfin, les branches sont surmontées de deux
apophyses : la coronoïde à laquelle vient se fixer

le tendon du temporal, le condyle qui fait partie de l'articulation temporo-maxillaire et qui, au niveau de son col, donne insertion au muscle ptérygoïdien externe.

Lés artères en rapport avec le maxillaire inférieur sont la faciale, la carotide externe, la massétérine et enfin la maxillaire interne qui, par sa situation, peut donner des ennuis quand on enlève le condyle : il faut, autant que possible, éviter de la léser.

Les nerfs facial, auriculo-temporal, dentaire inférieur et lingual ont des rapports plus ou moins intimes avec le maxillaire inférieur : celui qui a les connexions les plus étroites est, bien entendu, le dentaire inférieur, puis vient le lingual côtoyant la branche montante et que des chirurgiens ont coupé par mégarde.

Nous étudierons successivement : les résections dans la contiguïté ou *résections totales*, comprenant l'ablation soit d'une moitié du maxillaire, soit de l'os tout entier ; les résections dans la continuité ou *partielles;* et enfin les *résections temporaires*.

II. — Résections dans la contiguïté
(résections totales).

1° Ablation d'une moitié du maxillaire inférieur.

A. Procédé ordinaire. — Elle aurait été faite pour la première fois par Palm (d'Ulm) en 1820[1],

____

[1]. *Journ. f. Chir. und Angenheilk.*, Berlin, 1826, t. IX, p. 595.

par Graefe en 1821, puis par Mott en 1822 ; depuis, le nombre de ces résections ne se compte plus.

Le tracé comprend une incision verticale qui part de la fossette mentonnière, un peu en dehors de la ligne médiane, pénètre profondément jusqu'à l'os, et s'arrête à l'extrémité inférieure du menton (fig. 30).

Une deuxième incision horizontale d'abord, légèrement ascendante ensuite, suit le bord inférieur de l'os et le bord postérieur de la branche montante, puis se dirige vers le lobule de l'oreille qu'elle n'atteint pas, de peur de léser le nerf facial et le canal de Sténon.

La dissection du lambeau et la dénudation de la face externe de l'os se font de bas en haut, au bistouri ou mieux à la rugine jusqu'aux gencives, sans

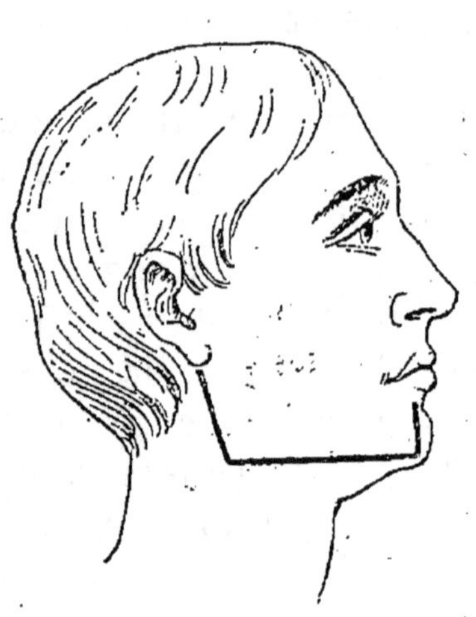

Fig. 30. — Résection de la moitié du maxillaire inférieur.

toutefois pénétrer dans la bouche. Quand le nerf mentonnier est rencontré, on le coupe net avec le bout de la rugine. Il faut ensuite détacher les fibres du masséter le plus haut possible, puis passer à la face interne de l'os qui est dénudée de la même façon, toujours en évitant d'ouvrir la cavité buccale.

Le maxillaire est donc libre dans toute son étendue sauf au niveau des gencives. A l'aide d'une sonde cannelée on perfore la muqueuse au point où l'on veut faire la section, et l'on passe la scie à chaîne, après avoir arraché la dent correspondante (incisive latérale). Jusqu'alors il n'a pénétré que peu de sang dans la bouche, ouverte juste au passage nécessaire à la scie. Le trait doit porter un peu en dehors de la ligne médiane, pour ménager les insertions des muscles géniens, et surtout du génio-glosse.

Farabeuf, au lieu de la scie à chaîne, se sert d'une scie à arbre qu'il introduit d'abord, qu'il monte ensuite; et qui, par cet artifice, peut couper de la profondeur vers la superficie : on évite ainsi les difficultés que l'on rencontre avec la scie à chaîne manœuvrée dans cette région, où elle forme forcément un angle très aigu.

Pour ne pas blesser le nez et la lèvre supérieure, on les protège avec un rétracteur.

Le sciage fait, il ne reste plus que la désarticulation. On saisit, avec un davier, l'extrémité antérieure de la partie à enlever, on l'attire en bas et en avant, et on achève de dégager à la rugine ou au bistouri sa face interne où sont insérés la muqueuse gengivale et le muscle ptérygoïdien interne. On coupe net le dentaire inférieur à son entrée dans son canal, et on évite de blesser le lingual qui, dans un cas, a pourtant été sectionné par Lisfranc. On abaisse peu à peu l'os pour atteindre l'apophyse coronoïde et couper avec des ciseaux courbes le tendon du temporal.

Le maxillaire est libre sauf au niveau de son articulation où viennent s'insérer la capsule et le tendon du ptérygoïdien externe. Au lieu de s'attaquer à ces parties, il vaut mieux désarticuler par torsion, en arrachant le ptérygoïdien externe du condyle.

Cette manière de faire, surtout préconisée par Maisonneuve[1], a l'avantage d'être rapide et de mettre à l'abri de la blessure de la maxillaire interne, mais elle expose à la fracture du col du condyle ; aussi ne doit-elle pas être employée quand l'os a perdu de sa solidité, soit par raréfaction sénile, soit par envahissement cancéreux. Dans ces cas il faut fendre la capsule articulaire et libérer l'os à la rugine ou au bistouri.

B. **Procédé d'Ollier. Méthode sous-périostée**[2]. — Entre elle et la résection extra-périostée il y a tous les intermédiaires : bon nombre de résections sont sous-périostées au moins dans certaines de leurs parties. Le procédé que nous allons décrire s'applique, dans ses grandes lignes, à toutes les résections du maxillaire, aussi bien à l'ablation de l'os tout entier qu'aux résections partielles les plus limitées.

1° *Incision de la peau*. — Pour cacher la cicatrice, elle se fait à 6 ou 7 millimètres en arrière du bord libre de la mâchoire, et s'étend de la symphyse à l'angle puis derrière la branche montante jusqu'au lobule de l'oreille. On peut y ajouter une incision verticale mentonnière, située un peu en dehors de la ligne médiane, et

---

1. Maisonneuve, *Mémoire sur la désarticulation totale de la mâchoire inférieure*, Paris, 1859, et *Clinique chirurgicale*, Paris, 1863, t. I, p. 538.

2. Ollier, *loc. cit.*, t. III, p. 787.

n'intéressant pas le bord libre de la lèvre : elle n'est jamais indispensable mais donne un peu plus de facilité à l'opérateur.

2° *Détachement du périoste sur la face externe et une partie de la face interne de l'os.* — A l'aide de la rugine et du détache-tendon, on décolle le périoste de la face externe de l'os où il est peu adhérent; arrivé à la branche montante, on éprouve plus de difficultés à cause des solides insertions du masséter. Il faut remonter jusqu'au col du condyle et ouvrir la capsule articulaire, puis passer à la face interne que l'on dénude depuis la symphyse jusqu'à la branche montante.

3° *Section de l'os en avant. Détachement du temporal et du ptérygoïdien interne.* — On dénude les apophyses géni en laissant les muscles adhérents à la gaine périostique, on arrache une dent, on passe la scie à chaîne ou la scie de Farabeuf en arrière, pour couper l'os d'arrière en avant. On l'écarte alors avec un davier pour aller ruginer les insertions du ptérygoïdien interne, couper le nerf maxillaire inférieur, abaisser la coronoïde et séparer, avec le détache-tendon, les insertions du temporal ou au besoin couper l'apophyse osseuse.

4° *Extirpation de l'os par torsion et rupture des adhérences au niveau de la partie postérieure du col du condyle.* — On détache le périoste postérieur le plus haut possible, on dépouille le col et le condyle, on détache le tendon du ptérygoïdien externe et l'on tire en tordant. Si le condyle est sain et résiste, on peut le laisser en place et couper le col; mais s'il est malade, il faut l'enlever en pratiquant au besoin à son niveau une petite incision verticale.

La résection sous-périostée d'Ollier est surtout indiquée pour les ostéites d'origine dentaire ou phosphorée, ou encore pour certains odontomes. Lors de cancer il ne faut pas se préoccuper du périoste, et même on doit en dépasser largement les limites; car la régénération serait du cancer et non de l'os.

Nous avons vu que la régénération du maxillaire supérieur est loin d'être brillante : celle du maxillaire inférieur se fait mieux; et, à part les dents et le rebord alvéolaire, on peut trouver un os ayant à peu près la forme, l'épaisseur et la résistance normales. Toutefois l'os est d'ordinaire plus mince et n'a pas exactement la même forme; l'angle de la mâchoire devient plus obtus, ce qui tient à une double cause : le masséter et le ptérygoïdien interne se contractant pendant que le périoste est encore souple, attirent le bord inférieur de l'os en haut, d'où formation d'un premier angle obtus. De plus, la partie latérale reproduite se soude à angle obtus avec la partie ancienne, d'où deuxième angle obtus : les deux remplaçant l'angle droit normal.

Pour éviter ces déformations, qui tiennent à la mollesse du périoste, pendant un certain temps Ollier a appliqué à la place de la partie enlevée des attelles d'ivoire et de caoutchouc durci.

Il est rare toutefois qu'on obtienne de belles ossifications : le bord inférieur est celui qui se régénère le mieux; puis vient la branche montante. Wood (de New-York) a eu une régénération complète du maxillaire à la suite de l'ablation de la totalité de l'os pour une nécrose phosphorée, chez un sujet de seize ans[1].

2° Ablation complète du maxillaire inférieur.

Procédé de Lisfranc. — « Je ne saurais, dit Malgaigne, dire à qui revient l'honneur d'avoir pratiqué le premier cette opération. On l'a rapporté à Walther (de Bonn) sur la foi de Lisfranc, très pauvre autorité en pareille matière. Carnochan l'ayant faite en 1871, en revendique la priorité ainsi que Mac Clellan, Stanley, etc. » C'est le procédé de Lisfranc[2] que nous allons décrire.

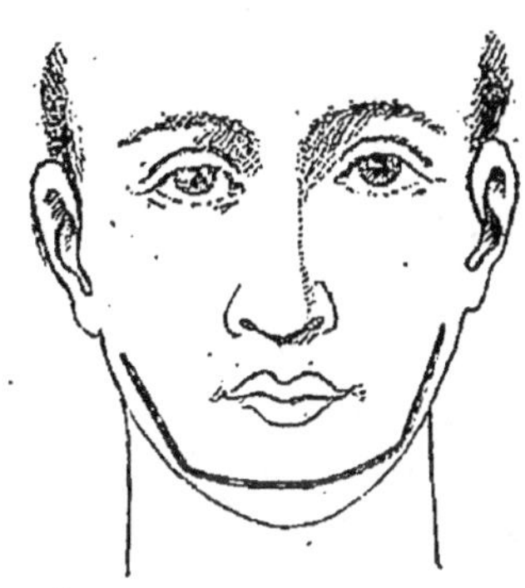

FIG. 31.— Procédé de Lisfranc.

On commence par tailler un grand lambeau à base supérieure (fig. 31), qui est circonscrit par trois incisions : deux verticales allant du lobule de l'oreille à l'angle maxillaire, en longeant le bord postérieur de la branche montante, et une horizontale qui réunit les deux autres, tout en rasant le bord libre de la mâchoire.

La dissection du lambeau se fait de bas en haut, en dénudant successivement la face externe, puis la face interne de l'os que l'on sépare, autant que possible, de sa gaine périos-

1. Ollier, *Loc. cit.*, t. III, p. 792, fig. 475.
2. Lisfranc, *Précis de médecine opératoire*, Paris, 1846, t. II, p. 464.

tique ; puis, on passe à la désarticulation, ce qui n'est pas facile.

Lisfranc désarticulait chaque côté, et enlevait l'os en masse. La plupart des chirurgiens (Malgaigne, L. Ollier) scient l'os à sa partie moyenne, et enlèvent successivement chaque moitié : c'est plus facile, surtout pour dénuder la face interne.

D'après O. Heyfelder[1] la mortalité, après cette opération, serait relativement peu élevée : sur 15 cas réunis par lui, il n'y a eu qu'un seul décès.

III. — RÉSECTIONS DANS LA CONTINUITÉ (RÉSECTIONS PARTIELLES).

Ces résections ont surtout été faites pour des tumeurs siégeant au niveau des gencives (épulis), plus rarement sur le corps et les branches de l'os, ou encore pour remédier à une ankylose de la mâchoire. L. Ollier fait ces résections avec une scie rotative, analogue à celle que Horsley emploie pour la trépanation.

Les résections partielles peuvent varier à l'infini ; nous n'allons en étudier qu'un certain nombre, celles qui sont en quelque sorte typiques.

1° Résection de la portion médiane du corps du maxillaire.

A. Procédé de Dupuytren[2]. — La lèvre inférieure étant attirée en avant et les artères coro-

---

1. O. Heyfelder, *Traité des résections*, trad. par E. Bœckel, 1863, p. 282.

2. Dupuytren, *Leçons orales de clinique chirurgicale*, 1re éd., Paris, 1834, t. IV, p. 629.

naires comprimées par un aide, on fait une incision médiane verticale (fig. 32) qui s'étend du bord libre de la lèvre inférieure jusqu'à l'os hyoïde, ou mieux un peu moins bas : on divise toutes les parties molles jusqu'au bord inférieur du maxillaire, puis seulement la peau et le tissu cellulaire sous-cutané dans la région sus-hyoïdienne. A cette verticale, Dupuytren ajoutait quelquefois une horizontale contournant le bord inférieur de la mâchoire.

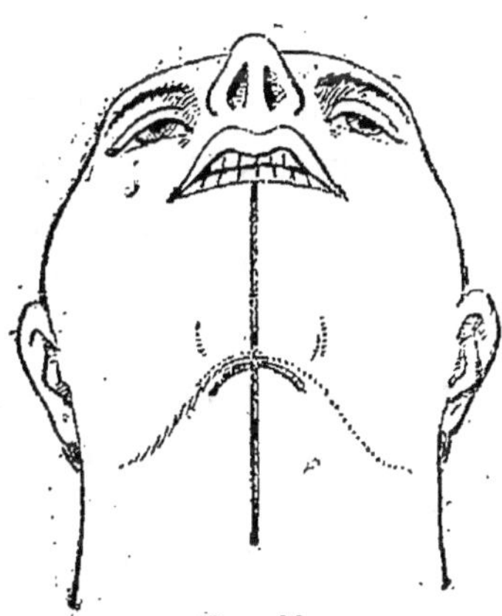

FIG. 32.
Procédé de Dupuytren.

La dissection des deux lambeaux se fait de dedans en dehors, d'autant plus loin que l'on veut enlever une portion plus étendue du corps du maxillaire. On coupe le nerf dentaire à sa sortie du trou mentonnier : Dupuytren, qui opérait sans anesthésie, faisait cette section le plus tôt possible, pour diminuer les douleurs de l'opération. On fend le périoste et on enlève une dent à chacun des points où doit porter la section.

On peut scier l'os d'avant en arrière avec une scie à main, ou mieux d'arrière en avant avec une scie à chaîne comme le faisait Dupuytren ; mais il est difficile de manœuvrer la scie à chaîne qui doit ici former un angle très aigu, condition défavorable à son bon fonctionnement. Dupuytren abritait la lèvre supérieure et le nez avec une lame de plomb ou une compresse, que l'on remplace aujourd'hui par un écarteur.

Quand on a scié le bloc osseux à enlever, il reste à libérer sa face interne, c'est-à-dire à détruire les insertions musculaires des apophyses géni, ce que l'on fait avec un bistouri rasant l'os, en ayant bien soin au préalable de saisir avec une pince l'extrémité antérieure des muscles que l'on coupe, afin d'éviter qu'ils ne s'échappent.

Une fois l'opération terminée, Dupuytren réunissait ses lambeaux par une suture entortillée avec des épingles, et fixait au lambeau cutané l'extrémité antérieure des muscles divisés.

B. Procédé de Malgaigne[1]. — Sans faire aucune incision de la peau on coupe le pli gengivolabial, après avoir ectropionné la lèvre inférieure ; puis, on détache par dissection cette lèvre de la mâchoire, en rasant l'os et en allant quelques millimètres plus bas que le bord inférieur de la mâchoire. Le lambeau étant rabattu sous le menton à la manière d'une jugulaire, on fait sauter les dents qui correspondent aux futurs traits de scie, que l'on exécute comme dans le procédé de Dupuytren. L'opération terminée, on remet le lambeau en place, en veillant toujours aux insertions antérieures des muscles de la langue qui pourraient se rétracter.

C'est pour éviter cette rétraction que Delpech traversait le frein de la langue et les muscles

[1]. Malgaigne et L. Le Fort, *Manuel de médecine opératoire*, 9e édit., Paris, 1888, t. I, p. 477.

sus-hyoïdiens avec un fil d'or qu'il fixait aux dents voisines : au bout de quelques jours le fil coupait, mais des adhérences suffisantes s'étaient déjà produites.

Pour éviter les accidents de suffocation dus à la rétraction de la langue, Lallemand faisait la trachéotomie. A ce moment Rigal (de Gaillac) eut l'idée de la prothèse immédiate, qui, nous le verrons, a été très perfectionnée par Cl. Martin (de Lyon) : Rigal avait recommandé de mettre, à la place du fragment d'os enlevé, une plaque de plomb sur laquelle viendrait se fixer une anse de fil embrochant les muscles de la langue.

2° Résection d'une partie latérale du corps du maxillaire inférieur.

Cette opération a été faite pour combattre les ankyloses de la mâchoire inférieure, ou les brides cicatricielles consécutives à certaines stomatites. La lésion étant d'ordinaire unilatérale, on a fait, au-devant du masséter, une section ou une résection pour obtenir à ce niveau une fausse articulation.

A. Procédé de Rizzoli[1]. — Ce chirurgien, comme le fait Malgaigne (page 49), dissèque en la rabattant la lèvre inférieure ; et, une fois l'os dénudé, il le sectionne avec une forte cisaille : aussitôt, dit-il, les deux fragments s'écartent de près d'un demi-pouce. Cependant, quoi qu'on

1. Rizzoli, *Bulletino della scienze mediche di Bologna*, série IV, vol. XIV, p. 109, et *Lettre à Verneuil* (*Bull. de la Soc. de Chir. de Paris*, 1860, p. 645).

fasse, malgré l'interposition d'un corps étranger entre les deux fragments, ceux-ci arrivent à se souder par un cal solide et le résultat que l'on cherchait, c'est-à-dire la pseudarthrose, n'est pas obtenu.

B. Procédé d'Esmarch[1]. — Il fait en avant du masséter, le long du bord inférieur de l'os, une incision de 3 centimètres qui coupe la faciale. Il décolle à la rugine le périoste des faces externe et interne de l'os ; il enlève la troisième molaire ou quelquefois la deuxième. Une aiguille courbe, contournant la face postérieure de l'os, conduit un fil auquel sont fixées deux scies à chaîne ; on les tire en sciant l'une en avant, l'autre en arrière, et l'on enlève ainsi un coin osseux dont la base, correspondant au bord inférieur de l'os, a une longueur de 2 centimètres à 2 centimètres et demi.

Les deux fragments peuvent difficilement se mettre en contact et se souder ; aussi cette opération a-t-elle été faite un certain nombre de fois avec succès.

Néanmoins les récidives sont fréquentes et pour les éviter, L. Ollier a conseillé de tirer en avant, pendant un certain temps, le fragment antérieur au moyen d'un tube de caoutchouc fixé d'une part aux dents, de l'autre à un appareil extérieur s'appliquant sur le visage[2].

1. Esmarch, *Beiträge zur praktischen chirurgie*, 2 Hft, Kiel, 1860.

2. L. Ollier, *Traité des Résections*, Paris, 1891, t. III, p. 800.

3° Résection de la moitié latérale du corps du maxillaire inférieur.

Cette opération ressemble beaucoup à la résection du milieu du corps de la mâchoire. On taille un lambeau comparable à un U très large (fig. 33). On commence par faire, un peu en dehors de la ligne médiane de façon à ménager les muscles des apophyses géni, une petite incision verticale qui commence au-dessous du bord libre de la lèvre inférieure qu'elle respecte, et s'étend jusqu'à la limite inférieure du menton où elle se continue avec une horizontale qui longe le bord libre de la mâchoire jusqu'à son angle, se recourbe, monte en haut et en arrière jusque vers l'oreille qu'elle n'atteint pas. Dans toute son étendue l'incision doit être profonde et diviser le périoste.

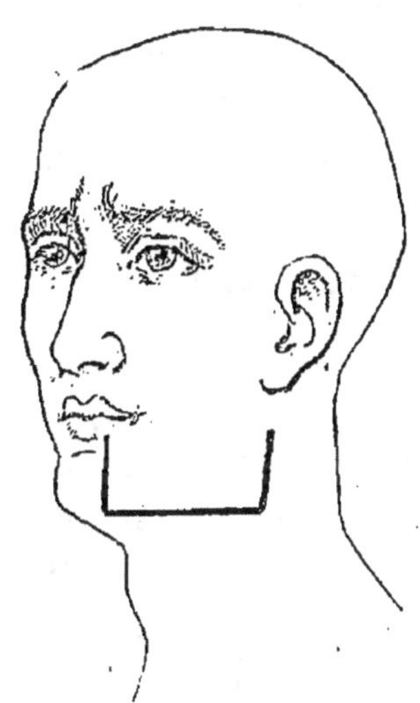

FIG. 33. — Résection de la moitié latérale du corps du maxillaire inférieur.

La dissection se fait de bas en haut, en coupant le nerf mentonnier au ras de son orifice de sortie, et en détachant les insertions inférieures du masséter. La libération de la face interne de l'os se fait de même de bas en haut, en évitant de blesser la muqueuse, ce qui occasionnerait l'entrée du sang dans la bouche (A. Verneuil).

L'incisive médiane du côté où l'on opère

étant enlevée, on passe à son niveau la scie à chaîne qui divise l'os d'arrière en avant ; alors, à l'aide d'un bistouri introduit par la bouche, on dénude d'avant en arrière, la face interne du corps du maxillaire, jusqu'à sa limite postérieure, c'est-à-dire jusqu'à la dernière molaire, au delà de laquelle on applique un deuxième trait de scie.

Cette opération, due à Malgaigne[1], est bonne, car elle a l'avantage, par sa première section faite un peu en dehors de la ligne médiane, de ménager les insertions des muscles de la langue.

4° Résection de tout le corps du maxillaire inférieur.

C'est encore Malgaigne qui a réglé cette opération. On commence par faire une incision horizontale, longeant le bord inférieur de la mâchoire et s'étendant d'un angle à l'autre ; de ses deux extrémités, on fait partir deux verticales, ou plutôt deux lignes légèrement obliques, en haut et en arrière, qui longent le bord postérieur des branches montantes et sont longues de 3 ou 4 centimètres. Ensuite, on incise le périoste suivant le même tracé, et l'on dénude à la rugine la face externe de l'os, jusqu'au rebord alvéolaire. On pratique une dénudation semblable sur la face postérieure, où l'on désinsère en partie le ptérygoïdien interne, de même que sur l'antérieure on avait désinséré le masséter.

---

1. Malgaigne et L. Le Fort, *Manuel de médecine opératoire,* 9e édit., Paris, 1888, t. I, p. 478-479.

La cavité buccale n'est ouverte qu'à la fin de l'opération, lorsqu'il faut passer la scie à chaîne pour pratiquer la section du corps de l'os à sa jonction avec les parties latérales. Il faut toujours fixer en avant la langue avec un fil, pour éviter sa rétraction.

5° Résection de la branche montante et du condyle.

On commence, dit L. Ollier, par faire une incision pour relever le masséter et découvrir l'angle de la mâchoire : cette incision, partie du lobule de l'oreille, descend à l'angle de la mâchoire et se recourbe pour longer le bord inférieur de l'os dans une étendue de 4 centimètres. On dissèque le lambeau de bas en haut, et on ne s'arrête que quand on a dépassé la partie moyenne de la branche montante.

Dans un second temps on sectionne, avec une forte cisaille dirigée vers la cavité sigmoïde, la branche montante au-dessous du condyle; on saisit avec un davier le fragment corono-condylien ainsi obtenu, et on l'enlève en partie par torsion, en partie par dissection.

Si la portion enlevée de la branche montante n'est pas assez étendue, il est facile alors d'en enlever un autre fragment.

Cette opération a surtout été faite dans les ankyloses de la mâchoire.

6° Ostéotomie du col du maxillaire.

Cette ostéotomie a été proposée contre les ankyloses temporo-maxillaires en 1850 par A. Ri-

.chet, dans sa thèse de concours pour la chaire de médecine opératoire : il y donna un procédé qu'il n'avait exécuté que sur le cadavre.

Cette ostéotomie du col peut se faire facilement par une incision transversale menée à 1 centimètre au-dessous de l'interligne articulaire et longeant le bord inférieur de l'arcade zygomatique ainsi que les branches du facial. En rétractant en haut la parotide accessoire, on arrive sur le col que l'on dénude et que l'on coupe avec le ciseau ou les cisailles.

Cette opération est facile, mais les surfaces osseuses se soudent avec une grande rapidité, amenant le retour de l'ankylose. C'est pour obvier à cet inconvénient que, en 1854, Humphry (de Cambridge)[1] ajouta à l'ostéotomie du col la résection du condyle, pour une ankylose unilatérale. Quelques années plus tard il fut imité par Bottini (de Pavie), qui fit l'opération des deux côtés; L. Ollier a bien réglé cette opération et c'est son procédé que nous allons décrire[2].

7° Résection du col et ablation du condyle du maxillaire.

On commence, pour découvrir la base du col, par faire une incision en T dont la portion horizontale, située à quelques millimètres au-dessous de l'arcade zygomatique, commence en arrière au lobule de l'oreille et se prolonge en avant dans une étendue de 3 ou 4 centimètres : à

1. Cité par Ollier, *Traité des résections*, Paris, 1891, t. III, p. 803.
2. Ollier. *Loc. cit.*, t. III, p. 804.

l'union du tiers postérieur avec les deux tiers antérieurs de cette incision on fait descendre une verticale de 25 millimètres. Alors on découvre avec prudence le nerf facial, et on le confie à un aide qui va, pendant toute la durée de l'opération, le rétracter et le protéger.

La parotide accessoire étant refoulée en haut et en arrière, on arrive sur le col que l'on sectionne de préférence au ciseau : la scie à chaîne serait mauvaise, car elle risquerait de blesser la maxillaire interne. Il ne faut pas faire cette section sous-périostée, mais enlever le plus possible de périoste, puisque ce que l'on cherche à obtenir c'est une pseudarthrose, c'est-à-dire l'absence de régénération osseuse.

Le col sectionné, on saisit son extrémité supérieure avec un davier, et on extirpe le condyle avec la pointe de la rugine, aidée de mouvements de traction et de torsion. On complète par l'ablation du ménisque. S'il y avait ankylose osseuse temporo-maxillaire, cette opération ne conviendrait pas : c'est alors une double ostéotomie cervico-condylienne qu'il faudrait faire, avec ablation du fragment intermédiaire.

Cette opération est meilleure que la simple ostéotomie, néanmoins elle expose à l'ankylose ; aussi certains chirurgiens, se basant sur le mécanisme des pseudarthroses à la suite des fractures, ont-ils interposé entre les fragments des parties musculaires. Helferich, après ostéotomie du condyle, a interposé un lambeau du temporal ; Rochet a interposé entre les deux fragments du maxillaire préalablement sectionné un fragment du masséter. Au dernier Congrès de chirurgie[1], Lentz (de Metz) a rapporté un succès dû à l'interposition du temporal entre les deux fragments du col sectionné; il conseille en outre la ligature préventive de la maxillaire interne.

IV. — Résections temporaires du maxillaire inférieur.

Ces opérations ont pour but de donner du jour, et de faciliter l'ablation de certains cancers de la bouche et de la région sus-hyoïdienne.

Sédillot[2] le premier a eu l'idée de fendre verti-

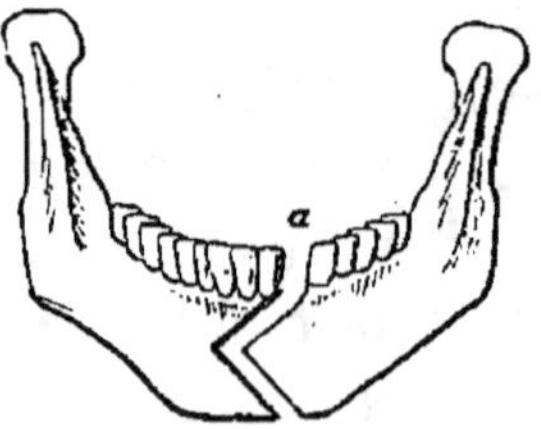

Fig. 34.
Section en < de la symphyse.

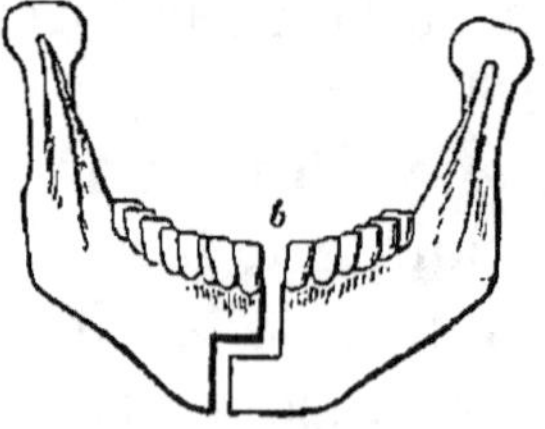

Fig. 35.
Section en escalier.

calement la symphyse en son milieu, et d'en écarter les deux fragments. Comme à la suite de cette ostéotomie il avait de la peine à obtenir la soudure de l'os en bonne position, il substitua à sa section verticale une incision en < horizontal (fig. 34), pour favoriser l'emboîtement et la coaptation des fragments. Peut-être pourrait-on substituer à ce < une ostéotomie en escalier (fig. 35).

1. *Congrès français de chirurgie*, 1895, séance du 22 octobre.
2. Sédillot, *Traité de médecine opératoire : bandages et appareils*, 3e éd., Paris, 1866, t. II, p. 44 et fig. 292.

Ollier rejette ces sections compliquées et leur préfère l'ostéotomie médiane et verticale, qui donne un bon résultat

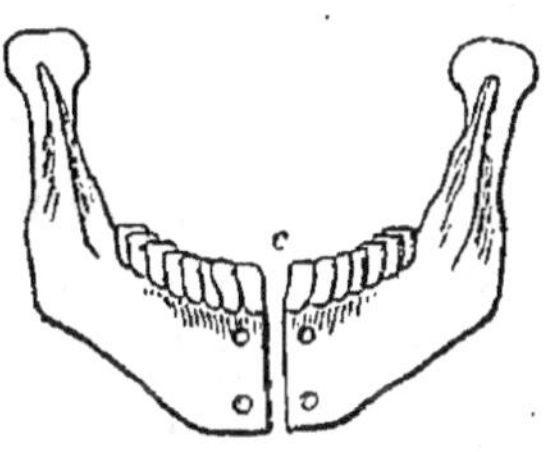

FIG. 36.
Perforations d'Ollier.

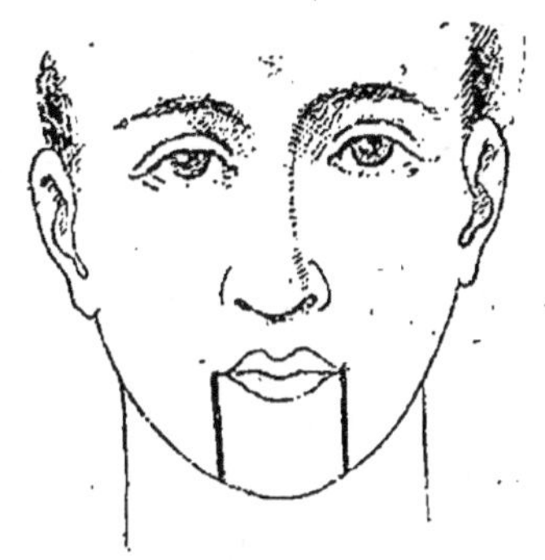

FIG. 37. — Résection temporaire de la symphyse.

ultérieur, si l'on a le soin de faire une suture exacte des fragments. Pour cela il faut, avant de couper l'os, faire des trous avec un perforateur de dentiste (fig. 36) : il est très facile à ce moment de les bien placer les uns en face des autres. L'opération linguo-buccale terminée, on passe dans les trous des fils métalliques, et l'on fait la suture de l'os [1].

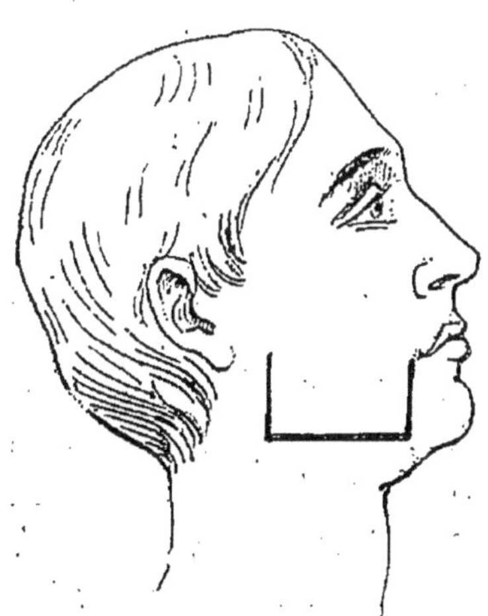

FIG. 38. — Résection temporaire de la moitié latérale du corps du maxillaire.

Certains chirurgiens, trouvant que l'ostéotomie ne leur donnait pas un jour suffisant, ont fait une véritable résection temporaire. Bill-

1. Ollier, *Traité des résections*, Paris, 1891, t. III, p. 798.

roth[1], J. Bœckel[2], Albert[3] ont, à l'aide de lambeaux cutanés quadrilatères à base inférieure (fig. 37) (s'il s'agit de la symphyse) ou supérieure (s'il s'agit des parties latérales) (fig. 38), mis à nu et réséqué temporairement certaines parties de l'os.

Ollier déconseille avec raison ces opérations : « quand l'os n'est pas malade, dit-il, il vaut mieux procéder par une autre voie, et le réséquer définitivement quand il est atteint. Les récidives rapides des cancers du plancher de la bouche font perdre, en pratique, à ces opérations les avantages que l'on pourrait théoriquement leur attribuer. »

1. Albert, *Traité de chirurgie et de médecine opératoire*, traduit par A. Broca, Paris, 1893, t. I, p. 379.
2. J. Bœckel, *Gazette hebdomadaire*, Paris, 1863, p. 304.
3. Albert, *Loc. citato*, p. 389.

CHAPITRE III

PROTHÈSE IMMÉDIATE APPLIQUÉE
A LA RÉSECTION DES MAXILLAIRES

I. — Maxillaire inférieur.

1° *Historique.* — L'idée de la prothèse des maxillaires appartient, nous l'avons vu, à Rigal (de Gaillac)[1] : ce chirurgien, à propos de la résection du corps du maxillaire sans incision cutanée par le procédé de Malgaigne, avait conseillé de remplacer immédiatement la partie enlevée par un corps étranger tel qu'un morceau de plomb ou d'ivoire, et de le maintenir jusqu'à complète guérison, pour éviter les déformations qui ne manquent pas de se produire en pareil cas[1].

Plus tard, Nasmyth, Stanley (1849) proposèrent des appareils pour maintenir les fragments et même des segments d'ivoire analogues à la partie enlevée : c'était parfait. A. Richet, L. Ollier firent des tentatives analogues, A. Desprez mit entre les parties réséquées un fil métallique auquel il fixa la base de la langue ; A. Verneuil employa quelque chose d'analogue, mais il n'avait en vue que la rétrocession de la langue.

En 1878, Létiévant[2] a montré le premier une

1. Malgaigne et L. Le Fort, *Manuel de médecine opératoire*, 9e édit., Paris, 1888, t. I, p. 478.
2. Létiévant, cité par Cl. Martin, *De la prothèse immédiate appliquée à la résection des maxillaires*, Paris, 1889, p. 33.

pièce maxillo-plastique devant être mise en place jusqu'à la cicatrisation, puis enlevée et remplacée par une autre pièce pourvue de dents. Mais c'est surtout à Cl. Martin (de Lyon)[1] que l'on doit des travaux importants sur la prothèse immédiate et secondaire des maxillaires : dans les descriptions qui vont suivre, nous emprunterons largement à son mémoire le plus important qui date de 1889. Dans un travail de 1893, Cl. Martin a montré les résultats éloignés que l'on pouvait attendre de la prothèse immédiate.

2° *Accidents consécutifs à la résection du maxillaire inférieur. Utilité de la prothèse.* — Ces accidents doivent être divisés en primitifs et secondaires.

Les accidents *primitifs* surviennent dans les quinze premiers jours, et consistent en gêne et trouble de la déglutition et de la phonation, rétrocession de la langue signalée par A. Verneuil en 1865 à la Société de chirurgie, écoulement de la salive au dehors, déformation faciale. Ils sont assez importants, et quelquefois même assez graves pour qu'on s'en occupe.

Les accidents *secondaires* consistent en une déformation considérable de la face, due à la rétraction cicatricielle : le menton est pointu ou dévié, la moitié du maxillaire laissée en place est attirée du côté malade, les arcades dentaires supérieure et inférieure ne se correspondent plus, les dents saillantes ulcèrent la muqueuse buccale. Alors la mastication devient impossible

---

1. Cl. Martin, *De la prothèse immédiate appliquée à la résection des maxillaires*, Paris, 1889.

ou du moins très douloureuse (Lallemand), la phonation se fait mal, on note une procidence de la langue en avant par manque d'espace dans la bouche. Enfin, on finit par observer des déformations de la voûte palatine, des arcades den-

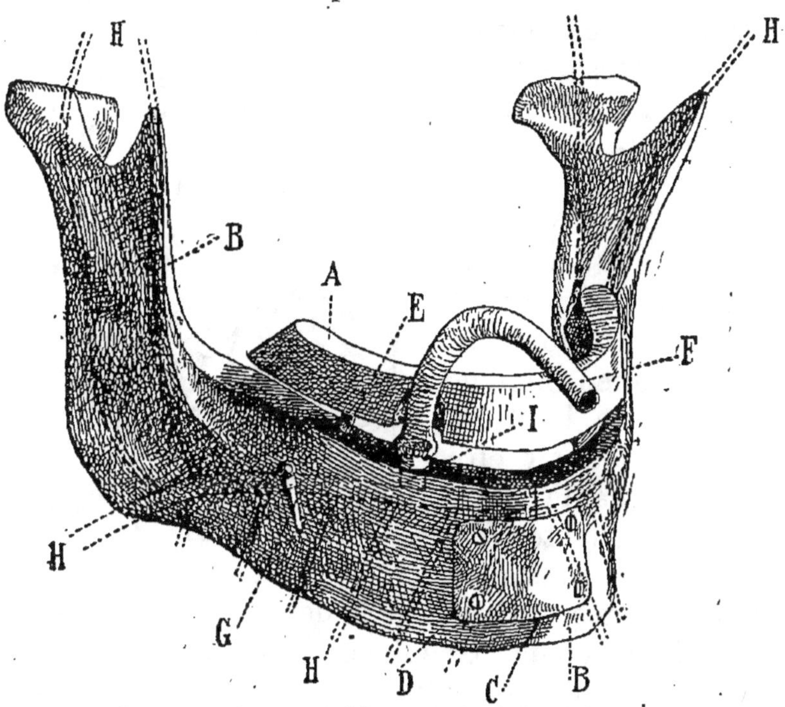

Fig. 39. — Pièce primitive. A, rebord alvéolaire. BB, coupe de l'os; C, point où la pièce est divisée; D, plaque en acier servant à réunir les deux parties; E, tige métallique destinée à fixer le rebord alvéolaire au corps de l'os; F, tube de caoutchouc servant à faire les irrigations; G, porte-ressort; H, canaux d'irrigation; I, tubes d'émergence (Martin).

taires et des dents du maxillaire supérieur, qui prennent une direction horizontale (Larrey, Foucher, Ollier).

Ces accidents justifient donc amplement les tentatives de prothèse qui ont été faites dans ces dernières années.

3° *Conditions que doivent remplir les appareils.*
— Il faut qu'ils s'opposent au rapprochement des fragments osseux et à la rétrocession de la langue, qu'ils maintiennent les parties molles privées de soutien osseux, et empêchent l'écoulement de la salive ; enfin, qu'ils facilitent la mastication, la déglutition, la phonation.

Les pièces de Cl. Martin, avec prolongements en métal s'emboîtant dans l'os, remédient à peu près à tous ces inconvénients.

4° *Appareils prothétiques.* — Ils sont faits de caoutchouc durci pur qui est inaltérable. Ils doivent être préparés d'avance et plus volumineux que le bloc osseux à remplacer, de façon à pouvoir être, séance tenante, rapetissés et adaptés à la perte de substance.

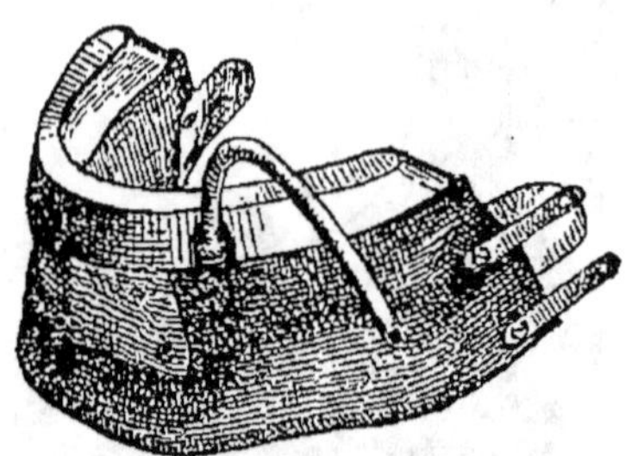

FIG. 40. — Pièce munie de plaques de platine destinées à la fixer (Martin).

Chaque pièce se compose de deux parties : l'une qui a la forme de l'os enlevé, l'autre qui est destinée à remplacer les dents (fig. 39).

Pour fixer les pièces sur la portion osseuse restante, on se sert de petites plaques de platine (fig. 40) percées de trous, dans lesquelles on met des pointes ou des vis qui vont ensuite s'engager dans l'os. Ces vis sont également en platine, ou en tout autre métal non susceptible de s'altérer dans la bouche.

Pour éviter que les pièces ne soient trop lourdes, on a creusé dans leur intérieur un

certain nombre de canaux, qui sont susceptibles de recevoir un liquide antiseptique qui

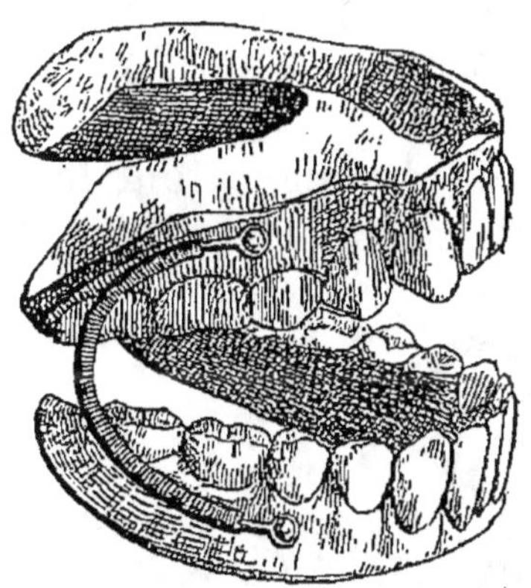

désinfecte et la plaque et les tissus situés autour d'elle. Un tube de caoutchouc s'applique
à l'orifice de l'un des canaux, et permet de
laver les autres, puisque le système est com-
muniquant.

Un ressort (fig. 41, 42) adapté à la pièce, aide
l'ouverture de la bouche qui n'est pas toujours
facile chez les réséqués non soumis à la prothèse.

FIG. 41. — Pièce définitive munie d'un ressort (Martin).

Il faut mettre les pièces *immédiatement* après
la résection. Quelquefois, pendant qu'on les applique,
les vis rencontrant un petit nerf le tordent, ce qui cause
des douleurs durant un certain temps. Peut-être
vaudrait-il mieux remplacer les vis par des pointes qui
n'exposeraient pas à cet accident.

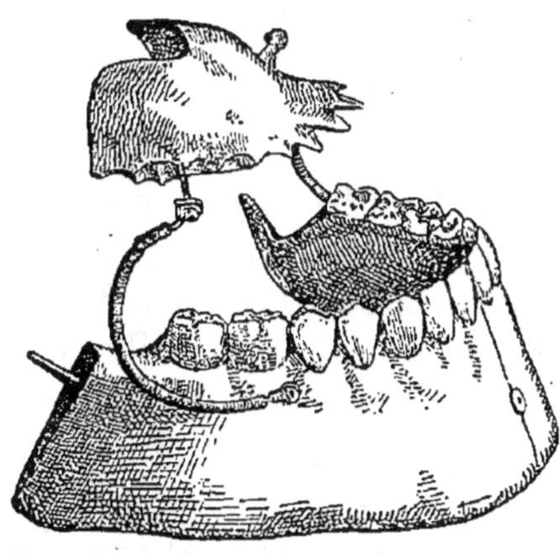

FIG. 42. — Autre modèle de ressort d'une pièce définitive présentant en outre une pointe fixative (Martin).

La pièce appuie sur la région du bord inférieur
de la mâchoire ; si l'on a incisé à ce niveau, la

pression s'exerce sur la ligne de suture et peut empêcher sa réunion ; aussi, est-il prudent de faire son incision à 1 centimètre en arrière du bord inférieur de la mâchoire, en pleine région cervicale : la dissection du lambeau n'est guère rendue plus difficile.

On doit laisser cet appareil en place tout le temps nécessaire à la cicatrisation des tissus,

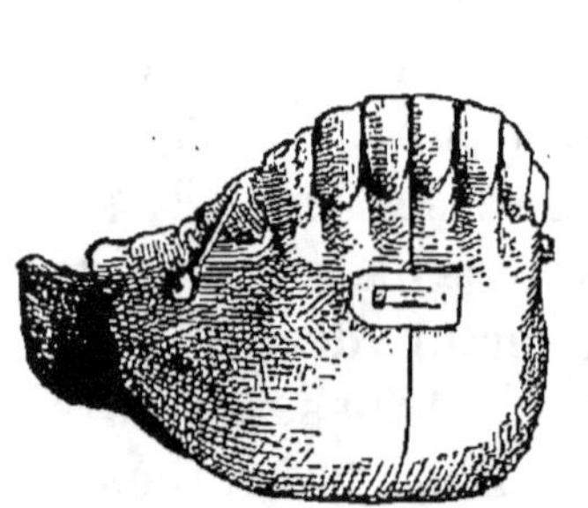

FIG. 43.
Pièce définitive en deux parties
(Martin).

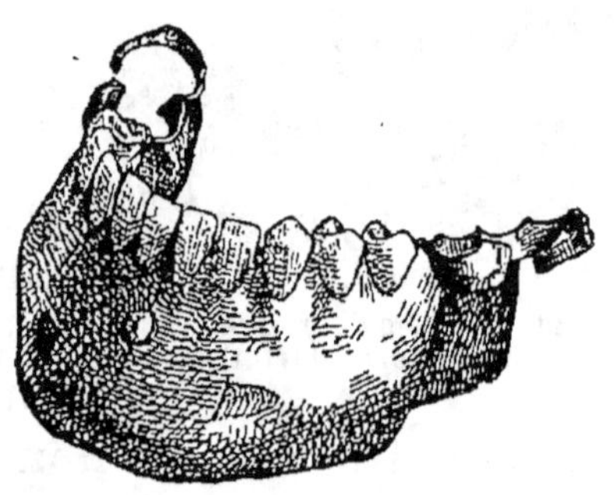

FIG. 44.
Autre modèle de pièce définitive
(Martin).

pour se mettre à l'abri de la rétraction cicatricielle.

Il est un fait capital dans la substitution de la pièce définitive à la primitive, c'est qu'il ne faut pas attendre. Vingt-quatre heures suffiraient pour produire une déformation fort difficile à corriger.

La deuxième pièce (fig. 43, 44, 45) est munie de dents ; elle offre les mêmes plaques de platine et les mêmes vis que la première ; souvent on la fait de deux morceaux, ce qui permet de l'introduire et de la retirer plus facilement.

La forme des appareils varie avec chaque va-

riété de résection ; c'est ainsi qu'outre la pièce
simple pour remplacer une partie du corps de
l'os, on en a fait pour l'ablation complète de l'os,
pour les résections limitées à la branche montante, au corps, etc....

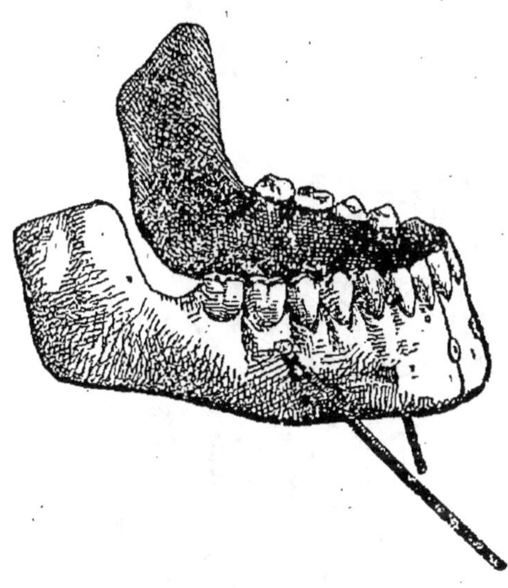

Fig. 45. — Pièce définitive remplaçant tout un maxillaire sauf le condyle
à gauche, le condyle et la coronoïde à droite (Martin).

II. — Maxillaire supérieur.

La prothèse y a été appliquée bien moins souvent qu'à la mâchoire inférieure : là en effet la
rétraction cicatricielle se fait moins sentir, et ne
présente pas les mêmes inconvénients.

Les pièces sont temporaires ou définitives et il
les faut faire de plusieurs morceaux ; car, d'un
seul bloc, elles seraient trop grosses pour être
facilement enlevées. Le centre de la pièce doit
être creusé de canaux multiples, permettant des

lavages antiseptiques qui dispensent de pansement intra-buccal.

Ces pièces sont complexes et d'une confection difficile ; aussi, est-il bon de les faire sur un moulage pris avant l'opération soit du côté malade.

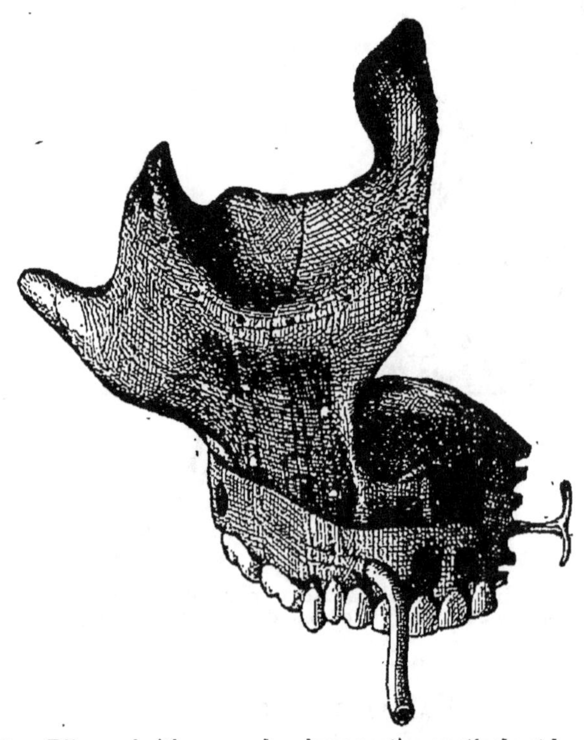

Fɪɢ. 46. — Pièce primitive avec les deux parties verticale et horizontale
(Martin).

soit du côté sain, si la lésion est unilatérale.

L'appareil primitif (fig. 46) se compose de deux parties : l'une horizontale, qui remplace la voûte, le voile et l'arcade dentaire ; l'autre verticale, qui correspond à la face antérieure du maxillaire, aux os du nez, au malaire et au plancher de l'orbite.

La partie de la pièce qui correspond aux arcades dentaires est de caoutchouc durci, mais sans dents ; le reste est en caoutchouc mou, qui doit être très flexible en arrière, pour se prêter aux mouvements du voile.

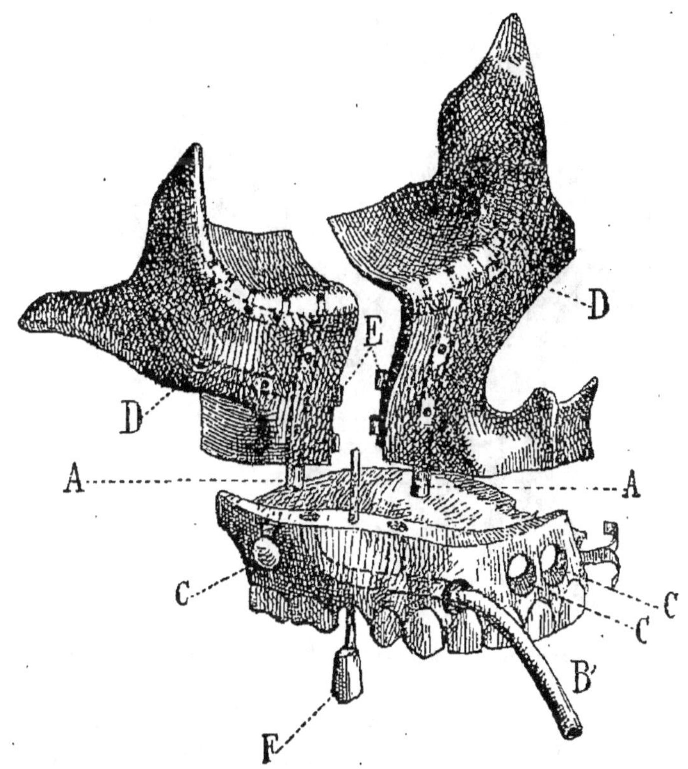

Fig. 47. — C'est la pièce précédente dont on voit les trois parties constituantes avec les canaux d'irrigation (Martin).

En avant se trouve le tube destiné à faire l'irrigation dans l'appareil : souvent, comme à la mâchoire inférieure, la partie verticale de la pièce est divisée en deux moitiés réunies par une tige métallique, ce qui facilite l'application et l'enlèvement de l'appareil (fig. 47). Des crochets, mis en lieu convenable, fixent la pièce aux dents qui peuvent rester du côté sain.

La pièce, préparée d'avance, est placée dès que l'opération est terminée; puis, sur elle, on fait la suture des téguments.

Pour la résection des deux maxillaires on fait des pièces (fig. 48) de même forme que la perte de substance à combler.

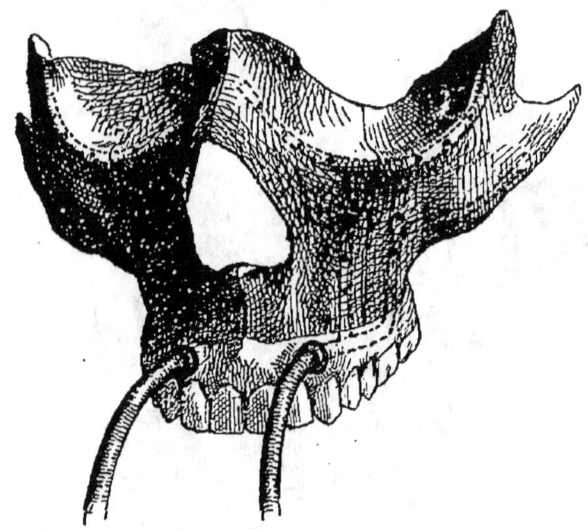

Fig. 48. — Pièce destinée à remplacer les deux maxillaires (Martin).

Ces appareils restent en place plus ou moins longtemps; d'ordinaire jusqu'à la cicatrisation complète. Quand on les enlève, on les remplace par des appareils définitifs.

Pour faire ces derniers, on reprend l'empreinte de la cavité à combler. La partie buccale, sauf le voile, est en caoutchouc durci muni de dents; le reste est en caoutchouc mou, pour ne pas irriter les parties, et creux pour que l'appareil n'ait pas un trop grand poids. Des lames d'or, des crochets, des ressorts servent à assurer une solide fixation.

Ces appareils, tant à la mâchoire supérieure qu'à l'inférieure, sont excellents pour les résections que l'on fait dans les ostéites.

Pour les tumeurs malignes, il est à craindre qu'en irritant les tissus, ils ne favorisent la récidive ; pourtant Pollosson et Poncet (de Lyon), ont fait la prothèse après la résection de maxillaires inférieurs cancéreux ; or, au bout de plusieurs années le mal ne s'était pas reproduit.

CHAPITRE IV

FRACTURES DES MAXILLAIRES

Nous allons successivement examiner les fractures du maxillaire supérieur, puis celles du maxillaire inférieur, beaucoup plus importantes et pour lesquelles on a employé un assez grand nombre d'appareils.

I. — Maxillaire supérieur.

Dans les fractures du maxillaire supérieur, s'il n'y a pas de déplacement, il faut soumettre la mâchoire au repos le plus complet possible; s'il y a déplacement, il faut réduire les fragments (Hamilton), ce qui n'est pas toujours facile.

On doit conserver toutes les esquilles, si peu adhérentes qu'elles soient, car elles reprennent avec une facilité étonnante (Malgaigne); mais les corps étrangers doivent être enlevés.

Quand les fragments sont réduits, on les maintient en contact en faisant la ligature des dents, en moulant sur elles des plaques de liège ou de gutta-percha, ou encore en se servant d'appareils analogues à ceux des dentistes.

Les appareils les plus employés sont ceux de Graefe[1], de Goffres[2], de Prestat[3]; leur action est d'ailleurs, d'une efficacité douteuse.

1. Richter, *Atlas,* pl. IV, fig. 1.
2. *Bull. de l'Académie de médecine,* Paris, 1862, t. XXVII, p. 1157.
3. *Bull. de Thérapeutique,* Paris, 1864, t. LXVIII, p. 311.

II. — Maxillaire inférieur.

La réduction est très facile, mais la contention des plus difficiles; on a cherché à l'obtenir à l'aide de bandages divers, par l'intermédiaire des dents, et enfin en agissant directement sur les fragments eux-mêmes.

1° **Bandages**. — On a employé le *chevestre* simple ou double de la mâchoire inférieure, en maintenant, avec une plaque de liège, les arcades dentaires écartées, pour permettre l'alimentation. Il gêne les malades, se salit vite, et de plus n'assure pas une bonne contention.

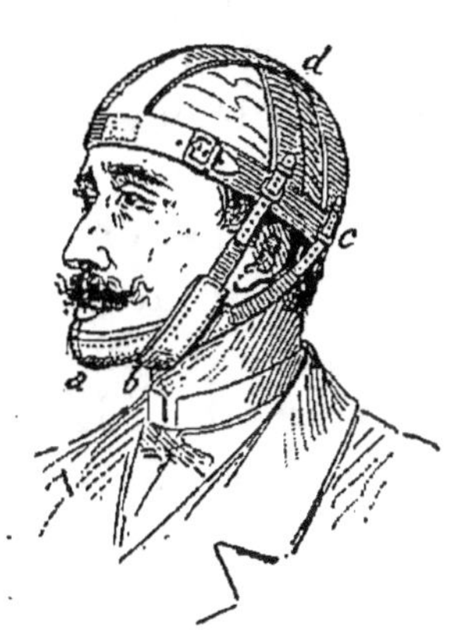

FIG. 49.
Fronde de Bouisson.

La *fronde du menton*, avec deux chefs latéraux passant l'un en avant l'autre en arrière des oreilles, maintient mal le plus souvent.

La *fronde de Bouisson* (fig. 49) se compose : 1° d'une lanière circulaire (*c*) de coutil ou de cuir qui passe par le front et l'occiput, avec une boucle en avant pour serrer et deux boucles latérales, l'une temporale, l'autre mastoïdienne; 2° de trois lanières analogues, une antéro-postérieure et deux latérales (*d*), formant sur la tête une sorte de calotte; 3° d'une fronde pleine sous le menton (*a, b*), qui se divise en deux chefs latéraux munis d'un ressort de caoutchouc, et allant se fixer l'une en avant à la boucle temporale, l'autre en arrière à la boucle mastoïdienne. Le caout-chouc de ces chefs latéraux permet au malade d'ouvrir la bouche[1].

Cet appareil ne maintient pas les dents en contact, et laisse presque toujours les deux fragments se souder en position vicieuse.

J. Cloquet et A. Bérard ont employé un appareil analogue à celui de Bouisson, mais en ajoutant, pour maintenir les fragments, une plaque de liège courbe entre les maxillaires. De plus, ils ont moulé dans le menton une bande de carton mouillé, enveloppant la paroi antérieure du maxillaire et son bord inférieur.

Bégin s'est contenté d'employer des bande-lettes de diachylon; cet appareil est peu solide et peu efficace; pourtant il est susceptible de rendre des services momentanés, avant qu'on ait eu le temps ou les moyens d'appliquer autre chose.

2° Appareils agissant par l'intermédiaire des dents. — La *ligature* des dents, déjà appliquée par Hippocrate, a l'inconvénient d'ébranler ces dernières, et souvent de produire une douleur assez vive. Hammond a remplacé cette ligature par un appareil assez difficile à construire, et qui n'est lui-même qu'une ligature prenant point d'appui sur la totalité de l'arcade dentaire.

On a moulé des lames métalliques sur les dents (Fauchard, Nicolle, Malgaigne); c'est un moyen assez pratique, mais souvent insuffisant : les dents arrivent à se déplacer sous la plaque.

1. Bouisson, *Descr. d'une nouv. fronde élastique* (*Tribut à la chir.*, Paris, 1861, t. II, p. 59).

Pour éviter cet inconvénient, il faut prendre un point d'appui à la fois sur les dents et sous le menton : c'est ce que fait l'*appareil de Cl. Martin*[1].

Il se compose d'une gouttière buccale en tôle d'acier (fig. 50), qui se moule exactement sur toute l'étendue des arcades dentaires. Sur cette première gouttière, on en applique une seconde

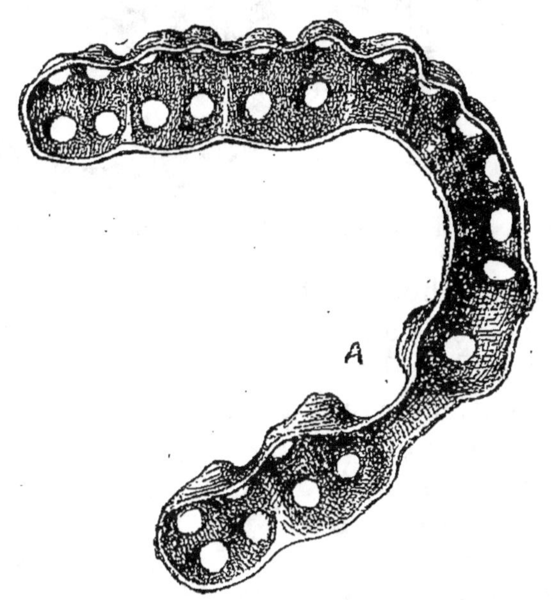

Fig. 50. — Gouttière buccale en tôle d'acier (Martin).

semblable munie, sur le milieu de sa face antérieure, d'un ressort qui sort par la bouche pour aller se fixer à une pièce sous-mentale en tôle vernie, qui est solidement maintenue dans sa position par une bande de caoutchouc, allant se fixer au sommet de la tête (fig. 51 et 52).

1. Cl. Martin, *Du traitement des fractures du maxillaire inférieur par un nouvel appareil.* Paris, 1887.

Les gouttières sont perforées au niveau de chaque dent, pour permettre des lavages.

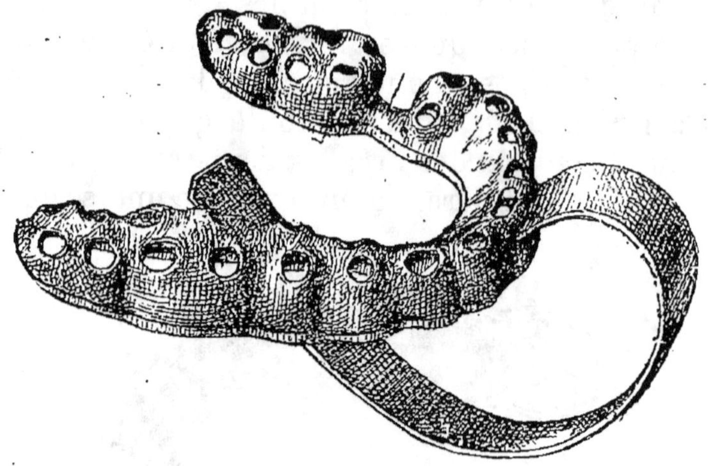

FIG. 51. — Gouttière superficielle munie d'un ressort (Martin).

Si la mâchoire est dépourvue de dents, on emploie des gouttières munies de pointes qui pénètrent dans l'os.

On peut, pour maintenir les fragments, mettre momentanément des vis intermédiaires (fig. 53) qu'il ne faut pas laisser trop longtemps, car elles altèrent l'émail.

Quand il n'y a qu'une ou deux dents qui manquent, on peut les rempla-

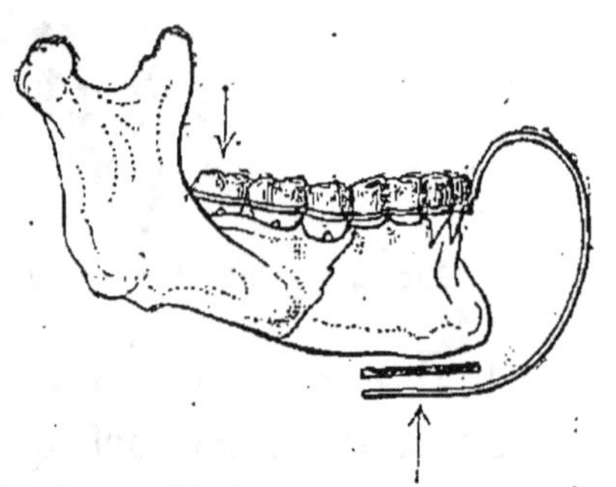

FIG. 52. — Schématique destinée à montrer l'action du ressort (Martin).

cer par de petits cônes qui permettent d'avoir partout une pression égale. Des coins intermaxillaires en bois ou en liège sont quelquefois utiles pour faciliter la réduction.

Quand il y a un chevauchement, on peut le réduire par un appareil de refoulement muni d'une ou de plusieurs vis (fig. 54).

Dans certains cas enfin (fig. 55), à l'aide d'un ressort spécial muni d'un petit ballon de caout-

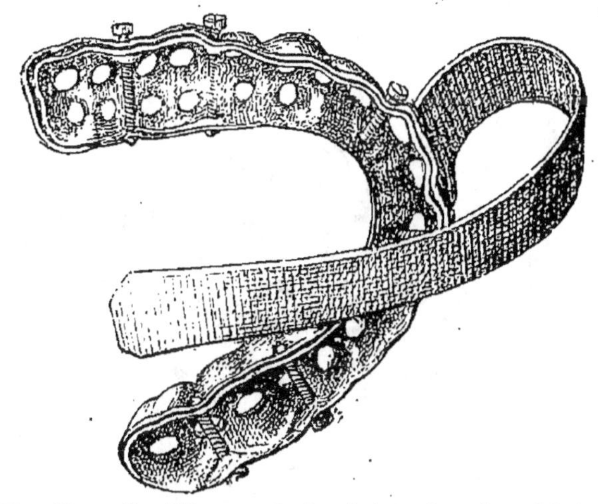

Fig. 53. — Gouttière munie de vis interdentaires (Martin).

chouc sous-mental, on peut produire l'écartement des fragments.

Houzelot, en 1826, a fait construire un appareil (fig. 56) composé d'une tige métallique (*a*) à coulisse (*b*) à l'extrémité supérieure de laquelle se trouve une petite plaque de liège (*d*) destinée à être appliquée sur les dents. Une autre plaque rembourrée (*c*), mobile dans la coulisse de la tige, vient se fixer sous le menton [1]. On remplacerait avantageusement ces plaques par des moules en

1. Houzelot, *Nouveau moyen de contention pour les fract. de l'os maxill. inf.* (*Bulletin de la Soc. anat.*, Paris, 1826, p. 199).

cuir ou en gutta-percha. C'est cette dernière substance qu'ont utilisée dans leurs appareils d'abord
Morel-Lavallée, puis Hamilton ; toutefois, au
bout d'un certain temps, ces appareils se ramol-
lissent.

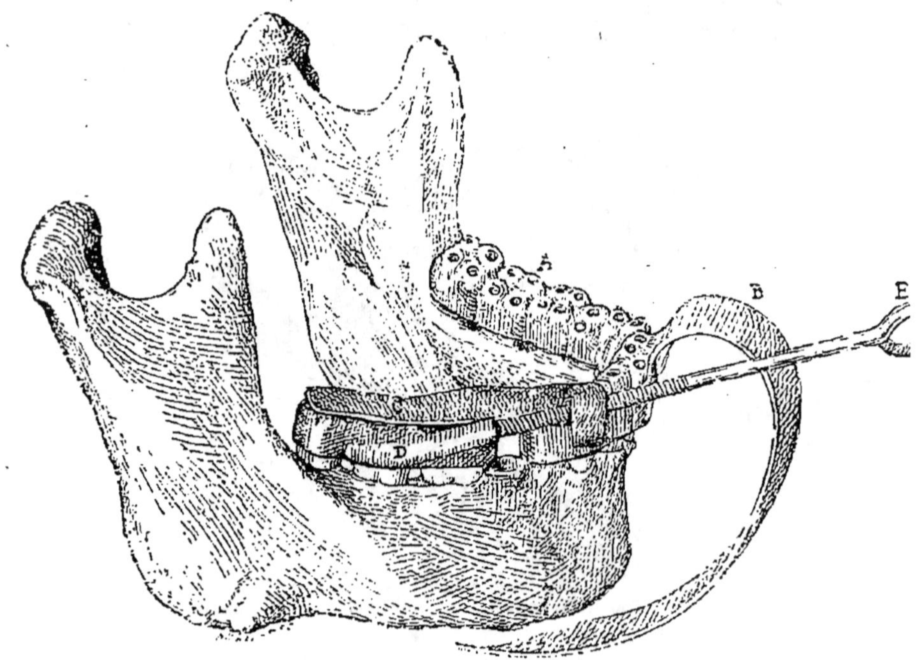

FIG. 54. — Appareil à refoulement (Martin).

L'appareil de Kingsley (fig. 57) se compose
d'une plaque buccale en caoutchouc vulcanisé,
moulée sur l'arcade dentaire. Elle porte à ses
deux extrémités deux plaques d'acier recourbées, qui sortent par les commissures pour
longer latéralement la joue. Une fronde de mous-
seline solide réunit l'une à l'autre les deux
plaques d'acier. Cet appareil est très recommandé

par Hamilton dans son traité des fractures [1].

3° Action directe sur les fragments osseux. — On fait soit la suture osseuse qui est très recommandable, soit la ligature osseuse (Baudens, Béranger-Féraud)

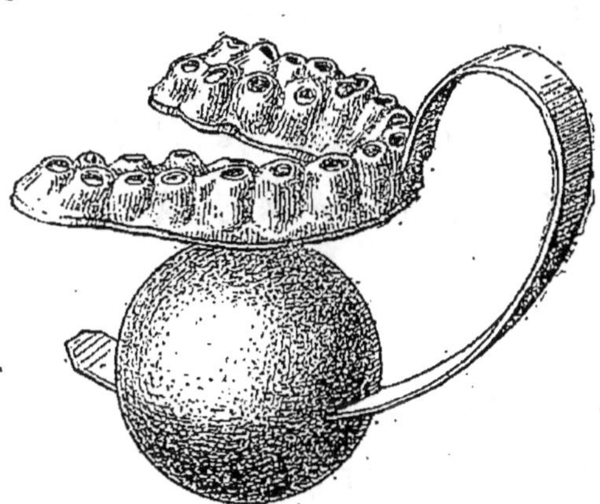

FIG. 55. — Appareil à écartement (Martin).

qui consiste à placer autour de chaque fragment une anse de fil métallique. La réunion des deux anses l'une à l'autre assure la coaptation.

De ces nombreux mo-

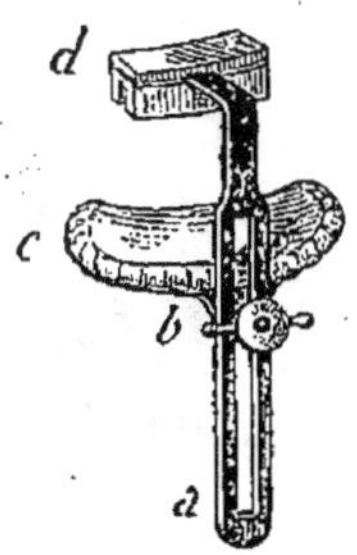

FIG. 56. — Appareil de Houzelot.

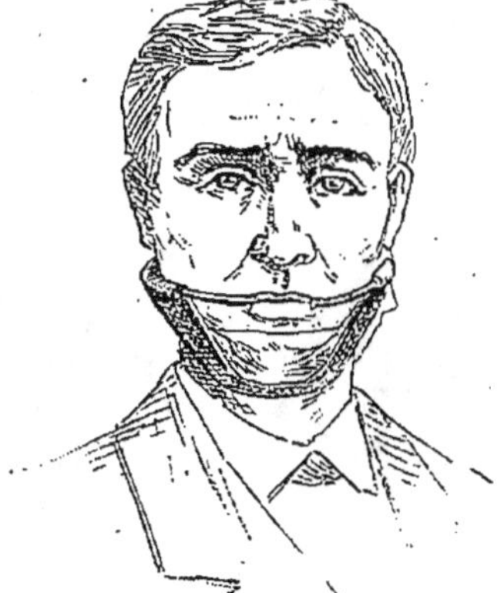

FIG. 57.
Appareil de Kingsley.

yens de traiter les fractures du maxillaire inférieur, les meilleurs sont, croyons-nous, l'appareil de Cl. Martin et la suture osseuse.

1. Hamilton, *Trait. prat. des fract. et lux.*, trad. par Poinsot, Paris, 1884, p. 139.

DEUXIÈME PARTIE

CHIRURGIE DES LÈVRES, DES JOUES DE LA BOUCHE ET DU PHARYNX

CHAPITRE I

BEC-DE-LIÈVRE

Le bec-de-lièvre siège d'ordinaire sur la lèvre supérieure et plus souvent à gauche qu'à droite; il y a non seulement fissure, mais surtout atrophie de la lèvre qui adhère aux parties profondes.

On doit distinguer, au point de vue opératoire, plusieurs variétés : le bec-de-lièvre simple unilatéral (fig. 58, 59, 60), le bec-de-lièvre double

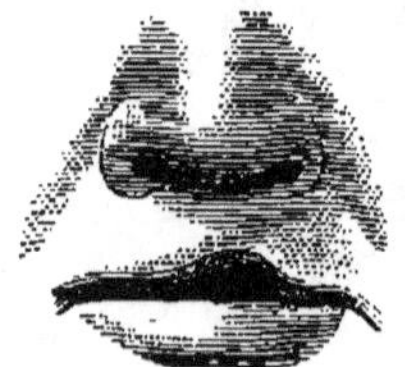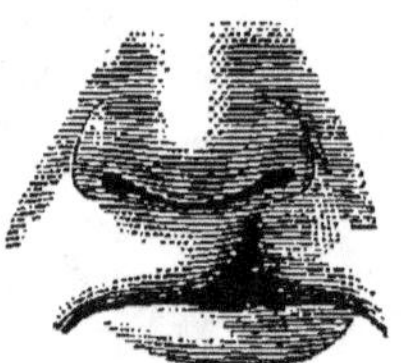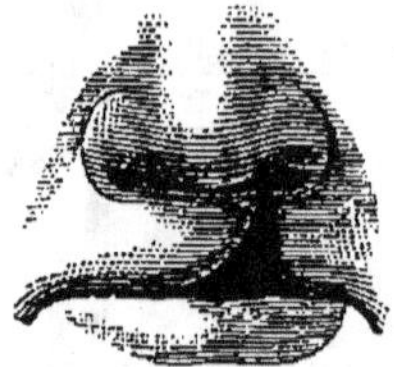

FIG. 58, 59, 60. — Degrés du bec-de-lièvre simple.

non compliqué avec un tubercule médian labial, le bec-de-lièvre unique mais compliqué de fissure palatine, enfin le bec-de-lièvre double avec double fissure maxillaire. Dans ce dernier cas, l'os intermaxillaire forme un tubercule saillant en avant, qui va même s'implanter jusqu'à la pointe du nez et porte des dents toujours déviées.

Nous allons envisager successivement chacune de ces variétés.

I. — Bec-de-lièvre unique et simple.

1° Procédé ordinaire. — Pour éviter l'hémorrhagie, on peut faire comprimer par un aide les lèvres des deux côtés de la mâchoire supérieure, ou mieux embrasser de chaque côté, près de la commissure, la lèvre supérieure avec une pince hémostatique longue et grêle, faite pour cet usage.

- On pratique l'avivement (fig. 64) aux ciseaux, ou mieux au bistouri, en faisant la perte de substance la plus petite possible. Il faut bien enlever l'angle supérieur de la fissure et libérer, s'il y a lieu, la lèvre de ses adhérences au squelette. L'utilité de cette libération a été bien mise en évidence par U. Trélat : on la fait de préférence au thermo-cautère pour éviter l'hémorrhagie.

Autrefois, pour faire la réunion du V ainsi obtenu, on avait recours à la suture entortillée (fig. 66). On enfonçait d'abord une première épingle à la base du V, elle devait sortir très près de la muqueuse pour permettre un affrontement large ; on plaçait ensuite, de la même façon, les épingles suivantes et l'union se faisait à l'aide d'un fil entortillé autour des épingles.

Aujourd'hui on n'emploie plus que la suture

à points séparés avec du fil d'argent, ou des crins de Florence. Il faut que les deux tranches de muqueuse et les deux tranches de peau se correspondent bien. On a mis par-dessus la suture un bandage ; mais comme il ne tient généralement pas, une mince couche de collodion vaut beaucoup mieux.

L'enfant devra être surveillé attentivement ; on le nourrira à la cuiller, on maintiendra les lèvres rapprochées pendant les cris, on attachera soigneusement les mains, qui ne manqueraient

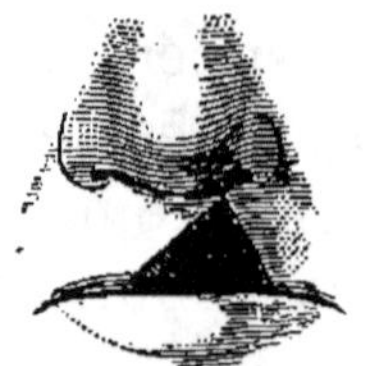

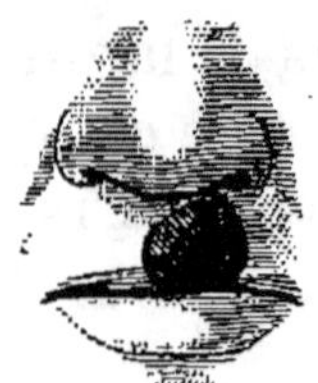

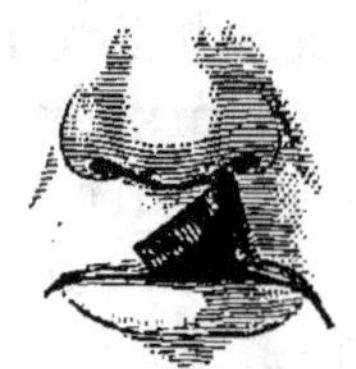

Fig. 61.　　　　　Fig. 62.　　　　　Fig. 63.
Procédé ordinaire.　Procédé de Graefe.　Procédé de Berg.

pas de se porter sur la plaie. Enfin, une grande propreté est nécessaire, pour éviter l'infection de la ligne de suture.

Au bout de trois ou quatre jours, on retire les points de suture de haut en bas. Le point inférieur est laissé un jour de plus que les autres.

Ce procédé classique réussit très bien ; mais il laisse persister une encoche que, de tout temps, les chirurgiens se sont ingéniés à éviter.

Husson[1] et de Graefe (fig. 62) ont fait leurs incisions légèrement concaves, en enlevant plus de tissu au milieu de la perte de subs-

1. Husson, *Propos. de méd. et de chir.* (Thèse de Paris, 1836, n° 185, p. 27).

tance qu'en haut et en bas ; la suture transformait cette ligne concave en ligne droite, et faisait gagner un peu de longueur ; or, l'encoche était peut-être moindre, mais elle existait quand même.

On s'est surtout adressé alors aux lambeaux[1] (fig. 63) taillés d'une façon différente par chaque chirurgien.

2° **Procédé de Clémot-Malgaigne**[2] (fig. 64, 65, 66). — On fait l'avivement de haut en bas, en longeant

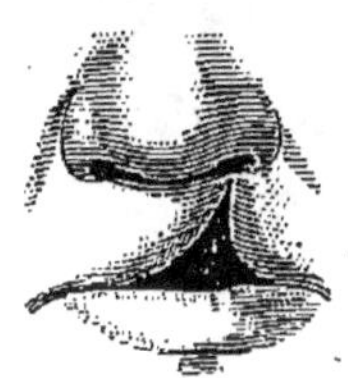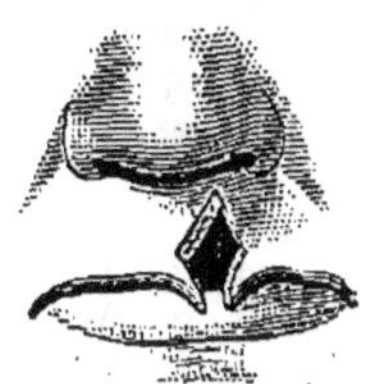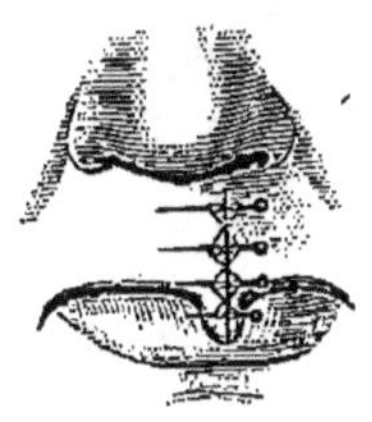

FIG. 64, 65, 66.
Procédé de Clémot-Malgaigne. Taille des lambeaux et suture.

exactement les bords latéraux du bec-de-lièvre, jusqu'à ce que l'on soit arrivé à quelques millimètres du bord libre de la lèvre. Il en résulte deux lambeaux, qui ne tiennent que par un mince pédicule, et que l'on peut renverser de haut en bas, en adossant leur face cruentée. On n'a enlevé aucun tissu, et la plaie prend dans son ensemble l'aspect d'un losange. Lorsqu'on a pratiqué la réunion, il en résulte, au niveau du bord libre de la lèvre, une sorte de petite trompe qu'il faut bien se garder de sacrifier ;

1. Berg, *Gazette médicale de Paris*, 1842, p. 218.
2. Clémot (de Rochefort) et Malgaigne, *Nouveau procédé pour l'op. du bec-de-lièvre* (*Journ. de chir.* de Malgaigne, 1844, t. II, p. 1).

car, à la longue, elle s'atrophie suffisamment.

C'est là un bon procédé que nous avons assez souvent utilisé.

3° **Procédé de Mirault (d'Angers)**[1] (fig. 67, 68, 69). — On avive, suivant le procédé ordinaire, le bord interne A du bec-de-lièvre, et, sur le bord externe, on taille un lambeau B, semblable à ceux de Malgaigne, qui par son propre poids, tombe en bas. La ligne d'avivement est représentée par la figure 68.

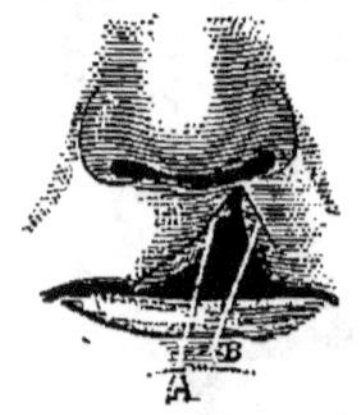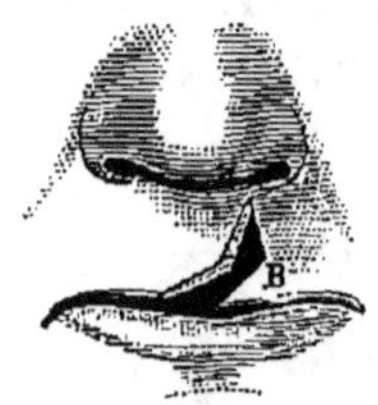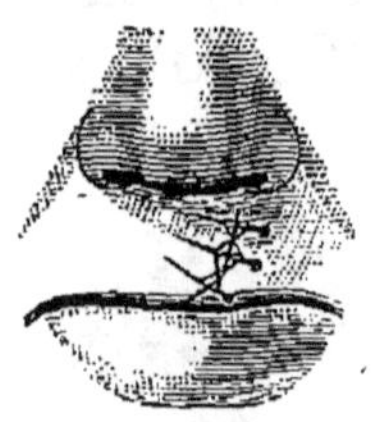

Fig. 67, 68, 69.
Procédé de Mirault. Tracé, taille des lambeaux et suture.

C'est là un procédé fort ingénieux, et peut-être celui qui donne les plus beaux résultats; le seul reproche qu'on puisse lui faire, c'est de sacrifier une légère bande de tissu à la partie interne.

4° **Procédé de A. Nélaton**[2] (fig. 70, 71, 72). — Il n'est applicable que quand le bec-de-lièvre n'arrive pas à la racine du nez. On fait, avec un bistouri, parallèlement au bord libre de la fissure, une incision curviligne. Il en résulte un seul lambeau adhérent à ses deux extrémités, que l'on tire en bas, en déterminant la formation

1. Mirault, *Lettres sur l'op. du bec-de-lièvre* (*Journ. de chir.* de Malgaigne, 1844, t. II, p. 257, et t. III, p. 5).
2. A. Nélaton, *Éléments de pathologie chirurgicale*, 2e édit., Paris, 1876, t. IV, p. 497.

d'un ovale qui reproduit le bec-de-lièvre mais renversé. C'est en somme le procédé de Malgaigne, sans section au sommet du V ; le tuber-

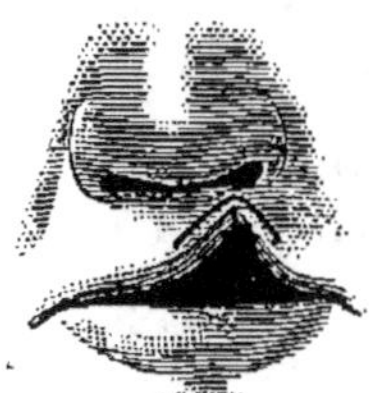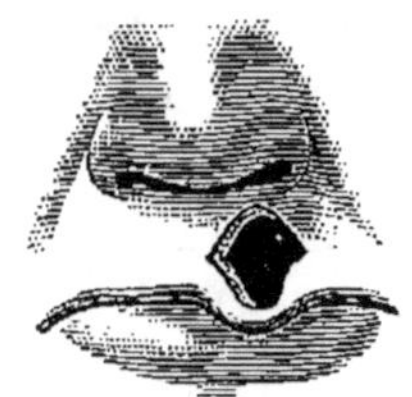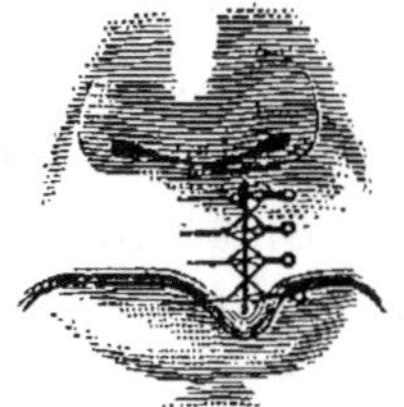

Fig. 70, 71, 72.
Procédé de Nélaton. Tracé, taille des lambeaux et suture.

cule qui existe après la suture, ne doit pas être retranché : il s'atrophie.

Ce procédé, fort ingénieux, donne en général de bons résultats.

II. — Bec-de-lièvre unique avec fissure palatine.

Si cette fissure est légère, les procédés ordinaires suffisent ; si elle est étendue, on peut en rapprocher les bords avec des pelotes, mais elles sont mal supportées et ne donnent de résultat que chez les tout jeunes enfants. Il vaut mieux recourir à l'opération suivante.

Procédé de Giraldès [1] (fig. 73, 74). — Il n'est pas décrit de la même façon par tous les auteurs, ce qui tient à ce que Giraldès n'employait pas toujours absolument le même procédé.

Quand les incisions sont pratiquées, il y a

1. Giraldès, *Nouveau proc. opér. pour le bec-de-lièvre* (*Bull. de la Soc. de chir. de Paris*, 2º série, 1865, t. VI, p. 327).

quatre lambeaux, un à droite (1) et trois à gauche (2, 3, 4). On avive la partie gauche suivant la ligne *dc* faisant un angle aigu avec l'horizon, comme dans le procédé de Malgaigne ; ce lambeau (4) est renversé en bas, et sert à reconstituer le bord libre. Du point où l'on a commencé la taille de ce lambeau (*d*) on mène une horizontale (*d e*) qui détache la lèvre supérieure de la narine gauche, et limite au-dessus et au-dessous d'elle les lambeaux (2) et (3). Le lambeau (1) avivé est reçu entre les deux lèvres

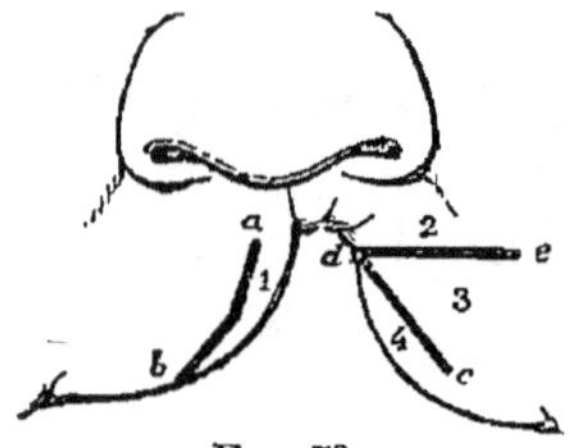

Fig. 73.
Procédé de Giraldès. Tracé.

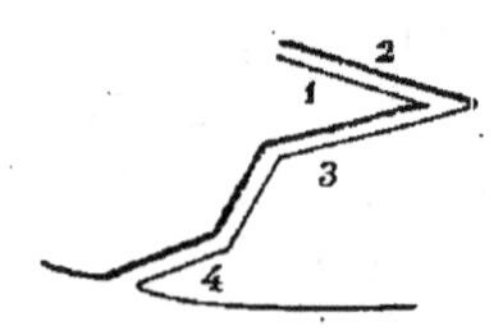

Fig. 74. — Procédé de Giraldès.
Affrontement des lambeaux.

de la ligne de section (*dc*) qui s'écartent ; le lambeau (4) vient par sa pointe (*d*) se fixer en (*b*) ; quant aux surfaces cruentées du lambeau (3), savoir (*edc*), après avoir été plus ou moins déformées par traction, elles viennent se réunir à la partie supérieure de la surface cruentée (*ab*). Le résultat définitif est représenté dans la figure 74. Cette description devient facile à comprendre si l'on taille, dans un morceau de papier ou mieux dans un morceau d'étoffe, le tracé de Giraldès : on se rend alors bien compte comment les lambeaux s'emboîtent les uns dans les autres.

L'avantage de ce procédé est de corriger l'encoche, et d'augmenter la hauteur de la lèvre.

III. — Bec-de-lièvre double non compliqué.

Ce qui guide l'intervention c'est le tubercule médian qui peut être volumineux, petit (fig. 75) ou même absent (fig. 76).

Si le tubercule est large et long, on peut opérer

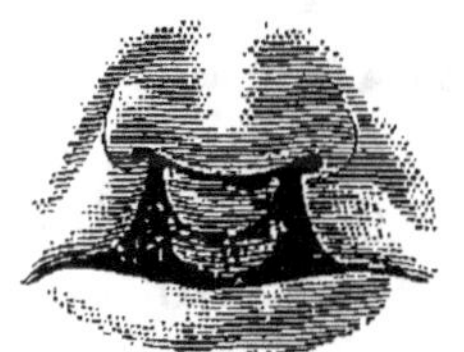

Fig. 75. — Bec-de-lièvre double avec tubercule.

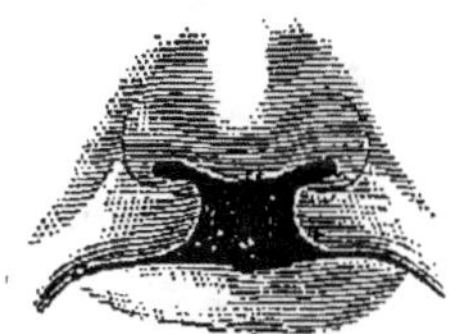

Fig. 76 — Bec-de-lièvre sans tubercule.

les deux becs-de-lièvre séparément, en employant de préférence le procédé de Malgaigne[1] (fig. 77, 78).

Si le tubercule est assez large pour être utilisé, mais ne descend pas assez bas, on rafraîchit

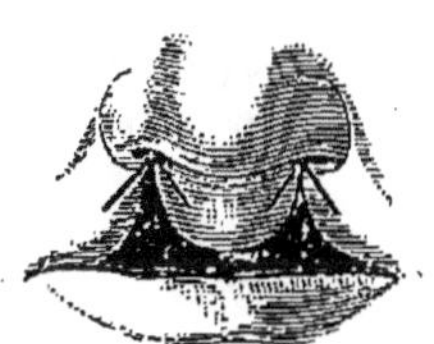

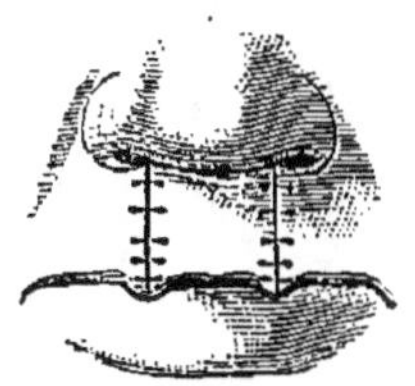

Fig. 77, 78. — Premier procédé de Malgaigne.

ses bords par deux incisions qui se réunissent en V sur son extrémité inférieure, et on agit de même sur les lèvres latérales de la fissure : il en résulte une figure d'avivement comparable à

1. Malgaigne et L. Le Fort, *Manuel de médecine opératoire,* 9e édit., Paris, 1889, t. II, p. 198.

une M (fig. 79) à branches très écartées qui prend, après suture, la forme d'un Y (fig. 80).

S'il n'y a pas de tubercule et si l'écartement

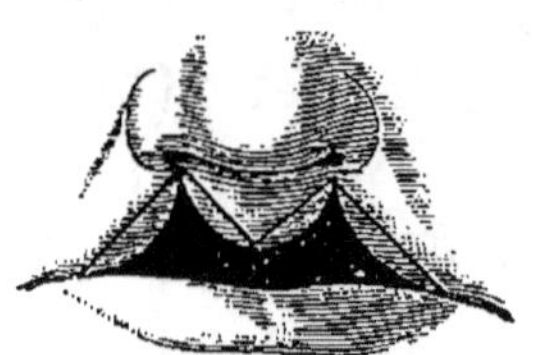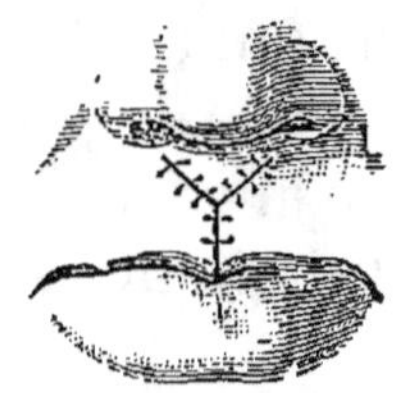

FIG. 79, 80. — Deuxième procédé de Malgaigne.

est grand, on peut employer le procédé ordinaire de Malgaigne, en pratiquant des incisions libératrices sous les ailes du nez (fig. 81, 82) pour

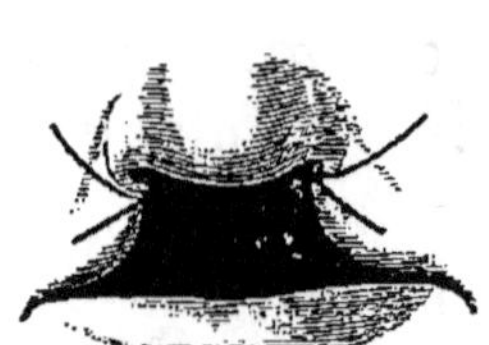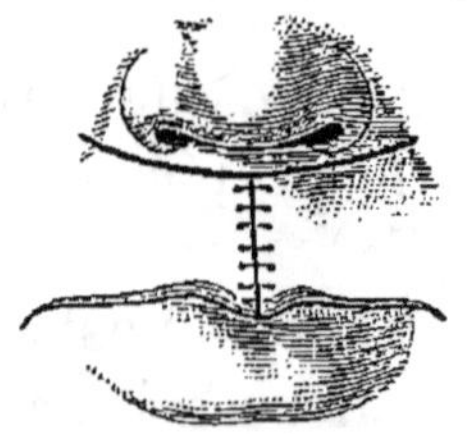

FIG. 81, 82. — Troisième procédé de Malgaigne.

éviter tout tiraillement ; ou bien avoir recours à la pratique de Giraldès.

IV. — BEC-DE-LIÈVRE DOUBLE COMPLIQUÉ.

Les difficultés opératoires tiennent à la présence de dents sur le tubercule osseux, à ce que ce tubercule est trop saillant en avant, ou même qu'il est situé sur le bout du nez ; enfin, à ce que les os sont trop écartés.

1° Procédé de Franco[1]. — Il consiste dans la *résection* du tubercule osseux, ce qui a l'inconvénient de supprimer les dents qui s'implantent sur l'os intermaxillaire, et de faire un vide à la mâchoire supérieure.

Cette méthode, la plus vieille, est en général remplacée par celle qui se propose la *réduction* du tubercule et à laquelle appartiennent les trois procédés que nous allons décrire.

2° Procédé de Desault ou de la compression du tubercule[2]. Il consiste à refouler, en le comprimant avec une simple bande, le tubercule jusqu'à ce qu'il soit de niveau avec le reste du maxillaire, puis à faire l'avivement des parties molles. Douze à dix-huit jours seraient nécessaires pour la guérison. La compression ne saurait réussir que chez les tout jeunes enfants ; encore il est douteux qu'elle puisse redresser un tubercule dont les incisives regardent directement en avant.

3° Procédé de Gensoul[3]. — Il consiste à repousser en arrière le tubercule osseux, après l'avoir saisi avec de fortes pinces, et avoir fracturé son pédicule. Gensoul a eu un succès chez un enfant de treize ans ; Malgaigne n'a pas réussi.

Cette manière de faire est d'ailleurs aujourd'hui abandonnée.

4° Procédé de Blandin[4]. — Avec de forts ci-

<hr>

1. Franco, *Petit traité contenant une des parties principales de la chirurgie*, Lyon, 1556, p. 77. Art. « Dent de lièvre ».

2. Desault, *Œuvres chirurgicales*, Paris, 1798, t. II, p. 184.

3. Gensoul in Malgaigne, *Manuel de médecine opératoire*, 9e éd., Paris, 1889, t. II, p. 200.

4. Blandin, *De l'op. du bec-de-lièvre, compl. de saillie des os intermax.* (*Journ. de chir.* de Malgaigne, Paris, 1843, t. I, p. 33).

seaux on fait à la cloison des fosses nasales une première incision verticale, immédiatement en arrière du tubercule ; et, un peu plus loin, une seconde incision oblique en haut et en avant qui va rejoindre la première vers le dos du nez. Il en résulte l'ablation d'un coin fibro-osseux à base inférieure, qui comprend une partie du vomer et de la cloison des fosses nasales ; on crée ainsi une place au tubercule, que l'on peut refouler en arrière.

5° **Procédé de P. Broca** [1]. — Il consiste dans la suture osseuse.

Si l'on en croit Debrou (d'Orléans), les opérations de Blandin n'auraient pas donné de très bons résultats : le tubercule osseux restant mobile. Or, pour remédier à cet inconvénient, P. Broca a fait, en 1868, la suture osseuse, et cette conduite est aujourd'hui adoptée par la plupart des chirurgiens.

6° **Procédés de Dupuytren et L. Le Fort** [2]. — Dupuytren a utilisé le tubercule pour faire la sous-cloison, dans les cas où elle était absente : il excisait le tubercule osseux, et se servait du tubercule muco-cutané pour refaire la sous-cloison.

Léon Le Fort a aussi employé le tubercule médian pour former la sous-cloison : il retranche latéralement des deux bords du tubercule cutané, tout ce qu'il peut y avoir en excès pour former

1. P. Broca, *Sur l'application de la suture osseuse au trait. du bec-de-lièvre double, compliqué de saillie de l'os inter-maxillaire* (*Bull. de la Soc. de chir. de Paris*, 9° série, 1868, t. IX, p. 147).
2. L. Le Fort, *Manuel de méd. opér. de Malgaigne*, 9° éd., Paris, 1889, t. II, p. 204.

la sous-cloison; il abrase même, s'il est trop épais, sa face inférieure ou muqueuse.

Après cette préparation de la sous-cloison, il fait, sur les deux côtés de l'os intermaxillaire, une incision courbe à convexité inférieure, et décolle à la rugine l'os jusqu'au niveau de la future section qu'il exécute à la pince coupante. Cela fait, le lambeau médian est ramené en bas et en arrière, et appliqué en forme de sous-cloison sur le bord de la cloison avivée par la résection du tubercule osseux. Les deux lambeaux muco-périostiques qui garnissaient l'os enlevé sont rabattus de chaque côté, et suturés aux bords latéraux du tubercule cutané devenu sous-cloison.

Au dire de L. Le Fort, les résultats obtenus seraient toujours remarquables; ultérieurement, on opère le bec-de-lièvre suivant le procédé de Giraldès.

V. — INDICATIONS OPÉRATOIRES.

A quel âge faut-il opérer? Cette question, discutée en 1845 à l'Académie de médecine, en 1856, 1865, 1884 à la Société de chirurgie, n'est pas encore absolument tranchée.

Il semble pourtant, d'après les travaux récents de Hoffa, Eigenbrodt, Golthelf, qu'il vaille mieux attendre que d'opérer dans le tout jeune âge.

C'est de un jour à quatre ou cinq ans qu'il faut opérer, dit A. Broca, en conseillant de un à deux ans comme âge de prédilection.

Trois facteurs entrent en jeu pour décider le chirurgien à intervenir : la durée de l'opération, l'hémorrhagie et l'état général du sujet.

Si le bec-de-lièvre est simple, on peut opérer à la naissance ou dans les trois premiers mois.

Si le bec-de-lièvre est compliqué, il vaut mieux attendre la deuxième année ; Hoffa ayant montré que les enfants de moins de un an donnaient l'énorme mortalité de 59 pour 100. Il n'est pas en général utile d'attendre au delà de la fin de la seconde année.

S'il y a en même temps fissure palatine, l'opération se fera le plus tôt possible ; car, une fois le bec-de-lièvre réparé, la fissure grandit beaucoup moins.

CHAPITRE II

CHEILOPLASTIE ET GÉNOPLASTIE

La cheiloplastie, ou autoplastie des lèvres, est une opération que l'on fait surtout pour combler la perte de substance consécutive à l'excision d'un cancer des lèvres.

Cette *excision* peut s'exécuter simplement par

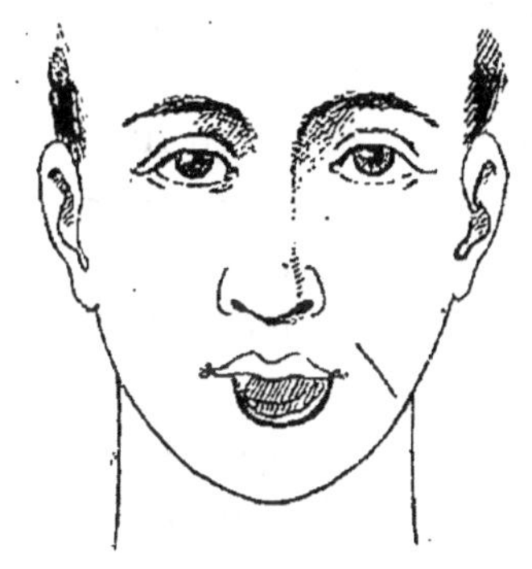

FIG. 83.
Excision en demi-lune d'un cancer
de la lèvre inférieure.

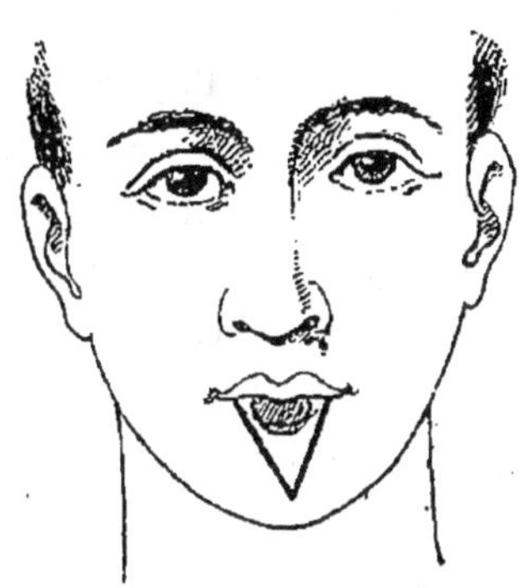

FIG. 84.
Excision en V d'un cancer de
la lèvre inférieure.

le procédé de Richerand[1], qui circonscrivait la tumeur par une incision en demi-lune pratiquée à l'aide de ciseaux courbes (fig. 83). Ensuite il pansait à plat; on pourrait d'ailleurs parfaitement réunir par suture la peau à la muqueuse.

Le procédé en V est préférable à l'incision en demi-lune; il est dû à Celse, et consiste à cir-

1. Richerand, *D'un nouveau procédé pour l'extirpation des cancers aux lèvres* (*Annuaire médico-chir.*, Paris, 1819, p. 433).

conscrire le mal par deux incisions formant un V à pointe inférieure (fig. 84), car il s'agit le plus souvent de la lèvre inférieure. Avant de faire la section, il est nécessaire de mettre de chaque côté, près de la commissure, une pince à pression pour faire l'hémostase des artères coronaires ; on l'enlève à la fin de l'opération, quand la suture est faite.

C'est une suture à points séparés, de préférence au crin de Florence. Les fils doivent, du côté de la peau, entrer à une certaine distance de la section, mais sortir intérieurement à l'union de la peau et de la muqueuse : de la sorte ils ne sont pas en contact immédiat avec la cavité buccale, et ne sont pas sujets à s'infecter.

Il faut toujours se préoccuper des ganglions : s'ils sont sous-mentaux on les atteindra en prolongeant jusqu'au menton la pointe du V ; s'ils sont sous-maxillaires, il faudra les aborder par une incision spéciale.

Dans un grand nombre de cas la réunion se fait facilement : ce n'est que quand la perte de substance est très étendue, qu'il faut avoir recours à la cheiloplastie.

I. — Autoplasties de la lèvre inférieure.

1° **Procédé de Celse** (fig. 85, 86). — Lorsque l'on a, par une incision en V, enlevé un cancer de la lèvre inférieure, et que la perte de substance est trop étendue pour que la suture se puisse faire facilement, on pratique, de chaque côté de la base du V, au niveau des commissures, des incisions libératrices qui vont former le bord libre de la future lèvre. Les deux lambeaux ainsi délimités sont amenés sur la ligne médiane et suturés l'un à l'autre. Cette autoplastie par glissement, c'est-à-dire par la méthode française, est simple et donne de bons résultats[1].

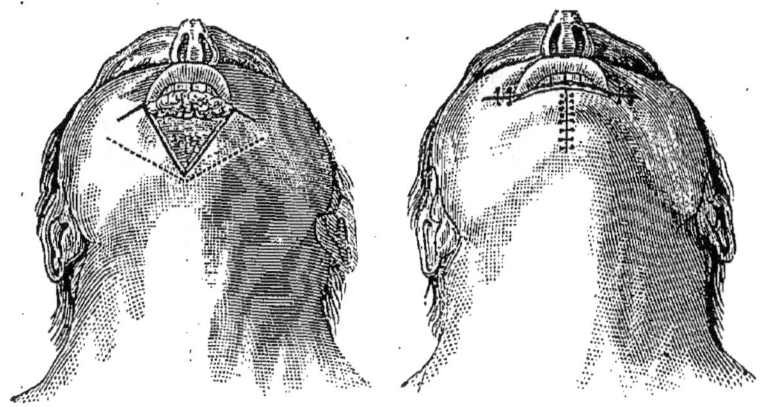

Fig. 85, 86. — Procédé de Celse.

2° Procédé de J. N. Roux[2]. — Une fois la tumeur enlevée par une incision courbe à concavité supérieure, on dissèque par sa face profonde la peau sous-jacente, de façon à avoir une sorte de lambeau quadrilatère dont le contour n'est pas libéré, sauf au niveau du bord supérieur qui doit constituer la lèvre. La dissection terminée, on le remonte en haut, et on le fixe par quel-

1. Celse, *Traité de la médecine en huit livres*, trad. de Chasles des Etangs, 1846, liv. VII, p. 218.
2. J. N. Roux, *Sur le cancer des lèvres et sur une nouvelle méthode opératoire (Revue médicale française et étrangère*, 1828, t. I, p. 30 à 62, 2 planches).

ques points de suture aux commissures : c'est
un assez mauvais procédé.

Lisfranc[1] l'a modifié : la dissection étant presque impossible, comme l'a indiqué J. N. Roux,
Lisfranc fit, sur l'un des côtés du lambeau, une
incision verticale (fig. 87, 88) qu'il réunit ensuite. C'est un heureux changement ; néanmoins
on n'emploie plus aujourd'hui cette opération
car on en a de meilleures à sa disposition.

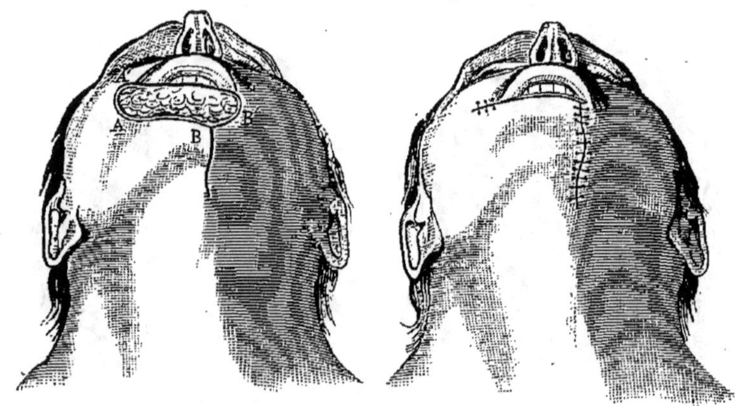

FIG. 87, 88. — Procédé de Lisfranc.

3° Procédé de Berg (fig. 89, 90). — On pratique, d'un côté de la région du cou, une incision parallèle à celle qui résulte de l'ablation du
cancer ; cette incision est faite d'autant plus bas
que l'on a besoin d'un lambeau plus large. De
l'extrémité antérieure de cette incision, on en
fait partir une autre qui va obliquement à la
rencontre de la perte de substance. Il en résulte
ainsi un large lambeau que l'on remonte en

1. Lisfranc (*Notice analytique sur les travaux scientifiques
de Lisfranc*, p. 18), et Malgaigne, *loc. cit.*, t. II, p. 207.

le faisant pivoter autour de son pédicule, et qui reconstitue parfaitement une lèvre inférieure[1].

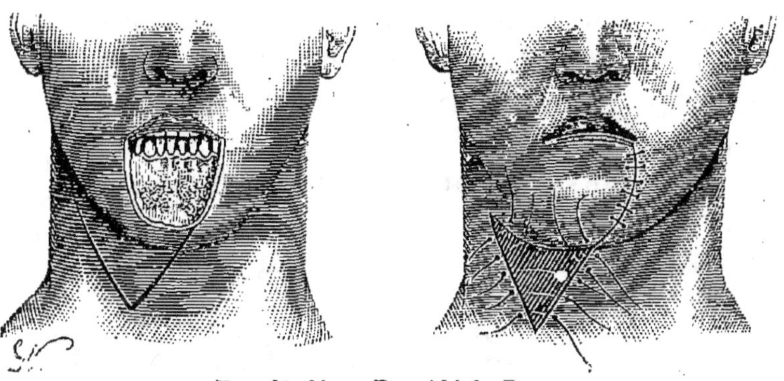

FIG. 89, 90. — Procédé de Berg.

Ce procédé rend de grands services pour les cancers étendus à toute la lèvre et à une partie du menton : il est bien supérieur à ceux de J. N. Roux et de Lisfranc.

4° Procédé de Chopart (fig. 91). — On fait partir des commissures deux verticales AB, CD, qui peuvent descendre très bas jusqu'à

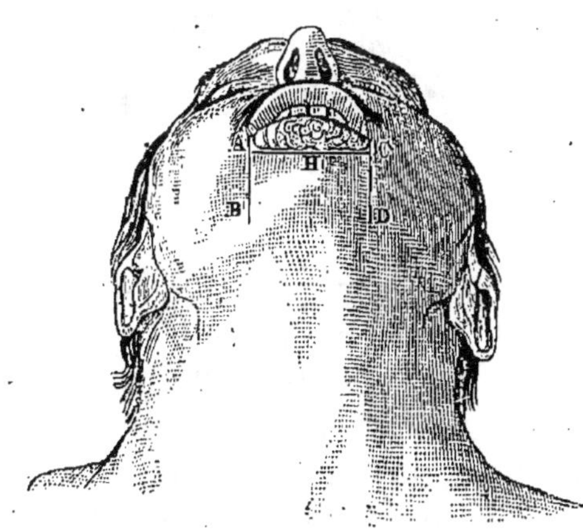

FIG. 91. — Procédé de Chopart.

l'os hyoïde, si c'est nécessaire[2]. On dissèque ce

1. Berg, *Cheiloplastik* (*Medicinische Zeitung*, Berlin, 1836, p. 251).

2. Chopart, *Journal de Fourcroy*, t. III, page 28, d'après le *Compendium de chirurgie pratique*, Paris, 1852-1861, t. III, p. 549.

large lambeau de haut en bas, en le séparant des os ; puis, par un trait de section transversal H, on fait sauter les parties malades. Il reste un large lambeau comparable à celui de Berg, mais qui a son pédicule inférieur au lieu de l'avoir latéral : on le relève et on le fixe par suture, au niveau des commissures, à la lèvre supérieure.

La lèvre ainsi obtenue est malheureusement mince, immobile, difforme; peu à peu elle se rétracte et laisse écouler la salive au dehors.

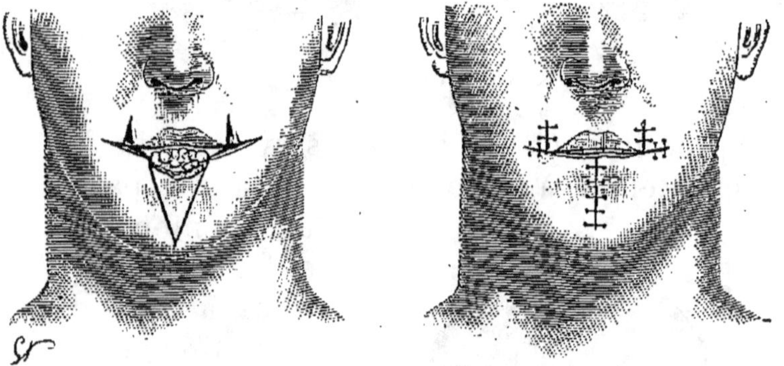

FIG. 92, 93. — Procédé de Malgaigne.

5° Procédés de Malgaigne[1]. — L'autoplastie est différente suivant que les parties ont été enlevées par une incision en V ou en carré.

Dans le premier cas (fig. 92, 93), on prolonge les branches du V par deux incisions transversales qui, de chaque côté, vont entamer les joues. De plus, de chaque commissure on fait monter sur la lèvre supérieure deux petites verticales qui vont faciliter la mobilisation des deux lambeaux latéraux.

1. Malgaigne et L. Le Fort, *Manuel de médecine opératoire,* 9e éd., Paris, 1889, t. II, p. 209 et 210.

Quand ces lambeaux sont suffisamment mobilisés, on les réunit l'un à l'autre sur la ligne médiane. La portion des incisions libératrices qui ne fait pas partie de la lèvre supérieure est recousue.

Dans le cas où la perte de substance représente un carré (fig. 94, 95), on fait partir de ses deux angles supérieurs deux horizontales qui vont des commissures vers la joue; de ses

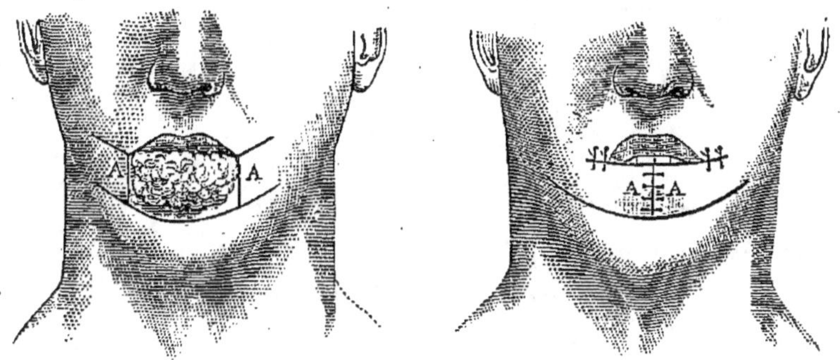

Fig. 94, 95. — Autre procédé de Malgaigne.

angles inférieurs deux autres lignes parallèles qui contournent le bord inférieur de la mâchoire. Il en résulte deux lambeaux latéraux quadrilatères A A, qui, après mobilisation, viennent se réunir sur la ligne médiane. La lèvre est ainsi constituée aux dépens de la joue, et contient dans son épaisseur de l'orbiculaire et de ses antagonistes. En dedans elle est doublée par une muqueuse, qui peut même servir à ourler son bord libre (Werneck).

6° **Procédé de Dieffenbach** (fig. 96, 97). — On enlève d'abord le cancer par une incision en V, puis on mène, dans chaque commissure, deux horizontales de l'extrémité desquelles on fait partir deux autres lignes parallèles aux branches du V, et s'arrêtant à la hauteur de sa pointe. On

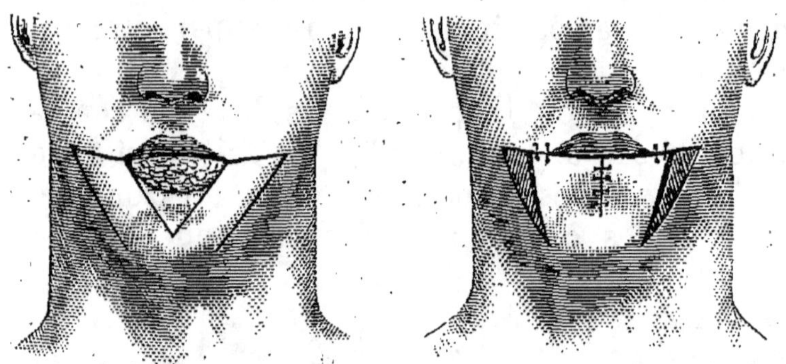

Fig. 96, 97. — Procédé de Dieffenbach.

dissèque et on mobilise les deux lambeaux latéraux ainsi tracés, puis on les ramène, à la manière de volets, sur la ligne médiane pour les suturer l'un à l'autre[1].

7° **Procédé de Bruns** (fig. 98). — Il se compose de deux lambeaux analogues à ceux de Dieffenbach, mais taillés en haut, sur les joues. Ils sont rabattus et mis en place, après avoir exécuté un quart de cercle[2].

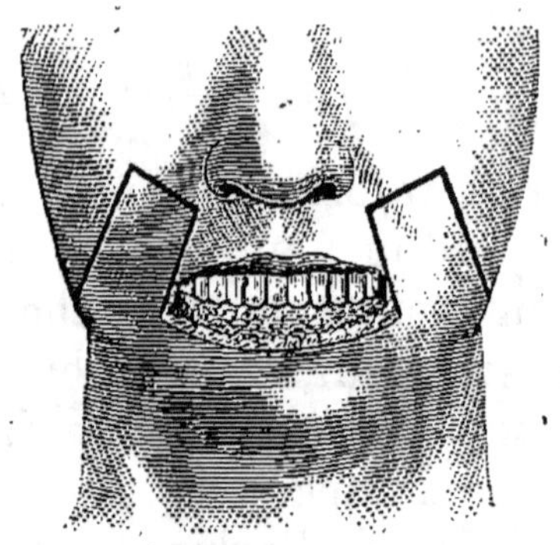

Fig. 98. — Procédé de Bruns.

La difformité qui résulte de leur taille est plus

1. Dieffenbach, *Chirurgische Erfahrungen. Dritte Abtheilung*, 1834, p. 65.
2. Bruns, *Arch. f. physiol. Heilk.*, Stuttgard, 1844, t. III, p. 2.

grande, et le résultat n'est pas meilleur, c'est donc un procédé à rejeter.

8° Procédé de Camille Bernard (fig. 99). — On commence par tailler deux lambeaux horizontaux, comme dans le procédé de Malgaigne ; puis, comme la lèvre supérieure pourrait avoir une trop grande largeur, on enlève de chaque côté de cette lèvre, au delà de la commissure, un V à base inférieure, qui vient raccourcir cette lèvre à un degré convenable[1].

Ce mode de cheiloplastie peut être appliqué à la lèvre supérieure ; alors la double excision en V se fait sur l'inférieure.

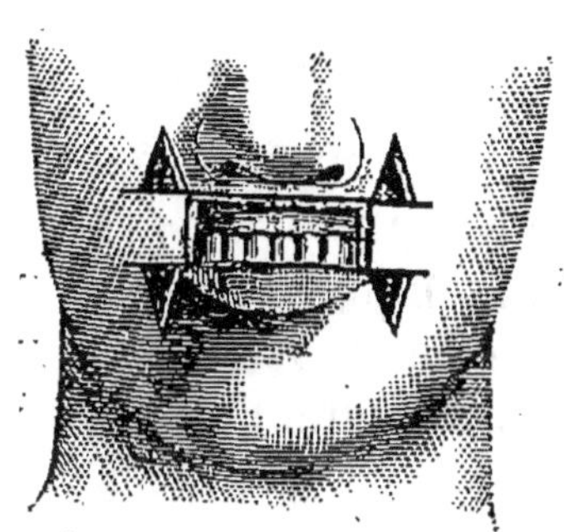

FIG. 99.
Procédé de Camille Bernard.

9° Procédé de Langenbeck (fig. 100, 101). — On circonscrit la perte de substance par une incision quadrilatère ; le côté qui correspond au futur lambeau, doit avoir une direction oblique en bas et en dedans ; on le prolonge jusqu'au menton. A une distance convenable de cette première incision, on en mène une autre qui lui est parallèle, et leurs extrémités mentonnières sont réunies. On a ainsi un lambeau rectangulaire oblique en haut et en dehors, dont le pédicule est en haut, accolé à la commissure[2].

1. C. Bernard, *Cancer de la lèvre inférieure. Restauration à l'aide de lambeaux quadrilatères latéraux* (*Scalpel*, Liège, 1852-1853, t. V, p. 162).

2. Langenbeck in Chalot, *Nouveaux éléments de médecine opératoire*, 2e éd., Paris, 1893, p. 647.

Quand ce lambeau est bien disséqué, on peut le remonter facilement dans la perte de sub-

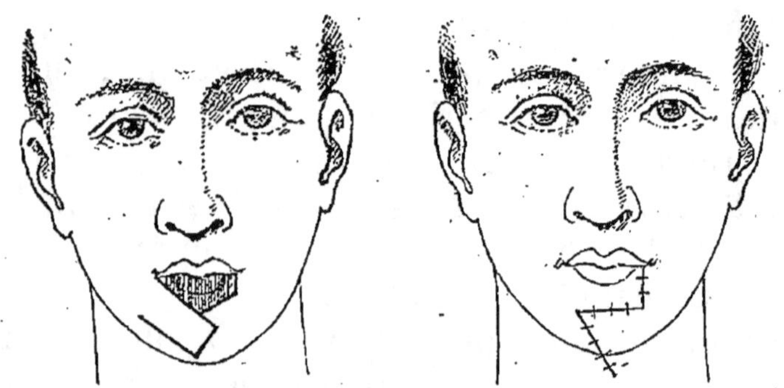

Fig. 100, 101. — Procédé de Langenbeck.

stance et l'y fixer. La brèche mentonnière peut et doit être réparée de suite par suture.

10° Procédé de Syme-Buchanam (fig. 102, 103). — On enlève la tumeur par une incision en V court, à branches très divergentes, que l'on pro-

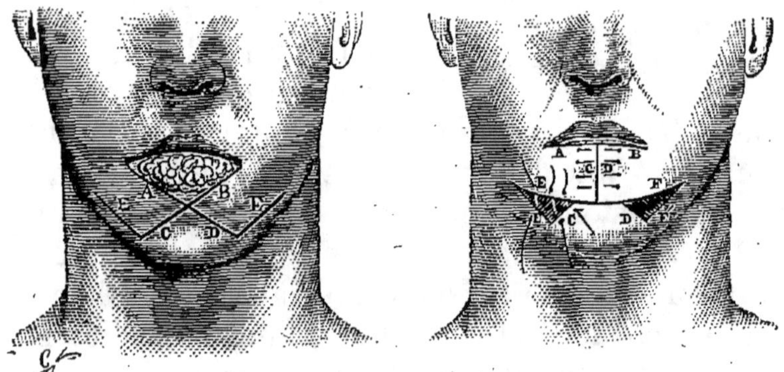

Fig. 102, 103. — Procédé de Syme-Buchanam.

longe au-dessous du V, pour former un X. De l'extrémité inférieure de chaque prolongement on mène deux parallèles aux branches proprement dites du V; il en résulte deux lambeaux obliques en bas et en avant, adossés l'un à l'autre en un point de leur extrémité interne. Il faut réunir ces deux extrémités l'une à l'autre sur la ligne médiane : quatre à six points de suture suffisent. Quant aux petits triangles cruentés latéraux, on peut les réunir en partie, ou même en totalité[1].

C'est là un procédé de choix pour les autoplasties de la lèvre inférieure.

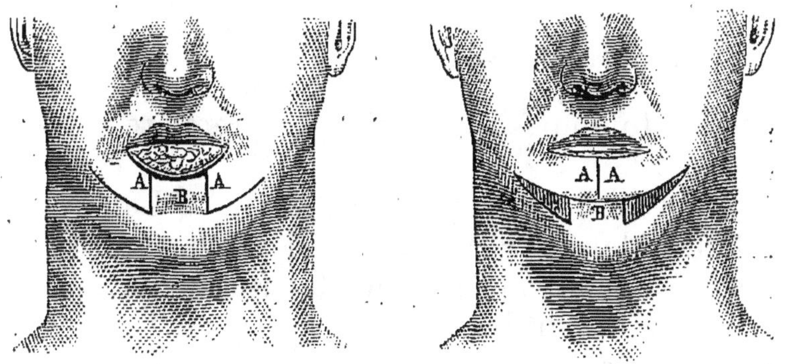

Fig. 104, 105. — Procédé de P. Teale.

11° Procédé de P. Teale[2]. — Il est analogue à celui de Syme (fig. 104, 105) et assure peut-être mieux que lui la fixité des lambeaux. Ces deux lambeaux AA disséqués, viennent se réunir sur la ligne médiane, au-dessus de la partie de téguments laissée en place B, et destinée à empêcher leur rétraction en bas. C'est la même idée qu'a mise en pratique A. Nélaton pour la res-

1. Syme in Malgaigne, *Manuel de médecine opératoire*, Paris, 1889, 9° éd., t. II, p. 213.

2. P. Teale, *On a plastic operation for the restoration of the lower lip.* (*Med. chir. Trans.*, London, 1855, p. 81).

tauration de l'aile du nez. La surface cruentée,
qui persiste, après mise en place des lambeaux,

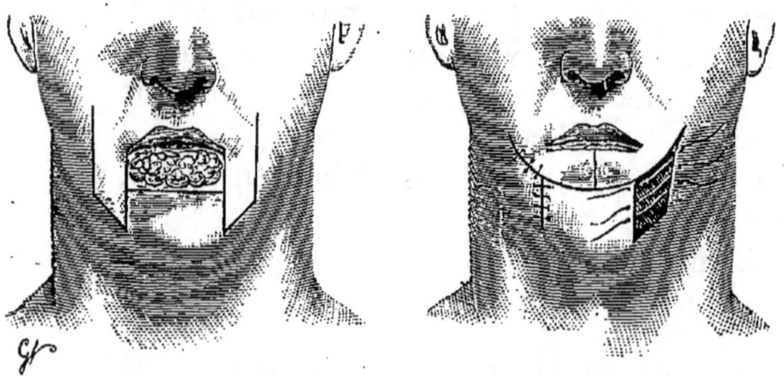

Fig. 106, 107. — Procédé de Sédillot.

peut presque toujours se réunir par première
intention.

12° **Procédé de Sédillot** (fig. 106, 107). — Le
cancer étant enlevé par une incision en carré,
on prolonge en bas les deux côtés latéraux plus
ou moins loin, suivant les
cas. On mène de chaque
côté deux parallèles qui
constituent deux lam-
beaux verticaux que l'on
dissèque, et que l'on su-
ture sur la ligne médiane,
après leur avoir fait exécuter une rotation d'un quart
de cercle[1].

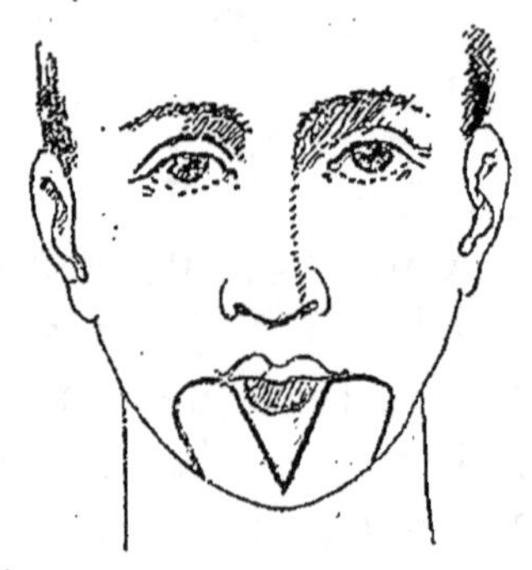

Fig. 108.—Procédé de Jaesche.

13° **Procédé de Jaesche**
(fig. 108). — Une incision en V pour enlever la

---

1. Sédillot, *Traité de médecine opératoire, bandages et appareils*, Paris, 1865, 3ᵉ éd., t. II, p. 278.

tumeur étant faite, on trace, de chaque extrémité de la base du V, une incision courbe à concavité inférieure, prolongée, au besoin jusqu'au cou. On mobilise les lambeaux, on les amène sur la ligne médiane, et on réunit par suture, d'abord les deux branches du V, puis les deux incisions curvilignes[1].

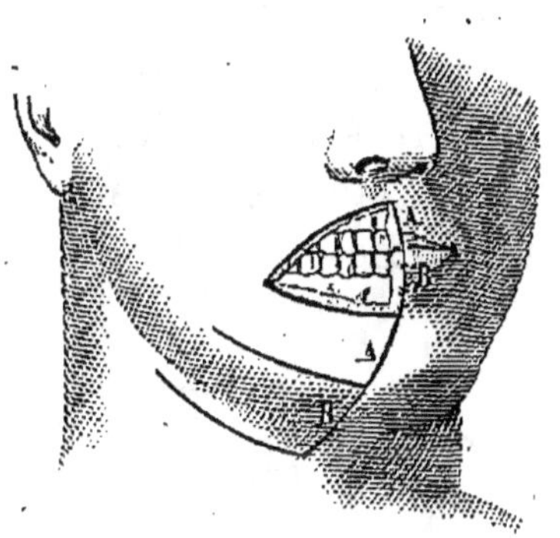

Fig. 109. — Procédé de Ledran et Mackenzie.

14° **Procédé de Ledran et Mackenzie** (fig. 109). — On l'emploie pour rehausser la commissure envahie par un cancer qui occupe les deux lèvres. On taille, dans la région maxillo-cervicale deux lambeaux superposés A, B, destinés l'un à former la partie détruite de la lèvre supérieure, l'autre celle de la lèvre inférieure[2].

15° **Cheiloplastie avec conservation du bourrelet muqueux.** — A. *Procédé de Langenbeck* (fig. 110). — Il permet de donner à la partie restaurée

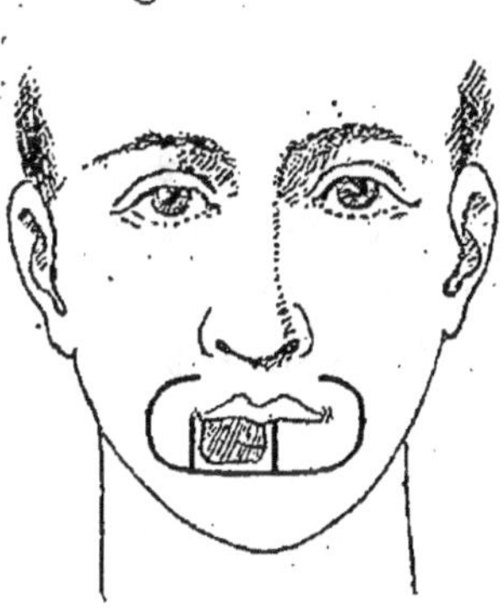

Fig. 110.- Procédé de Langenbeck.

de la muqueuse et de la peau; mais ne peut

1. Jaesche cité par Chalot, *Nouveaux éléments de chirurgie opératoire*, 2° éd., Paris, 1893, p. 645.
2. Malgaigne et L. Le Fort, *Manuel de médecine opératoire*, 9° éd., Paris, 1889, t. II, p. 312.

s'appliquer que quand la perte de substance n'est pas considérable [1].

Soit un cancer de la lèvre inférieure et de la commissure, on l'enlève par une incision en carré; puis, par un tracé curviligne (fig. 110) on mobilise ce qui reste de la lèvre inférieure, les deux commissures et les parties latérales de la lèvre supérieure, la partie médiane doit être

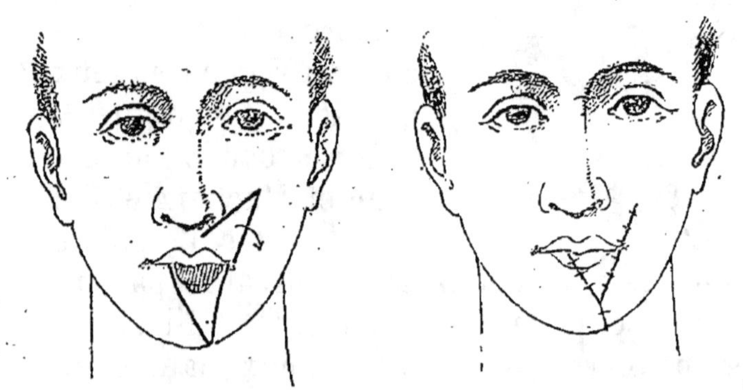

Fig. 111, 112. — Procédé d'Estlander.

conservée à cause des vaisseaux. Ce vaste lambeau curviligne étant libéré, on en suture ses extrémités et son contour en commençant par la commissure : il y a fatalement un rétrécissement de l'orifice buccal.

B. Procédé d'Estlander (fig. 111, 112). — Il s'applique encore aux cancers de la lèvre inférieure et de la commissure [2]. On excise en V le cancer, puis on taille, sur la partie correspondante de la lèvre supérieure, un lambeau de

1. Langenbeck, *Deutsche Klinik.*, Berlin, 1855, t. VII, p. 13.
2. Estlander, *Arch. f. klin. Chir. von Langenbeck*, Berlin, 1872, p. 622, 2 planches.

même forme et de même dimension, dont la base est en bas et en dedans ; cette base comprend la coronaire qui en assure la nutrition. On le tord alors sur son pédicule, on l'applique exactement dans la perte de substance, et on l'y maintient à l'aide de sutures.

Il est bon de combler immédiatement la brèche produite par le lambeau. Le résultat primitif est mauvais : la bouche est rétrécie et tordue ; mais, peu à peu, les choses s'arrangeraient.

II. — AUTOPLASTIE DE LA LÈVRE SUPÉRIEURE.

1° Procédés de Malgaigne[1]. — Il sont au nombre de deux.

Dans l'un, dit *procédé à tiroir* (fig. 113), une fois le mal enlevé par excision quadrilatère, on mène de chaque commissure deux incisions légèrement ascendantes vers la joue ; les deux lambeaux étant mobilisés, sont réunis l'un à l'autre. Quelquefois l'affrontement est difficile ; car, dans les autoplasties de la lèvre supérieure, heureusement plus rares que celles de l'inférieure, il faut compter avec l'aile du nez et la sous-cloison qui ne sont pas mobiles. C'est

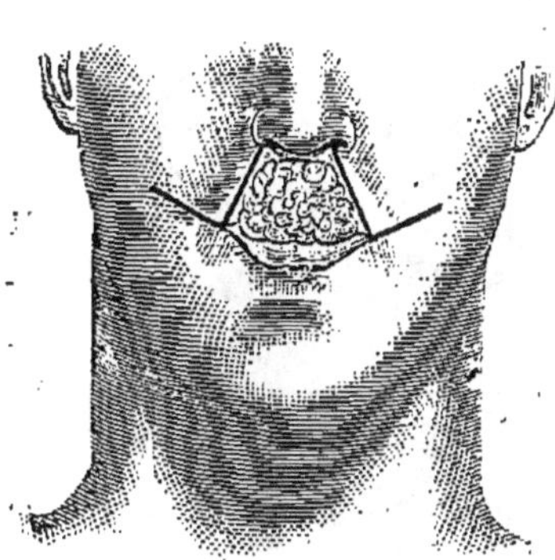

Fig. 113.
Procédé de Malgaigne.

1. Malgaigne et L. Le Fort, *Manuel de médecine opératoire*, 9° éd., Paris, 1889, t. II, p. 215.

pour remédier à cet inconvénient que Bruns et
L. Le Fort ont, comme nous le verrons dans un
instant, modifié l'opération de Malgaigne.

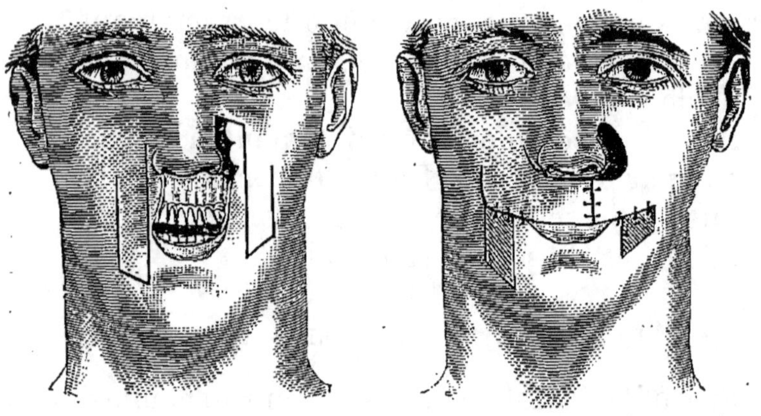

Fig. 114, 115. — Deuxième procédé de Malgaigne.

Dans un deuxième procédé (fig. 114, 115), mis
en pratique par Sédillot[1], Malgaigne avait conseillé de tailler deux
lambeaux verticaux,
longeant les narines,
les commissures, puis
la lèvre inférieure.
Après rotation d'un
quart de cercle, on les
amenait au contact, et
on les suturait sur la
ligne médiane.

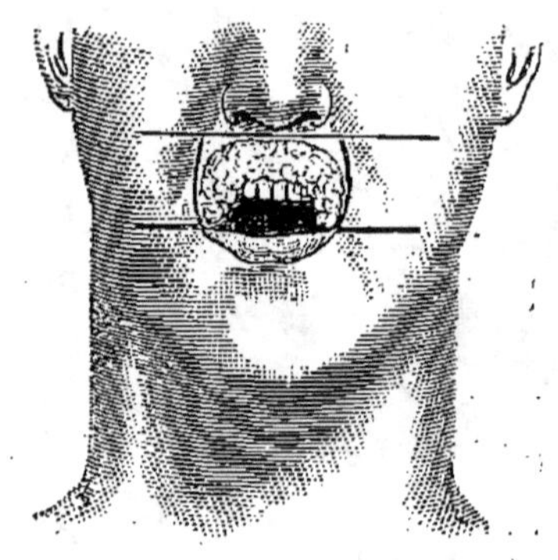

Fig. 116. — Procédé de Bruns.

2° Procédé de Bruns
(fig. 116). — Des qua-
tre angles du quadrilatère qui circonscrit la perte

1. Sédillot, *Traité de médecine opératoire, bandages et appareils*, Paris, 1865, 3° éd., t. II. p. 283.

de substance, on mène quatre horizontales plus ou moins étendues suivant les cas, et l'on a ainsi deux lambeaux latéraux qu'après mobilisation on réunit l'un à l'autre sur la ligne médiane[1].

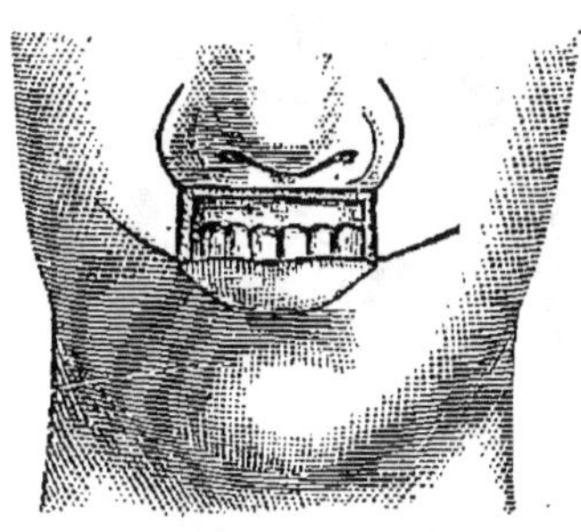

FIG. 117. — Procédé de L. Le Fort.

3° **Procédé de L. Le Fort** (fig. 117). — Il est à deux lambeaux comme celui de Bruns, mais ils ont une forme différente. Les deux lignes inférieures, au lieu d'être horizontales, sont légèrement ascendantes, et les supérieures, curvilignes, contournent les ailes du nez[2].

Quant à la dissection et à la suture, elles n'offrent rien de spécial.

III. — AUTOPLASTIE DES DEUX LÈVRES.

Nous avons déjà vu le moyen de réparer les pertes de substance de la commissure.

Quand le mal est plus étendu, que les deux lèvres sont largement détruites, on doit combiner les procédés de cheiloplastie que nous venons de décrire, mais il faut toujours compter avec la rétraction cicatricielle et la difformité de la nouvelle bouche. Nous reproduisons ci-contre, d'après Malgaigne (fig. 118, 119), une opération due à Vanzetti et

1. Bruns, *loc. cit.* et Malgaigne, *loc. cit.*, t. II, p. 215.
2. L. Le Fort in Malgaigne, *loc. cit*, t. II, p. 216.

qui, on le voit, est assez compliquée[1]. Il faut évi-

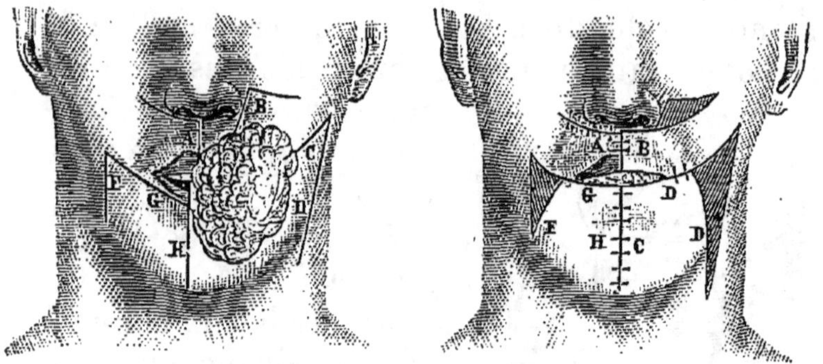

FIG. 118, 119. — Procédé de Vanzetti.

demment chercher à réparer d'ailleurs comme
l'on peut, ces déla-
brements étendus,
sans que l'on puis-
se faire des opéra-
tions bien réglées.

IV

GÉNOPLASTIE.

La génoplastie
est la réparation
des pertes de sub-
stance de la joue.
Elle fut faite pour
la première fois
par Franco, qui
prit des lambeaux

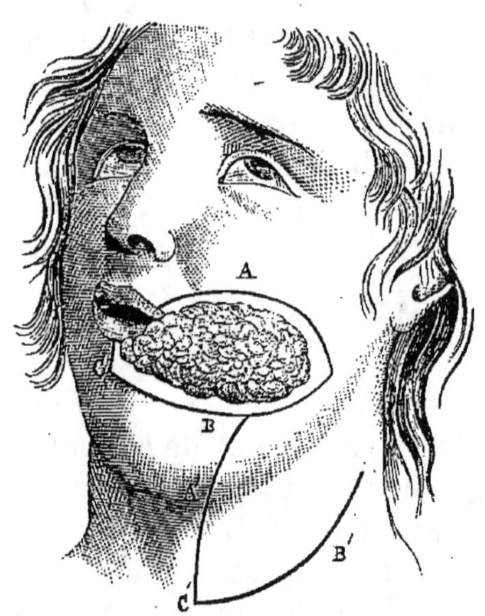

FIG. 120. — Procédé de Lallemand.

un peu partout, et les rapprocha jusqu'à ce que

1. J. F. Malgaigne, *Manuel de médecine opératoire* (9e édition, par Léon Le Fort), Paris, 1889, t. II, p. 217, fig. 525.

la brèche fût comblée ; puis, par J. N. Roux, qui se contenta de réunir les lèvres de la plaie sans avoir recours aux lambeaux.

Lallemand a mieux précisé le manuel opératoire de la génoplastie. Il a taillé sur le cou (fig. 120) un lambeau qui, à cause de la rétraction, était d'un tiers plus grand que la perte de substance, et se dirigeait obliquement en bas et en dedans. Le lambeau disséqué, il lui a fait décrire un arc de cercle, l'a mis en place et fixé à l'aide de sutures.

Il est évident que l'on doit réunir, autant que faire se peut, la brèche cervicale laissée par le lambeau[1].

V. — OPÉRATIONS DIVERSES.

1° Excision du bourrelet muqueux labial.

Il est une sorte d'hypertrophie de la muqueuse des lèvres qui fait hernie quand l'individu ouvre la bouche.

Le traitement consiste, après avoir ectropionné la lèvre, à exciser ce bourrelet avec le bistouri ou les ciseaux courbes. On laisse se cicatriser la plaie qui, par rétraction, attire la lèvre en dedans ; toutefois la suture immédiate nous semble préférable à tous les points de vue.

2° Hypertrophie de la lèvre supérieure.

C'est une sorte d'éléphantiasis que l'on observe surtout chez les individus scrofuleux.

1. J. F. Malgaigne, *Loc. cit.*, p. 218, fig. 526.

Le traitement consiste dans l'opération suivante décrite par Malgaigne [1], d'après Paillard : c'est une sorte de dédoublement de la lèvre, dont on retranche la moitié postérieure de son épaisseur.

On exerce des tractions sur les deux commissures de manière à tendre fortement la lèvre ; puis, avec un bistouri, on fait sur son bord libre une incision allant d'une commissure à l'autre, et l'on dissèque de bas en haut un lambeau postérieur jusqu'à ce que l'on soit arrivé au frein de la lèvre. L'épaisseur du lambeau varie donc avec le degré de l'hypertrophie. On sectionne le lambeau à sa base, et on arrête par compression l'hémorrhagie toujours abondante.

La cicatrisation, en se faisant, attire en dedans et en haut la lèvre dont elle diminue toutes les dimensions.

Il n'y aurait aucun inconvénient, croyons-nous, à tenter la réunion immédiate de la plaie.

3° Atrésie de l'orifice buccal.

Elle peut être congénitale ou acquise, et dans ce cas produite par le lupus, la syphilis, le traumatisme, les opérations chirurgicales, etc. ; elle peut être libre ou adhérente aux maxillaires.

On l'a traitée par la dilatation avec l'éponge préparée ou la laminaire, par l'incision simple (Amussat, Boyer) ; ce sont là deux mauvais procédés.

Botoc a essayé de remédier à cette difformité

1. J. F. Malgaigne, *Loc. cit.*, t. II, p. 190.

en reconstituant les commissures, et en évitant la cicatrisation rétractile qui suivait infailliblement les incisions simples.

Au point où doit être la future commissure, on perfore la joue et l'on fait cicatriser l'orifice autour d'un corps étranger tel qu'un morceau de plomb ou d'ivoire. Ensuite, on incise le trajet qui va de l'orifice à la bouche : la plaie qui en résulte est bien plus facile à faire cicatriser sans soudure que si elle était angulaire [1].

Aujourd'hui, on préfère les opérations rapides faites en une seule séance, telles que les pratiquait Serres (de Montpellier) : on fait suivre immédiatement l'incision d'une suture cutanéomuqueuse.

Jobert, Werneck, Dieffenbach ont mieux fait : dans ce qu'ils appellent l'autoplastie par ourlet, on excise de la peau un fragment triangulaire ou elliptique qui répond par son extrémité étroite à la future commissure ; puis on fend la muqueuse sous-jacente intacte, qui constitue deux petits lambeaux que, par suture, on ourle à la peau : c'est là le procédé de choix.

1. Cité par A. Broca in *Traité de chirurgie* (P. Reclus et S. Duplay), Paris, 1891, t. V, p. 231.

CHAPITRE III

CHIRURGIE DE L'APPAREIL SALIVAIRE

I. — Fistules salivaires.

Elles siègent sur la parotide ou sur le canal de Sténon.

Les premières sont consécutives à des traumatismes spontanés ou chirurgicaux ou à des abcès de la région; les secondes reconnaissent pour cause le traumatisme ou une suppuration en amont d'un calcul, suppuration qui s'ouvre au dehors et ne se guérit pas.

1° **Fistules salivaires parotidiennes.** — Jobert (de Lamballe) eut l'idée de les attaquer par la compression directe : c'est un moyen qui n'a jamais rien donné.

La cautérisation avec le thermocautère, l'électrolyse (Le Fort) ou les caustiques chimiques valent mieux, mais échouent souvent.

D. Mollière (de Lyon), se basant sur les travaux de Cl. Bernard qui, par des injections de liquides gras dans le canal de Wirsung, amenait l'atrophie du pancréas, eut l'idée de faire des injections d'huile dans le trajet fistuleux. On ne comprend pas bien le raisonnement de D. Mollière : s'il était logique, c'est dans le canal excréteur de la glande (canal de Sténon) et non à la périphérie des lobules qu'il aurait dû faire son injection. Quoi qu'il en soit, cette méthode aurait donné des succès [1].

Quand on étudie histologiquement une fistule salivaire, on voit que la glande se continue avec la peau et l'épithélium avec l'épiderme. C'est ce revêtement épithélial qui empêche le trajet de se cicatriser; aussi, a-t-on eu l'idée de l'exciser et de faire une réunion immédiate des lèvres de la plaie : c'est peut-être ce qu'il y a de mieux.

Disons enfin que Fano et S. Duplay, dans le cas de fistules très antérieures, ont créé un trajet artificiel vers la bouche.

2° Fistules salivaires du canal de Sténon. — A l'Académie royale de chirurgie Duphœnix, Louis, Morand ont longuement discuté et écrit sur ces fistules [2]. Elles ont deux sièges de prédilection : le masséter et le milieu de la joue au niveau du buccinateur; ce dernier est de beaucoup le plus fréquent.

On doit distinguer deux variétés de fistules, suivant que le canal de Sténon est oblitéré ou non dans sa portion buccale. Cette oblitération se reconnaît en pratiquant le cathétérisme du canal soit par la fistule, comme le faisaient Morand

<hr>

1. D. Mollière, *Note sur la chirurgie des voies salivaires* (*Lyon médical*, 1887, t. LIV, p. 39).

2. Duphœnix, Morand et Louis, *Obs. sur les fistules du canal salivaire* (*Mém. de l'Acad. roy. de chir.*, éd. in-4°, Paris, 1757, t. III, p. 431, et 1774, t. V, p. 263).

et Louis à l'aide d'un stylet d'Anel, soit par la bouche. Pour ce faire, on tend la commissure dans le but de redresser la courbure terminale du canal, on découvre son orifice, et on introduit le stylet d'abord de dehors en dedans, puis d'avant en arrière dans la direction du tragus. Si le stylet ne peut pénétrer, c'est qu'il y a oblitération de l'orifice ; s'il s'arrête à une certaine distance, c'est que là seulement est l'endroit imperméable.

A. Fistules sans oblitération du canal. — On peut les traiter un peu comme celles qui siègent sur la glande elle-même. S'il y a une plaie fraîche, on la suturera immédiatement ; si elle est ancienne on la réunira après avivement. On peut aussi s'adresser à la cautérisation, moyen bien aléatoire, ou à la compression, méthode plus mauvaise encore.

Les membres de l'Académie royale de chirurgie ont fait la dilatation de la portion du canal intermédiaire à la fistule et à la bouche, et ont obtenu des guérisons. Ce vieux procédé peut être utile quand il y a rétrécissement du canal ; la dilatation se fera de préférence avec des cathéters analogues à ceux utilisés pour les voies lacrymales, plutôt qu'avec les mèches à plusieurs brins de fil qu'employaient Louis et Morand.

D. Mollière a combiné le cathétérisme au débridement intra-buccal du canal.

Si ces moyens échouent, on doit créer à la salive une voie artificielle vers la bouche par l'un des procédés que nous allons étudier dans un instant.

B. Fistules avec oblitération du canal. — Il faut de toute nécessité créer une fistule buccale persistante qui commence sur le canal de Sténon, en arrière de l'oblitération.

Deroy, pour faire cette fistule, a traversé la joue avec un fer rouge.

Monro, après avoir perforé la joue avec une alène de cordonnier, introduisit dans le trajet un cordon de soie dont il noua les deux bouts vers l'angle de la bouche : il le laissa trois se-

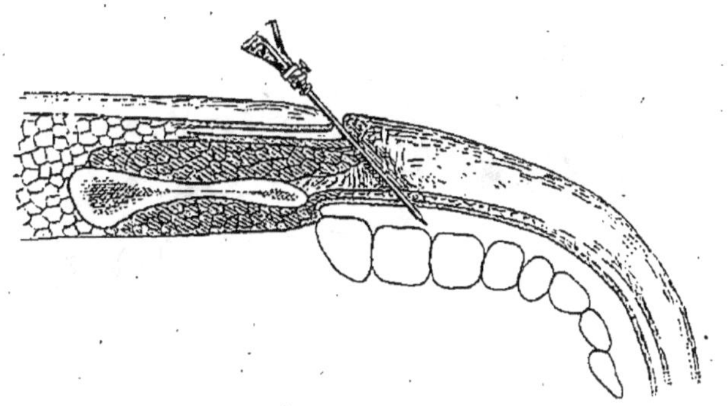

Fig. 121. — Fistule salivaire.
Procédé de la ponction unique (Desault).

maines en place et, quand il l'enleva, la fistule était guérie.

Desault (fig. 121) se servait d'un trocart à hydrocèle[1], qu'il remplaçait par un séton de charpie dans la partie interne ou buccale du trajet ainsi créé. Au lieu de cette charpie, Percy employait un fil de plomb, et Duphœnix une canule qui tenait en place par un mécanisme semblable à celui d'un double bouton de chemise. S. Pozzi[2] a eu plus simplement recours à un drain qui,

1. Desault, *OEuvres chirurgicales*, 1798, t. II, p. 198.
2. S. Pozzi, *Bulletins de la Société de chirurgie*, Paris 1882, p. 547.

introduit par la fistule artificielle, ressortait par la bouche : il le laissa en place trois jours.

L. G. Richelot[1] (fig. 122) a fait une opération un peu plus complexe. Il perfore la joue obliquement d'arrière en avant, de la fistule à la muqueuse buccale, et il passe dans ce trajet un tube à drainage dont l'extrémité antérieure sort par la bouche ; quant à l'extrémité postérieure, elle s'engage dans un nouveau trajet qui, parti

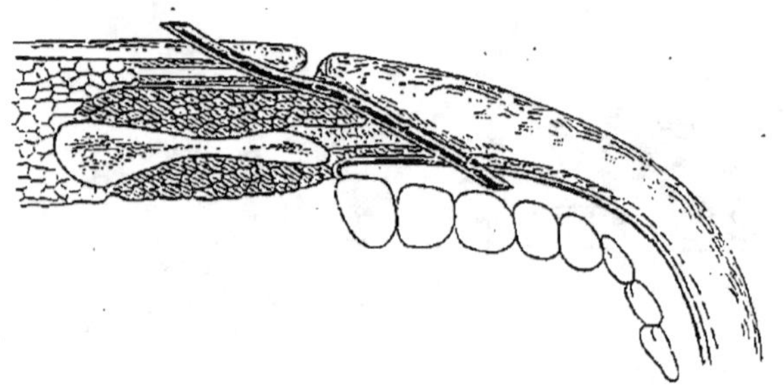

Fig. 122. — Fistule salivaire.
Procédé de L. G. Richelot.

de la fistule, va sortir à la joue à une certaine distance de l'orifice fistuleux. En réalité le drain, bien qu'il soit introduit par la fistule, va de la bouche en arrière de la fistule, n'ayant avec elle que des rapports de contiguïté. Quant à la fistule en elle-même, elle est avivée et suturée.

P. Langenbeck a décrit une opération seulement applicable aux fistules de la portion buccale du canal de Sténon. On fait, parallèlement à ce canal, une incision qui le met à découvert ; on isole par dissection sa portion qui est en arrière de la fistule, on la replie et on l'engage à travers

1. L. G. Richelot, *Bull. de la Soc. de chir.*, Paris, 1882, p. 532.

7.

une fente faite à la muqueuse buccale. La fistule est ensuite réunie par suture.

Outre que ce procédé n'est bon que pour les fistules très antérieures, il présente un gros inconvénient : l'orifice buccal ainsi créé a toujours tendance au rétrécissement.

Deguise a inventé le procédé de la double ponction (fig. 123), il consiste à faire, de la joue vers la bouche, une double ponction à travers

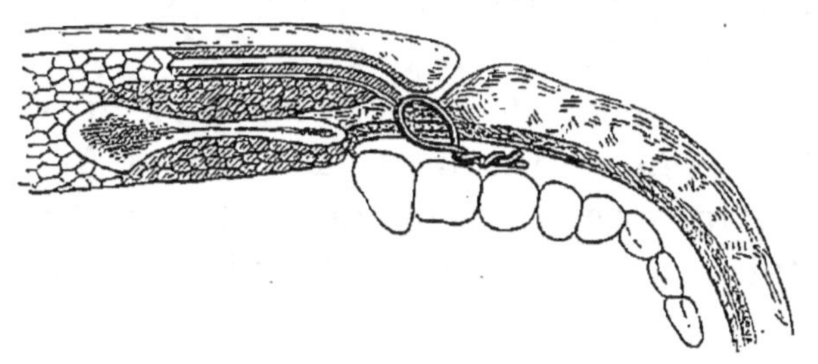

Fig. 123. — Fistule salivaire.
Procédé de la double ponction (Deguise).

laquelle on passe une anse de fil, puis un tube en plomb qui ulcère peu à peu la cavité buccale, donnant une large perte de substance qui n'a guère de tendance à se rétrécir[1].

Chassaignac a fait cette opération en un temps avec un tout petit écraseur ; on peut encore employer le serre-nœud ou la ligature élastique.

Dans tous les cas, on termine par l'avivement et la suture de la fistule.

Le procédé de Ribéri est très analogue à celui de Langenbeck : il isole, par dissection, la portion du canal de Sténon située en arrière de

---

1. Deguise, *Nouveau proc. de trait. de fist. saliv.* (*Bull. de la Fac. de Méd.*, Paris, 1811, n° 2, p. 40).

la fistule, et applique sur son extrémité une ligature ; il perfore la joue, et fait passer dans la bouche un fil qui entraîne avec lui le canal. On ferme la fistule. Du quinzième au vingt-cinquième jour le fil tombe et la voie sténo-buccale est définitivement créée.

Quelques chirurgiens, voyant toutes leur tentatives échouer, ont cherché à amener l'atrophie de la parotide par compression (Desault), par injection d'huile ou de teinture d'iode dans le canal de Sténon (Lafosse), ou mieux par la ligature de ce canal (Viberg).

Le mécanisme de l'atrophie, consécutive à la ligature, peut s'expliquer par le fait d'une ligature malpropre qui, par infection, engendre une parotidite suivie elle-même d'atrophie glandulaire.

II. — TUMEURS DES GLANDES SALIVAIRES.

1° **Tumeurs de la parotide.** — On doit les diviser en tumeurs circonscrites, entourées d'une coque conjonctive et énucléables, et en tumeurs diffuses pour lesquelles il faut enlever la glande tout entière. Dans la plupart des tumeurs de la parotide il entre un élément malin, par conséquent il faut les enlever le plus tôt possible. *L'énucléation* des tumeurs circonscrites est une opération qui n'offre rien de spécial, et n'a pas besoin d'être décrite.

L'extirpation totale de la parotide (traitement des tumeurs diffuses) est une opération sur la possibilité de laquelle on a longtemps discuté.

Rappelons d'abord en quelques mots les rapports anatomiques de la glande. C'est une pyramide irrégulière à base externe, à sommet interne. En dehors, elle répond à la peau et au tissu cellulaire sous-cutané, en arrière au muscle sterno-mastoïdien et à l'apophyse mastoïde, en bas à l'angle de la mâchoire et à un épaississement de la loge glandulaire dit aponévrose d'insertion faciale, en avant à l'articulation temporo-maxillaire et à la branche montante de la mâchoire flanquée en dehors du masséter et en dedans du ptérygoïdien interne. En dedans nous trouvons l'apophyse transverse de l'atlas, l'apophyse styloïde et les muscles du bouquet de Riolan, la carotide interne. Enfin, dans son épaisseur même, la glande est traversée, sauf anomalies (A. Bérard, Denonvilliers, Triquet), par la carotide externe, la jugulaire interne, le facial.

Etant donnés ces nombreux rapports, peut-on enlever toute la parotide sans faire de dégâts importants, et notamment sans couper le facial? Malgré les affirmations de Malgaigne, Naegelé et Kœnig, il nous semble impossible d'enlever la totalité de la glande, sans toucher aux organes qui la traversent.

Manuel opératoire. — C'est celui de toutes les tumeurs situées dans une région dangereuse, où il y a des nerfs à ménager, des vaisseaux artériels et veineux à lier.

L'incision verticale, suivant le grand axe de la tumeur, donne d'ordinaire assez de jour. Si elle était insuffisante, on ferait partir, de chacune de ses extrémités, deux débridements horizontaux, circonscrivant une sorte de lambeau (Bérard) facile à disséquer et à rabattre. La face cutanée de la glande étant mise à nu, il faut l'attaquer par ses bords antérieur et postérieur, en se rappelant qu'en avant est l'artère transverse de la face, en arrière l'occipitale et l'auriculaire. Alors la tumeur ne tient plus que par sa partie moyenne, engagée comme un coin dans le creux parotidien. Il faut l'attaquer de bas en haut, suivant le conseil de A. Bérard[1], renouvelé par S. Duplay; comme le sang arrive par la partie inférieure, on ne s'expose pas ainsi à lier les vaisseaux plusieurs fois.

Quand la tumeur est enlevée, il se fait souvent au fond de la plaie une hémorrhagie en nappe, que l'on arrête par le tamponnement.

Certains chirurgiens ont fait la ligature préventive de la carotide externe, pour éviter le sang pendant l'opération.

Le résultat immédiat n'est pas parfait, puisque presque toujours on a été obligé de couper le nerf facial et si le malade n'est pas emporté les premiers jours, par quelque complication opératoire, on voit survenir, au bout d'un temps assez rapide, la récidive. Aussi les résultats de l'ablation totale de la parotide pour cancer sont-ils des plus médiocres.

Quand la tumeur est circonscrite, il faut évidemment l'enlever; mais quand elle est diffuse, et qu'*à priori* on croit que l'intervention consistera en une extirpation totale de la glande, que

1. A. Bérard, *Des tumeurs de la parotide*, Thèse de concours, Paris, 1841.

faut-il faire? En France, S. Duplay et P. Tillaux sont pour l'abstention systématique, c'est, pensons-nous, tomber dans un excès; et, dans quelques circonstances, on est parfaitement autorisé à tenter l'extirpation d'une parotide cancéreuse.

2° **Tumeurs de la sous-maxillaire.** — Elles sont de même nature que celles de la parotide, mais moins fréquentes. Quelquefois, quand un calcul est arrêté dans le canal de Warthon, la glande s'enflamme, se sclérose, et prend l'aspect d'une tumeur cancéreuse, nous en avons observé un cas.

Dès qu'une tumeur de la sous-maxillaire est reconnue, il faut l'enlever, car on opère là dans une région d'accès facile.

Rappelons que la glande est recouverte par la peau, le peaucier et la veine faciale. En haut se trouve le maxillaire inférieur, en bas le muscle digastrique, en dedans le mylo-hyoïdien et l'hyoglosse. L'artère faciale longe le côté inféro-interne de la glande; la linguale et le nerf grand hypoglosse sont au-dessous d'elle.

L'opération consiste à découvrir la glande, par une incision courbe à convexité inférieure, qui intéresse tous les tissus jusqu'à elle. On coupe l'artère faciale entre deux ligatures, puis on isole la glande en se servant des doigts et de la sonde cannelée, plutôt que de l'instrument tranchant. Quand on arrive à la face interne de la sous-maxillaire, on veille à ne pas blesser le nerf hypoglosse. L'opération terminée, on réunit par première intention.

C'est là une opération très simple, qui ne saurait être comparée à l'ablation de la parotide.

III. — GRENOUILLETTES.

Les grenouillettes sont des tumeurs salivaires enkystées qui occupent le plancher de la bouche, ou la région sus-hyoïdienne. Il faut les séparer des autres tumeurs du plancher de la bouche, notamment des kystes dermoïdes et des angiomes, auxquels Dolbeau avait, à tort, donné le nom de grenouillettes.

Le siège ordinaire semble être les glandes sublinguales : d'ailleurs, ce point de pathogénie, qu'ont élucidé des travaux récents (Suzanne)[1], nous intéresse peu au point de vue opératoire.

1° **Grenouillette sublinguale.** — Nous ne citerons que pour mémoire un certain nombre de procédés anciens tels que : l'*incision simple*, la *ponction simple*, les *bougies*, les *sétons*, etc. Aujourd'hui, on n'a guère recours qu'aux trois procédés suivants : les injections modificatrices, l'extirpation et l'incision.

A. *Injections modificatrices.* — Elles peuvent se faire après évacuation du kyste, ou sans évacuation.

Après évacuation du kyste, on a injecté du vin chaud (Denonvilliers), de la teinture d'iode (Bouchacourt), de l'eau alcoolisée (L. Labbé).

Sans évacuation, on a injecté du chlorure de zinc en solution (Panas), ou même du chlorure de zinc déliquescent (Th. Anger, Le Dentu), pro-

---

1. Suzanne, Thèse de Bordeaux, 1886-1887, et *Arch. de phys.*, Paris, 1887, 3ᵉ série, t. X, p. 141 et 165.

cédé dangereux et condamnable car, caustique très énergique, il produit des eschares qui, au contact de la cavité buccale, deviennent septiques, et peuvent engendrer des phlegmons diffus du cou.

B. *Extirpation.* — Déjà pratiquée par Celse et Albucasis, c'est une opération théoriquement excellente, et qui met à coup sûr à l'abri de la récidive; mais, elle n'est pas d'une exécution facile, vu la profondeur à laquelle on est quelquefois obligé d'aller, les nombreuses veines que l'on rencontre, la friabilité de la poche, qui souvent se laisse déchirer à chaque traction de la pince. Pour toutes ces raisons, on préfère à l'extirpation l'opération suivante.

C. *Excision partielle.* — Lorsqu'on se contente de l'excision simple, la poche ne tarde pas à se reformer et la récidive est rapide; aussi, a-t-on cherché des moyens mettant à l'abri de cette récidive.

Jobert (de Lamballe)[1], dans son opération appelée *batracosioplastie*, fait une incision cruciale, dissèque la muqueuse des lambeaux ainsi taillés, la résèque, et suture la poche à la muqueuse buccale restante.

L. Le Fort[2] a conseillé la résection pure et simple de la partie de tumeur qui proémine dans la bouche : l'ouverture du kyste se trouve ainsi au même niveau que le plancher buccal.

Quel que soit le procédé d'excision auquel on

1. Jobert, *Gazette des Hôpitaux*, Paris, 1851, p. 401.
2. Le Fort, *Man. de méd. op.*, de J. F. Malgaigne, 9e éd., Paris, 1889, t. II, p. 231.

ait recours, les récidives ne sont pas rares et c'est pour les éviter que l'on a cautérisé au chlorure de zinc ce qui restait de la poche; c'est mieux, mais ce n'est pas toujours suffisant.

Nous pouvons donc conclure en disant qu'aucun procédé ne permet d'obtenir sûrement la guérison définitive.

2° **Grenouillette sus-hyoïdienne.** — Si elle coexiste avec une grenouillette sublinguale, et si les deux poches communiquent, il faut, après excision partielle de la poche buccale, faire des injections modificatrices.

Quand la grenouillette sus-hyoïdienne est isolée, on doit l'attaquer par la voie cutanée : on a fait l'injection iodée (De Lens), l'incision suivie d'un lavage antiseptique et l'extirpation soit partielle, soit totale.

Quand elle est praticable, c'est à l'*extirpation totale*, suivie de réunion immédiate, qu'il faut avoir recours; quand elle ne l'est pas, on fait l'*excision* la plus large possible, et l'on cautérise la partie restante avec une solution forte de chlorure de zinc.

CHAPITRE IV

CHIRURGIE DE LA LANGUE

I. — Section du filet de la langue.

Le filet ou frein de la langue est un repli muqueux, quelquefois doublé d'un repli de l'aponévrose du plancher buccal : il est longé à droite et à gauche par les veines ranines.

Pour pratiquer cette opération, l'enfant (car c'est toujours chez un jeune enfant que l'on opère) étant assis, on lui pince le nez pour le forcer à ouvrir la bouche, on lui soulève la langue prise entre le pouce et l'index gauches, et l'on sectionne le filet avec des ciseaux mousses.

J. L. Petit[1] a fait creuser, dans le pavillon de la sonde cannelée, une fente qui remplace avantageusement le pouce et l'index gauches, et qui fait saillir le filet, en même temps qu'elle soulève la langue. Bien qu'on ne coupe plus guère de filets aujourd'hui, les fabricants d'instruments n'en continuent pas moins à faire toutes leurs sondes cannelées avec la rainure de J. L. Petit.

Autrefois, on ne faisait pas de réunion ; or, il faut la tenter, et toujours lier les vaisseaux qui saignent.

1. J. L. Petit, *Œuvres complètes*. Paris, 1844, p. 867.

On a noté un certain nombre d'accidents, après
la section du filet : J. L. Petit a signalé le renversement de la langue : cela semble absolument
impossible, car les moyens de fixité de la langue
en avant sont les muscles, et on ne les coupe pas.
L'hémorrhagie est plus à craindre.

II. — Ligature de l'artère linguale.

Cette opération se pratique pour arrêter les
hémorrhagies d'un cancer de la langue, pour en
amener l'atrophie, ou comme moyen hémostatique préventif, dans l'amputation de la langue.

Cette ligature peut se faire dans le triangle
situé au-dessus du tendon du digastrique [1]; c'est
un mauvais procédé car ainsi on n'arrête pas le
sang dans la principale artère de la langue : la
dorsale. Il vaut donc mieux, comme le dit Farabeuf [2], lier l'artère près de son origine, sous le
ventre postérieur du digastrique, immédiatement
au-dessus de la grande corne de l'os hyoïde.

Position du malade. — Il sera couché sur le
dos, le cou bien éclairé, et la face tournée du côté
opposé. Il faut d'abord reconnaître la grande
corne de l'os hyoïde, dont un aide fait saillir
l'extrémité postérieure près du sterno-mastoïdien, en exerçant des pressions sur la corne du
côté opposé; cet aide doit maintenir l'hyoïde qui,
dès que l'opération commencera, sera fixé avec
un crochet. L'immobilisation de l'os hyoïde,
entraîné sans cesse par les mouvements de

1. Voir la figure 124.
2. Farabeuf, *Précis de manuel opératoire*, Paris, 1885, p. 63.

déglutition, serait d'une grande utilité, mais n'est malheureusement guère réalisable sur le vivant.

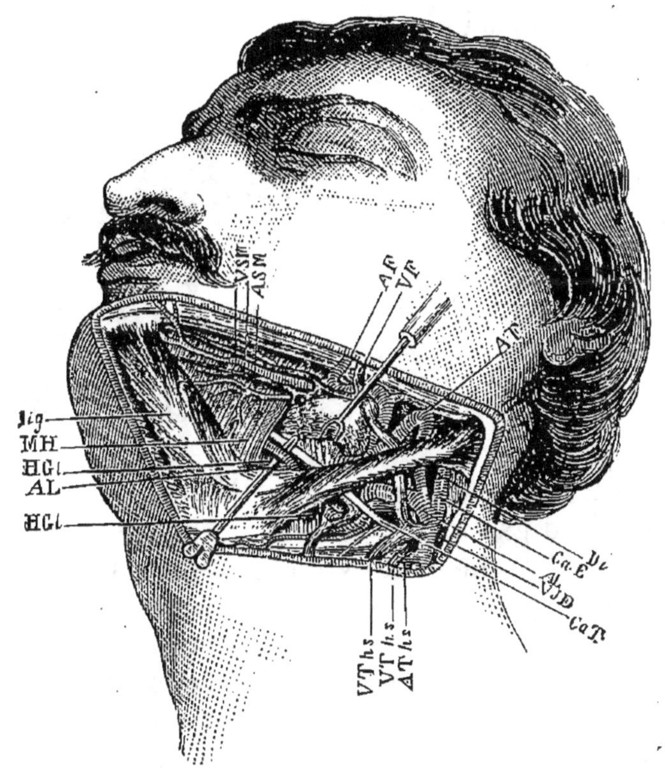

Fig. 124. — CaE, carot. ext.; AL, art. linguale; AThs, art. thyroïd. sup.; VThs, veine thyroïd. sup.; AF, art. faciale; VF, veine faciale; ASM, art. sous-maxill.; VSM, veine sous-maxill.; VJE, veine jugul. ext.; CaT, nerf hypoglosse; HGl, hyo-glosse; MH, mylo-hyoïdien; Dig, digastrique.

1° **Ligature dans le triangle** (fig. 125). — Elle a été pratiquée par Pirogoff, en 1836[1]. On fait une incision de 4 centimètres, parallèle au bord inférieur du maxillaire, située à égale distance de ce bord et de l'os hyoïde, et s'arrêtant à un

1. Farabeuf, *Loco citato*, p. 66.

doigt du bord antérieur du sterno-mastoïdien.
On coupe d'abord la peau et le peaucier, en se
rappelant que la veine faciale est en arrière; puis
l'aponévrose au niveau de la lèvre inférieure de
la plaie superficielle. On tombe sur un premier
point de repère, la
glande sous-maxillai-
re, que l'on met à nu,
et que l'on relève en
haut, en disséquant sa
face profonde; puis, le
tendon du digastrique,
deuxième point de re-
père; et enfin, troi-

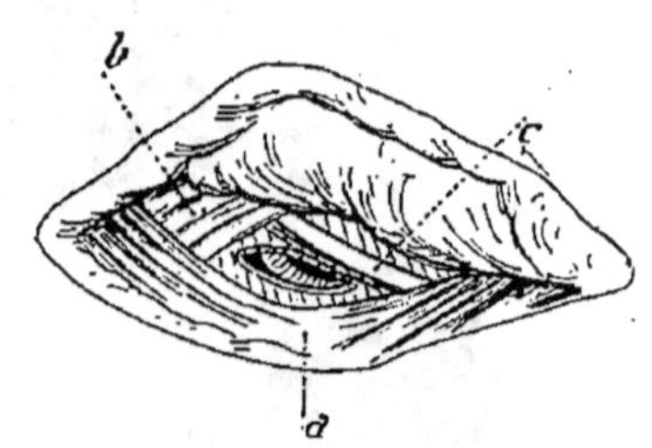

Fig. 125, d'après Farabeuf [1].
a, digastrique; b, mylo-hyoïdien;
c, grand hypoglosse.

sième repère, le nerf grand hypoglosse accompa-
gné de veines.

Il faut, dit Farabeuf, accrocher et fixer le
tendon du digastrique; cela est impossible sur le
vivant, où l'on ne peut éviter les mouvements de
déglutition.

On doit alors pincer le muscle hyo-glosse,
dans lequel on fait une boutonnière, parallèle au
grand hypoglosse, et située à quelques millimètres au-dessous de lui : l'artère se présente
d'elle-même; il ne reste plus qu'à l'isoler, à
passer un fil sous elle et à le nouer. On peut, par
erreur, lier ou la sublinguale, ou la dorsale de
la langue qui, anormales, se présentent dans la
plaie.

2° Ligature au-dessus de la grande corne
(fig. 126). — Elle a été pratiquée, dès 1814,
par Ch. Bell. On fait une incision de 4 centi-

1. Farabeuf, *Loco citato*, p. 67.

mètres, parallèle à la grande corne, très près et au-dessus d'elle, qui commence ou finit au bord antérieur du sterno-mastoïdien. On coupe la peau et le peaucier, en surveillant l'angle postérieur de la plaie, où se trouve souvent l'une des origines de la jugulaire externe. On reconnaît avec le doigt la glande sous-maxillaire et la grande corne hyoïdienne; on incise l'aponévrose au-dessus de la grande corne, et on relève la glande sans ouvrir sa loge, contrairement à ce que nous avons fait pour la ligature dans le triangle. On ne tarde pas à apercevoir, entre le ventre postérieur du digastrique et la grande corne, le nerf grand hypoglosse. La grande corne étant immobilisée, au-

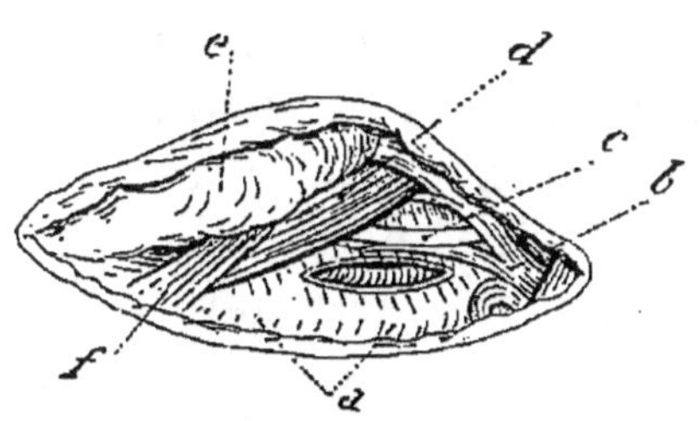

Fig. 126, d'après Farabeuf.

a, os hyoïde; b, tronc veineux thyro-linguo-facial; c, grand hypoglosse; d, digastrique; e, glande sous-maxillaire; f, stylo-hyoïdien.

tant que cela se peut faire sur le vivant, et la région, qui saigne toujours beaucoup, hémostasiée, on soulève avec une pince l'hyo-glosse dans lequel on fait une boutonnière parallèle et sous-jacente au nerf : on tombe sur l'artère qu'on lie, après l'avoir dénudée avec deux pinces. Il n'est pas toujours facile de passer le fil, comme toutes les fois que l'on a affaire à une artère profonde, fût-elle même du volume de la sous-clavière.

Il faut éviter d'entrer dans le pharynx, de blesser la veine, et surtout le nerf laryngé supérieur. Souvent on peut manquer l'artère, qui a un trajet anormal; quand on ne la trouve pas au-dessous de l'hypoglosse, il faut la rechercher au-dessus.

Cette ligature à la grande corne, la seule qui doive être faite sur le vivant, parce qu'elle supprime la circulation dans la dorsale de la langue, est une opération laborieuse, difficile, et même presque impossible chez certains sujets à cou gras et court.

Quels avantages donne-t-elle ? Ils sont si douteux, que l'on ne saurait trop déconseiller de lier la linguale sur le vivant. L'arrêt des hémorrhagies du cancer de la langue, par ligature d'une ou des deux linguales, n'est rien moins que certain. Quant à la ligature des linguales, comme mesure préventive, dans une extirpation de la langue, il faut aussi l'abandonner : il est plus sûr et plus facile de lier les artères à mesure qu'elles sont coupées.

III. — Tumeurs de la langue.

Les tumeurs les plus fréquentes sont tuberculeuses, syphilitiques et surtout le cancer. Quant aux tumeurs bénignes, telles que lipomes, kystes, angiomes, etc., elles sont rares.

Au point de vue opératoire, il est important de déterminer si une tumeur de la langue est sessile ou pédiculée, limitée ou diffuse; si elle siège à la pointe, aux bords, à la base; si le plancher buccal et les piliers sont envahis. Toutes ces considérations jouent un rôle important dans le choix de l'opération.

Les tumeurs de la langue peuvent être traitées par la cautérisation, l'excision et la ligature, à laquelle on peut rattacher l'écrasement linéaire et la galvano-caustique.

La *cautérisation*, que l'on employait autrefois pour éviter les accidents infectieux, qu'entraînait à sa suite l'usage de l'instrument tranchant, n'a plus de raison d'être ; c'était surtout de flèches de Canquoin qu'on se servait. Aujourd'hui, il ne reste donc plus que deux méthodes : l'excision et la ligature.

1° Excision. — A. *Procédés ordinaires.* — Il est d'abord des opérations préliminaires qui ne s'appliquent, bien entendu, qu'aux ablations étendues de la langue, et au sujet desquelles nous devons nous expliquer.

La ligature des linguales a déjà été appréciée et rejetée; celle des carotides externes ne vaut guère mieux ; et d'ailleurs, on peut s'en passer.

Certains chirurgiens (Kocher[1], Ch. Monod[2]) ont fait la trachéotomie préventive : c'est une assez bonne opération, qui facilite la chloroformisation, et rend plus simple l'asepsie ultérieure du foyer traumatique.

Quant à la sonde à demeure placée dans la narine, pour alimenter le malade, c'est une manœuvre complémentaire parfaitement justifiée.

Nous allons d'abord envisager les tumeurs siégeant sur la pointe et les bords de la langue,

1. Kocher, *Ueber Radicalheilung des Krebses, Extirpatio lingua* (*Deutsch. Zeitsch. f. Chir.*, 1880, t. XIII, p. 146).

2. Ch. Monod, *Trach. prév. dans une ablation de cancer du plancher de la bouche* (*Bull. et mém. de la Soc. de chir.*, Paris, 1886, t. XII, p. 126, 140, 502, 570).

mais pas trop reculées, et encore *accessibles par les voies naturelles*.

Si la tumeur est pédiculée, la section, après ligature du pédicule, peut suffire. La tumeur est-elle circonscrite, encapsulée, il faut inciser sur son grand axe et énucléer ; est-elle diffuse, ce qui est le cas le plus fréquent, puisqu'il s'agit presque toujours de cancer, on agit autrement. Du reste, quel que soit le mode opératoire adopté, il faut, pour diminuer les chances de récidive, dépasser largement les limites du mal.

Si la tumeur occupe la pointe, il est facile de l'atteindre : dans tout autre cas, on tire sur la langue, préalablement saisie avec une pince de Museux, et on est parfois étonné de voir combien la traction a rendu accessible une tumeur qui semblait très profonde.

Le tracé de l'incision varie évidemment avec l'étendue du néoplasme. Quand la tumeur est très petite, qu'on peut la circonscrire par un V, comme pour le cancroïde labial, il faut le faire : c'est ce qu'il y a de mieux. Si la moitié de la langue doit être enlevée, on fait sur la ligne médiane une incision d'avant en arrière, suffisamment longue pour dépasser les limites du mal ; puis, de son extrémité postérieure, on mène une ligne transversale jusqu'au bord du côté malade. Le segment antérieur de la langue, envahi en totalité, sera enlevé à l'aide d'une section transversale.

Avant d'amputer la langue, Péan[1] circonscrit

1. Péan, *De la forcipressure*, 1875, p. 30, fig. 7, et *Pincement des vaisseaux*, 1877, p. 42.

la région malade à l'aide de pinces courbes, dont il a fait construire un grand nombre de modèles, s'adaptant aux courbures diverses de la cavité buccale, et à la forme de la langue. Quelques-unes ont leurs mors munis de crochets piquants, ce qui les empêche de glisser. Cette pratique de l'hémostase locale préventive est bonne, mais à la condition d'enlever les pinces séance tenante, en les remplaçant par des sutures, et de ne les pas laisser à demeure pendant quarante-huit heures, comme on l'a fait.

L'amputation en elle-même se pratique au thermo-cautère, si l'on ne veut pas réunir; au bistouri, ou mieux aux ciseaux, si l'on réunit.

Après l'amputation de la langue, les anciens chirurgiens faisaient la réunion : Boyer avait recours à la suture entrecoupée, Sédillot lui préférait la suture enchevillée. Cependant les accidents infectieux ont, pendant longtemps, empêché les chirurgiens de rechercher la réunion immédiate ; mais aujourd'hui que nous pouvons désinfecter la cavité buccale, ne pas réunir c'est laisser une porte ouverte à l'infection. Une discussion de la Société de chirurgie[1] (P. Berger, F. Terrier, Quénu, L. G. Richelot) a bien montré l'importance de la réunion immédiate : elle supprime ces inflammations ganglionnaires aiguës postopératoires, qui ne sont pas rares, quand les plaies de la langue sont librement exposées aux microbes de la cavité buccale. Pour faire cette suture on peut employer le catgut ou mieux la soie ; les points seront séparés et pas trop serrés,

1. *Bulletins de la Société de chirurgie de Paris*, 1891, p. 86.

car alors ils couperaient les tissus et ouvriraient la porte à l'infection, c'est-à-dire iraient à l'encontre de leur but.

Le complément d'une opération de cancer de la langue sera fort souvent l'ablation de masses ganglionnaires dégénérées, de l'un ou des deux côtés du cou.

Jusqu'ici nous n'avons en vue que le cancer limité aux régions antérieures de la langue; s'il est plus étendu, il peut nécessiter les opérations spéciales suivantes.

B. *Opération de Regnoli* (fig. 127). — On fait, dans la région sus-hyoïdienne, une incision médiane allant du menton à l'os hyoïde, et deux incisions latérales, partant de l'extrémité supérieure de la première, pour aller se rendre au bord antérieur du masséter. Il en résulte ainsi une sorte de T, circonscrivant deux lambeaux, que l'on dissèque en rasant,

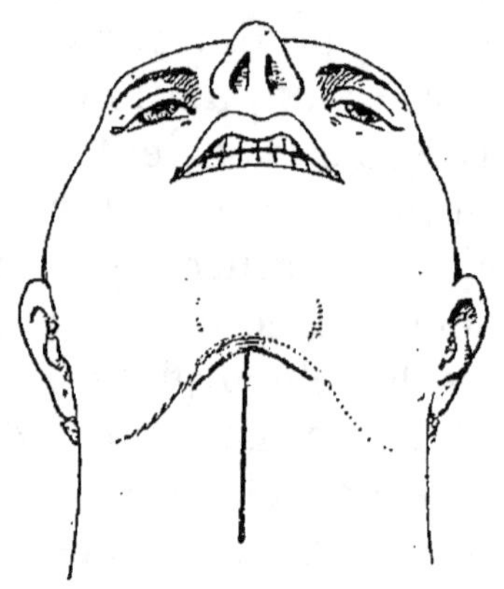

Fig. 127.
Opération de Regnoli.

avec le bistouri, la face postérieure du maxillaire, en sectionnant les digastriques, les génio-hyoïdiens, les génio-glosses, les mylo-hyoïdiens, et en s'avançant jusqu'aux piliers antérieurs du voile du palais.

Saisissant alors la pointe de la langue avec une pince de Museux, on l'amène dans la large brèche sus-hyoïdienne ainsi créée et on peut alors facilement aborder la base de la langue. Là, comme pour les opérations sur la pointe, on retire les plus grands avantages de l'hémostase préventive faite avec les pinces de Péan, ou de fortes ligatures à la soie. La langue enlevée par section de sa base, Regnoli liait les vaisseaux qui donnaient, ou se contentait de les cautériser; comme il ne pratiquait aucune réunion, la guérison se faisait en un mois et demi[1].

Ce procédé donne beaucoup de jour, mais il a l'inconvénient grave de sacrifier les attaches antérieures de la langue.

Il est bon de pratiquer la suture de la plaie linguale, et de réunir, partiellement au moins, la brèche sus-hyoïdienne, en se contentant de laisser un drain.

Le tracé de Regnoli donne aussi un facile accès sur les masses ganglionnaires sous-maxillaires.

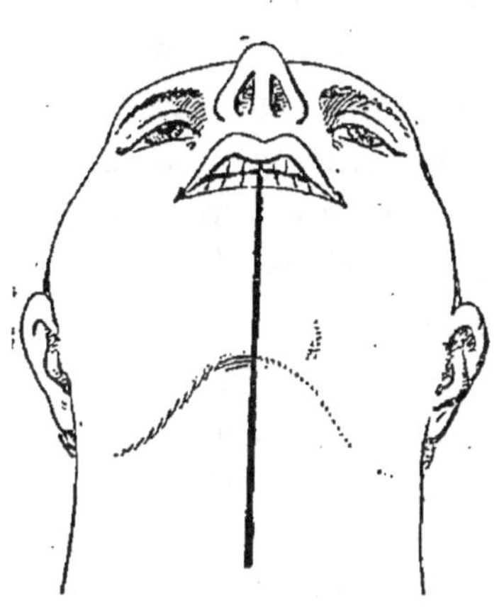

FIG. 128.
Opération de Sédillot.

C. *Opération de Sédillot* (fig. 128). — On fait une section médiane de la lèvre inférieure, de la région sus-hyoïdienne et du maxillaire : c'est une véritable résection temporaire[2].

A l'aide du bistouri, on commence par fendre

1. Regnoli, *Bulletino delle scienze Mediche di Bologna* (*Gazette médicale de Paris*, 1838, p. 16, 96).

2. Sédillot, *Traité de médecine opératoire, bandages et appareils*, Paris, 3e éd., t. II, p. 43.

la lèvre dans toute son épaisseur ; puis, arrivé à son bord adhérent, on n'intéresse plus que la peau, et cela jusqu'à l'os hyoïde. On procède alors à la section du maxillaire que l'on fait en pleine symphyse, avec la scie à chaîne. Les bords de l'os étant écartés, on peut porter le bistouri à une grande profondeur, et agir avec facilité sur tout le plancher buccal.

Une fois la tumeur linguale enlevée, on remet en place les parties molles et le maxillaire. Les deux fragments de ce dernier ont souvent de la peine à se réunir en bonne position ; aussi, les chirurgiens ont-ils cherché des moyens propres à obtenir la coaptation et la soudure osseuse (p. 57). Nous ne rappelons que pour mémoire l'ostéotomie en V (Sédillot), en escalier et la perforation préalable de l'os (Ollier).

Dans les cas où l'on supposait que cette simple ostéotomie ne donnerait pas assez de jour, A. Verneuil a fait la résection temporaire, ou même permanente d'une partie du corps du maxillaire. Nous étudierons plus en détail et à propos des tumeurs du pharynx, cette opération qui peut exiger, comme mesure préventive, la trachéotomie et la ligature de l'artère carotide externe.

2° **Ligature.** — Elle se fait par les voies naturelles, c'est-à-dire par la bouche, ou par la région sus-hyoïdienne.

A. *Ligature par la bouche.* — Elle a été pratiquée pour la première fois par Mayor (de Genève)[1]

----

1. Mayor, *Essai sur les ligatures en masse*, 1826, p. 71, pl. I.

qui, à l'aide d'une sorte de treuil, amenait une section lente des parties. Il fut imité par A. Nélaton[1], puis par Récamier, qui faisait des ligatures multiples avec des anses de fil, pour couper ensuite la tumeur un peu en avant des ligatures.

Jæger[2] et A. Richard fendirent la joue, à partir de la commissure, pour se donner du jour : c'est là une bonne incision, qui peut, dans beaucoup de cas, rendre de réels services.

Quant aux ligatures en elles-mêmes, elles sont encore appliquées aujourd'hui (F. Terrier) et peuvent, non seulement dans les tumeurs des bords et de la pointe, mais même dans celles de la base, parfaitement réussir. Elles doivent toujours être multiples, à la façon de Récamier; de plus, une condition indispensable à leur application, c'est l'intégrité du plancher buccal.

B. *Ligature par la région sus-hyoïdienne.* — Elle est due à J. Cloquet[3] qui, par une petite incision sus-hyoïdienne, perforait avec une aiguille courbe, dont la pointe était dirigée en avant, la base de la langue en son milieu. On met alors dans le chas de cette aiguille un double fil solide, on tire, et deux chefs se trouvent ainsi dans la bouche sur le milieu du dos de la langue, tandis que les deux autres sortent par la plaie sus-hyoïdienne.

Par cette dernière, on introduit de nouveau l'aiguille, qui cette fois, ne traverse pas la langue,

1. A. Nélaton, *Éléments de pathologie chirurgicale*, 2e éd., 1876, t. IV, p. 705.
2. Jaeger, *De extirpatione linguæ*, Erlangæ, 1832.
3. J. Cloquet, in Vidal (de Cassis), *Traité de pathol. externe*, 5e édit., Paris, 1861, t. III, p. 585.

mais sort sous elle, au niveau du frein ; en la retirant on ramène les deux chefs buccaux.

Il en résulte que par la plaie sus-hyoïdienne sortent quatre chefs qui se correspondent deux à deux ; et qui, liés, étreignent séparément chacune des moitiés de la langue.

En ne passant qu'un seul fil, on pourrait, bien entendu, ne lier qu'une moitié ; puis, on compléterait l'isolement de cette moitié par une section médiane antéro-postérieure de la langue.

Ces ligatures, sans section des parties, sont aujourd'hui abandonnées ; car elles exposent à la gangrène septique avec toutes ses conséquences.

Mirault (d'Angers) et Vidal (de Cassis)[1] ont employé des procédés de ligature qui ne diffèrent pas sensiblement de celui de J. Cloquet.

C. *Ligature élastique*[2]. — Elle se fait avec un fil de caoutchouc, qui se place de la même façon que dans la ligature ordinaire (Trousseau, A. Richard, Grandesso Silvestri, Dittel). Elle agit plus vite, met moins de temps à ulcérer les téguments, et expose peut-être moins aux hémorrhagies ; mais ne met pas à l'abri des eschares et des infections secondaires.

D. *Ligature par l'écraseur linéaire* (fig. 129). — C'est à Chassaignac qu'on doit cette ligature[3] : il procédait différemment suivant qu'il voulait enlever la totalité ou la moitié de la langue.

---

1. Vidal (de Cassis), *Traité de pathologie externe et de médecine opératoire*, 5ᵉ éd., Paris, 1861, t. III, p. 586.

2. Malgaigne, *Manuel de médecine opératoire*, 9ᵉ éd., Paris, 1889, t. II, p. 239.

3. Chassaignac, *Traité clinique et pratique des opérations chirurgicales*, Paris, 1862, t. II, p. 510.

Pour enlever toute la langue, on introduit par la région sus-hyoïdienne, une aiguille courbe, qui passe dans la rainure latérale de la langue et entraîne avec elle un fil solide. La même manœuvre étant faite du côté opposé, il en résulte que le fil, dont les deux chefs sortent par la région sus-hyoïdienne, passe sur le dos de la langue.

A ce fil on substitue la chaîne de l'écraseur,

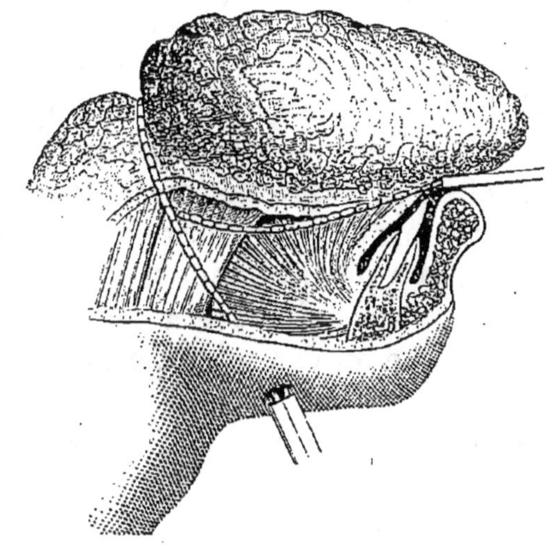

Fig. 129. — Amputation de la langue par l'écraseur linéaire.

qui coupe verticalement la base de la langue.

Une section horizontale et parallèle au plancher buccal, faite avec la chaîne, introduite par la bouche, complète l'isolement de l'organe.

Pour enlever la moitié de la langue, on fait d'abord une section médiane, d'arrière en avant; puis, à l'extrémité postérieure de celle-ci, une section latérale : il ne reste plus alors qu'à diviser les attaches inférieures de la langue.

Au lieu de l'écraseur, on peut employer, en s'en servant de la même façon, le serre-nœud de Maisonneuve.

E. *Ligature galvano-caustique*[1]. — Elle a été préconisée par L. Le Fort : c'est tout simplement la substitution d'un fil de platine à la chaîne de l'écraseur. Il ne faut pas trop élever la température, car on s'exposerait à des hémorrhagies.

Des nombreux procédés opératoires que nous venons de décrire, il en est un certain nombre qu'il faut rejeter. Ce sont : la cautérisation avec les flèches de Canquoin, les ligatures atrophiques, qu'elles soient faites avec le fil ordinaire ou le fil élastique, et enfin l'amputation lente au serre-nœud. Tous ces procédés exposent à la production d'eschares et à des infections.

On doit conserver : l'écraseur linéaire et le serre-nœud comme moyens d'amputation rapide, les ligatures en chaîne suivies d'excision, ou encore l'excision faite après hémostase préventive avec les pinces.

La réunion immédiate sera pratiquée toutes les fois qu'on le pourra.

Tout, dans la conduite du chirurgien, devra tendre à éviter l'infection, qui est la cause principale des décès, qu'elle se manifeste sous forme de septicémie généralisée ou de pneumonie septique.

---

1. Le Fort in Malgaigne, *Manuel de médecine opératoire*, 9ᵉ éd., Paris, 1889, t. II, p. 241.

CHAPITRE V

CHIRURGIE DES AMYGDALES ET DU PHARYNX

I. — CHIRURGIE DES AMYGDALES.

Les amygdales sont situées dans une sorte de loge, que délimitent les piliers du voile du palais. Suivant la saillie qu'elles font à l'intérieur, on dit qu'elles sont *pédiculées* ou *enchâtonnées*. Leur rapport le plus important est celui qu'elles affectent en dehors avec l'artère carotide interne.

On a d'ailleurs exagéré la conséquence de ce rapport, en montrant la possibilité d'une lésion de la carotide, dans l'amygdalotomie; or, les hémorrhagies qui suivent l'ablation des amygdales ne viennent point de là, le plus souvent.

La seule opération que nous allons décrire est l'*amygdalotomie*, dirigée contre l'hypertrophie de ces organes. Encore est-elle quelque peu délaissée, aujourd'hui où l'on préfère avoir recours à la cautérisation au galvano-cautère. Quant au traitement du cancer de l'amygdale, il sera fait avec celui du pharynx, dont il est bien difficile de le séparer.

Amygdalotomie. — Les chirurgiens ont d'abord enlevé les amygdales sans instrument spécial, à l'aide du *bistouri*, et ce procédé n'est peut-être pas le plus mauvais.

Si l'on a affaire à un sujet docile, après cocaïnisation, on le fait asseoir en face du chirurgien qui est, lui aussi, également assis : on saisit l'amygdale avec une pince de Museux, et on la coupe, soit avec un bistouri ordinaire, dont on a garni la pointe de diachylon, soit mieux avec un bistouri boutonné, ou même avec un instrument spécial (L. Le Fort). Dans quel sens faut-il faire la section ? les uns la veulent de haut en bas, d'autres de bas en haut, d'autres (Richter) l'ont commencée des deux côtés, pour la terminer par le milieu. Il vaut mieux, sans que cela ait une importance capitale, agir de bas en haut, car le sang ne masque pas les parties qui restent à diviser.

Au lieu du bistouri, on se sert le plus souvent d'un instrument spécial dit *amygdalotome*, et dont le premier modèle est dû à Fahnestock. Cet instrument se composait primitivement d'une simple flèche qui embrochait l'amygdale, et d'une sorte de guillotine qui la sectionnait. Bientôt, pour mieux saisir la glande, l'auteur employa une double flèche ; notons que le maniement de l'amygdalotome de Fahnestock exige les deux mains.

La série des amygdalotomes est nombreuse et montre comment, peu à peu, à la suite de perfectionnements successifs, on est arrivé de l'instrument de Fahnestock à celui de Robert et Collin, qui est employé couramment, et qui semble réaliser le modèle du genre : il se manœuvre avec une seule main.

Nous ne citons que pour mémoire les instruments de P. Broca, Chassaignac, Laroyenne et ceux des chirurgiens américains qui coupent l'amygdale de haut en bas.

C'est encore l'amygdalotome de Fahnestock, manœuvré à deux mains, qui permet d'agir le plus sûrement et d'enlever exactement la quantité de tissu que l'on veut; celui de Collin permet d'opérer plus rapidement.

Accidents. — Le plus important est l'hémorrhagie, qui a sa source dans les gros vaisseaux de l'amygdale elle-même. Elle peut être immédiate, ou au contraire, ne survenir que tardivement, au bout de quelques jours.

Chassaignac se contentait d'appliquer sur la plaie amygdalienne un morceau de glace, et de l'y maintenir avec une pince; Guersant cautérisait; Gensoul comprimait la carotide. F. Hatin fit la compression sur l'amygdale elle-même avec une pince à polypes, dont l'une des branches était appliquée sur le foyer de l'hémorrhagie, tandis que l'autre prenait son point d'appui sur la mâchoire. A. Verneuil, P. Broca, ont fait de même cette compression directe. Enfin, on a lié la carotide primitive (Sands) et, ce qui est mieux, la carotide externe (Zuckerkandl).

C'est la crainte de ces accidents hémorrhagiques qui souvent a fait préférer aux chirurgiens la destruction partielle de l'amygdale par la cautérisation.

II. — Traitement des tumeurs du pharynx.

Ces tumeurs sont, le plus souvent, des épithéliomes, quelquefois des sarcomes; il n'est pas rare de les voir s'étendre aux amygdales, aux piliers, voire même à la base de la langue.

Les ablations partielles ou totales du pharynx

récidivent avec une très grande rapidité : aussi, le chirurgien doit-il être très réservé quand il pose une indication opératoire.

On ne doit toucher qu'aux tumeurs peu étendues, non accompagnées d'engorgement ganglionnaire, à moins toutefois que ces ganglions ne soient petits, mobiles et faciles à enlever. Quand on craint une opération laborieuse, longue, incomplète, il vaut mieux s'abstenir, et se contenter d'un traitement palliatif, qui pourra être : la trachéotomie s'il survient des accidents asphyxiques ; l'introduction par la narine d'une sonde à demeure et même la gastrostomie, si le malade a une dysphagie telle qu'il ne peut s'alimenter.

1° Opérations préliminaires.

A. Trachéotomie. — C'est la plus importante de ces opérations ; peu utilisée en France, elle l'est beaucoup en Allemagne par Trendelenburg, Michael, Mickulicz : elle facilite l'opération et la rend moins grave ; aussi, personne ne saurait nier (Kirmisson) que c'est un adjuvant puissant.

On peut se servir de la canule-tampon de Trendelenburg (L. Labbé), mais cela ne nous semble pas d'une grande utilité.

Les avantages de la trachéotomie sont de faciliter l'anesthésie et de supprimer les spasmes glottiques et pharyngiens, que cause toujours la narcose faite par les voies naturelles (Cl. Bernard, Paul Bert, Dolbeau). Après l'opération, la trachéotomie met à l'abri de l'œdème de la glotte, de la pneumonie septique, et permet une plus facile désinfection de la plaie.

B. Ligature de la carotide externe. — Dès 1836, Velpeau[1] employait, pour le cancer de l'amygdale, ce qu'il appelait la ligature d'attente de la carotide primitive : il plaçait un fil, et ne serrait que si une hémorrhagie se produisait. Il est préférable, indispensable même, dit Polaillon[2], de lier la carotide externe; mais, c'est quelquefois difficile, à cause des dégénérescences ganglionnaires qui peuvent l'avoisiner.

Rappelons que cette artère (fig. 130) est recouverte par la peau, le peaucier, l'aponévrose, des ganglions, des veines, le nerf grand hypoglosse, et qu'elle recouvre le pneumogastrique et l'origine du laryngé supérieur. Le sterno-mastoïdien est en arrière, la parotide n'a de rapports avec l'artère qu'en haut. Les veines sont : en haut, l'origine de la jugulaire externe, en bas le tronc thyro-linguo-facial. Le grand hypoglosse est un rapport qui peut être d'un grand secours pour trouver l'artère (F. Guyon); pourtant, si l'on opère trop près de lui, on peut l'étreindre dans la ligature.

Les branches de la carotide externe sont : en avant, la thyroïdienne supérieure (sous-hyoïdienne), la linguale et la faciale (toutes les deux sus-hyoïdiennes); en dedans, la pharyngienne inférieure; en arrière, l'occipitale et l'auriculaire postérieure.

1. Velpeau, *Nouveaux élém. de méd. opér.*, 2ᵉ édit., Paris, 1839, t. III, p. 568..

2. Polaillon et Clado, *Épithélioma de l'amygdale, du voile et du plancher de la bouche. Ablation après ligature de la carotide externe* (*Gazette des Hôpitaux*, Paris, 1883, p. 266).

Le lieu d'élection pour la ligature est dans l'intervalle, d'environ 1 centimètre, qui sépare la thyroïdienne supérieure de la linguale. Cet espace, limité en haut par l'hypoglosse, en bas par le tronc thyro-linguo-facial, répond à peu près

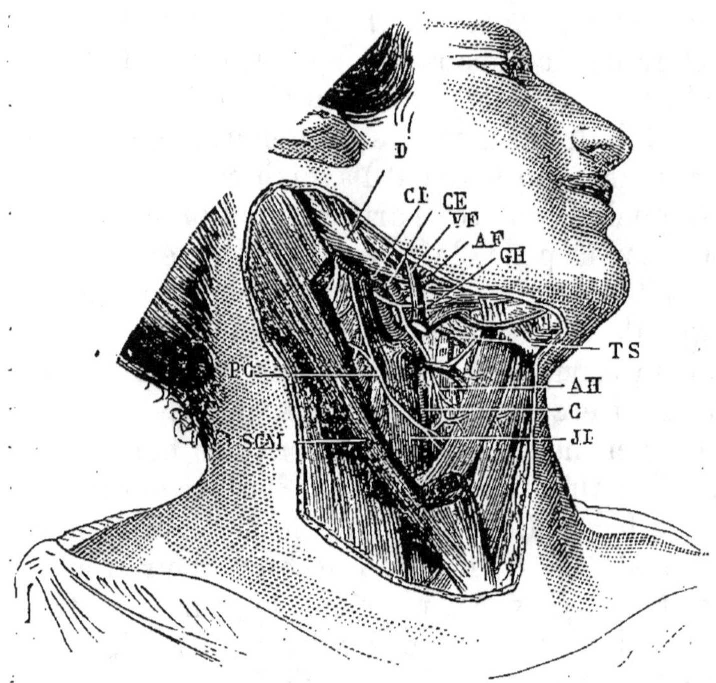

Fig. 130. — C, carotide primitive; CI, carot. int.; CE, carot. ext.; AF, art. faciale; VF. veine faciale; TS, thyr. supér.; JI, jugul. int.; D, digastrique; SCM, sterno-mast.; GH, grand hypogl.; AH, anse de l'hypogl.; PC, rameau descendant du plexus cervical.

à la grande corne de l'os hyoïde : à ce niveau, la carotide externe est antérieure, par rapport à l'interne.

Opération (fig. 131). — Le malade est dans le décubitus dorsal, le cou soulevé par un coussin, la tête déjetée en arrière et la face inclinée légèrement du côté sain. On reconnaît les veines superficielles et la grande corne de l'os hyoïde, que l'on marque au besoin d'un trait coloré, qui doit répondre au milieu de l'incision. Cette dernière, longue de 4 à 5 centimètres, part du bord antérieur du sterno-mastoïdien, pour aller au creux parotidien, derrière l'angle de la mâchoire.

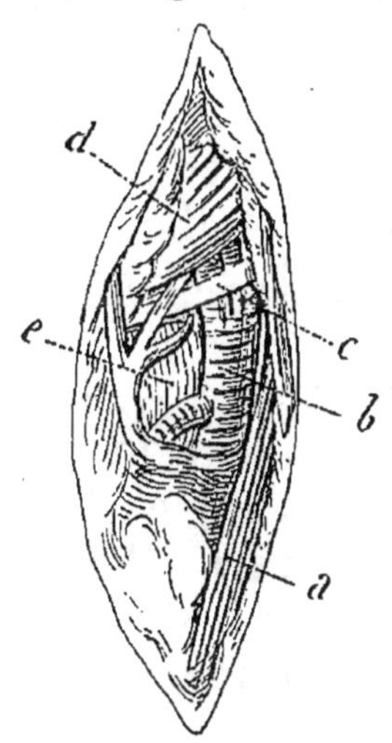

FIG. 131, d'après Farabeuf.
a, sterno-mastoïdien; b, carotide primitive; c, grand hypoglosse; d, ventre post. du digastrique; e, grande corne de l'os hyoïde.

On coupe d'abord la peau et le peaucier, en évitant l'origine faciale de la jugulaire externe, et les lobules inférieurs de la parotide. On incise l'aponévrose cervicale superficielle sur le bord antérieur du sterno-mastoïdien, dont on récline les faisceaux charnus en arrière ; puis on divise la gaine profonde du muscle, en se dirigeant vers le larynx, et en reconnaissant la corne hyoïdienne, en dedans de laquelle est le paquet vasculo-nerveux.

On attaque ce paquet au niveau de la grande corne, par son côté antéro-interne, en recherchant le grand hypoglosse et le tronc thyro-linguo-facial de Farabeuf, que l'on récline en bas : entre eux, on dénude et on lie l'artère, après s'être assuré qu'elle a des branches, et que sa compression fait cesser les battements de la temporale et de la faciale.

Cette ligature, que nous venons de décrire un peu longuement, trouve sa principale indication dans l'hémostase préventive des opérations sur la langue et le pharynx; mais on l'a aussi faite pour des plaies accidentelles et chirurgicales, pour des tumeurs ulcérées devenant le siège d'hémorrhagies graves[1].

C. Incisions diverses. — Elles sont destinées à donner plus de jour. On a fait la section de la commissure (Jaeger, Béclard), du pilier antérieur (A. Verneuil), du voile du palais tout entier (Manne).

D. Sections et résections osseuses. — On a coupé le maxillaire inférieur en avant du masséter (Cheever), au niveau de l'angle de la mâchoire (Polaillon). Billroth, puis E. Bœckel, ont fait la résection temporaire, et L. Labbé la résection définitive du maxillaire inférieur.

2° Ablation des tumeurs par la voie buccale.

C'est exceptionnellement que l'on peut avoir recours à cette voie : elle ne convient guère qu'aux cancers peu étendus, et sans envahissement ganglionnaire. C'est ainsi que Velpeau a pu enlever un cancer de l'amygdale, A. Verneuil un sarcome prévertébral et L. Le Fort des tumeurs semblables, mais en se servant de l'anse galvanique.

On a eu, à la suite de ces opérations, des hémorrhagies, que l'on a traitées par les moyens indiqués à propos des complications de l'amygdalotomie.

1. Farabeuf, *Précis de manuel opératoire*, Paris, 1893-1895, 4ᵉ édit., p. 66.

Il est rare qu'on voie les malades au début; quand ils viennent consulter, leur cancer est le plus souvent trop étendu pour qu'il puisse être enlevé par la bouche, et le chirurgien doit avoir recours à des opérations plus complexes.

3° Ablation des tumeurs par les voies artificielles.

A. Procédé de Jaeger (1834) (fig. 132). — C'est l'incision de la joue, qui a été faite chez nous par Maisonneuve et A. Richard[1]. Clément Lucas a pu, dans ces derniers temps, enlever par ce procédé un certain nombre de cancers de l'amygdale : mais il n'avait pas assez de jour, son ablation n'était pas assez complète, et la récidive se montra rapidement.

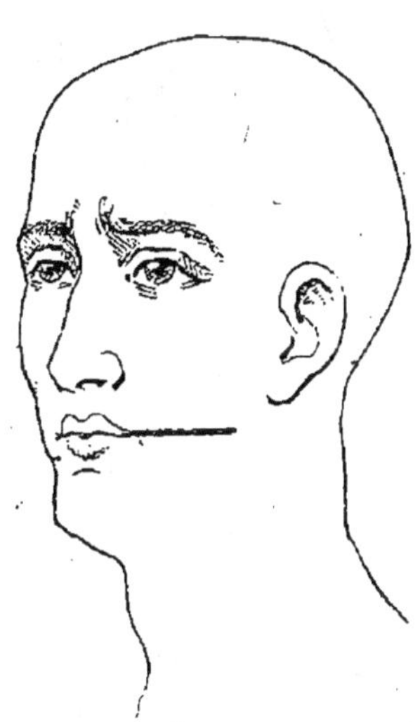

Fig. 132.
Procédé de Jaeger.

B. Procédés de Polaillon. — Ils sont au nombre de trois[2]. Dans le *premier*, après avoir lié la carotide externe, l'auteur fait une incision transversale (fig. 133) allant de la commissure un peu au-dessous du lobule de l'oreille, et se continuant à ce niveau avec une deuxième

1. Jaeger, *De extirpatione linguæ.* Erlangæ, 1832, in Th. Anger, Th. agr., Paris, 1872, p. 111.
2. Polaillon, *Bulletins de la Société de chirurgie de Paris,* 1886, p. 576 et suiv.

incision oblique en bas et en dedans, longeant le bord antérieur du sterno-mastoïdien, pour se terminer à la partie inférieure de la région sus-hyoïdienne.

Cela fait, on pratique une double section de la mâchoire, à 2 centimètres de la symphyse et à la partie moyenne de la branche montante : le néo-

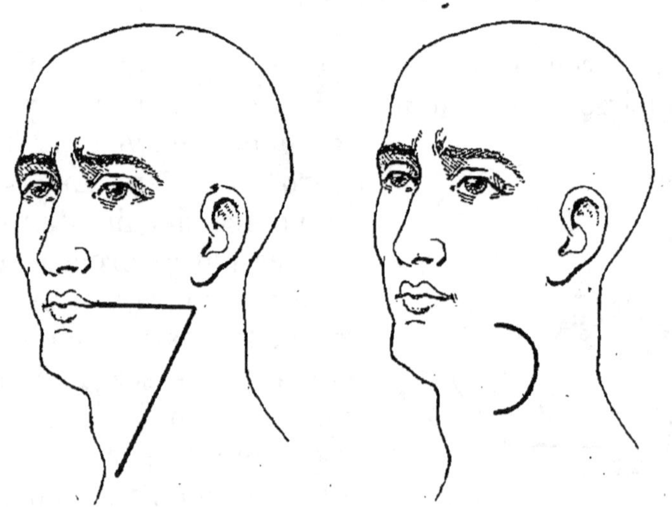

FIG. 133.
Premier procédé de Polaillon.

FIG. 134. — Deuxième procédé
de Polaillon.

plasme devient alors très abordable ; on l'enlève, dit Polaillon, en plusieurs fois, avec l'anse galvanique. Avant de faire les sutures, on comprime la région opérée avec une éponge phéniquée qui reste en place pendant un certain temps.

Il est bien entendu qu'on peut employer le bistouri au lieu de l'anse galvanique et que l'éponge phéniquée n'est pas indispensable selon nous.

Dans le *deuxième procédé* (fig. 134), on fait une incision en demi-cercle, qui encadre le bord parotidien de la mâchoire dans sa partie inférieure.

Enfin, dans le *troisième procédé* (fig. 135) on fait, comme dans le premier, une incision oblique longeant le bord antérieur du sterno-mastoïdien ; de ses deux extrémités partent deux horizontales, l'inférieure plus petite que la supérieure. Il en résulte une sorte de lambeau quadrilatère irrégulier, que l'on rabat par dissection d'arrière en avant.

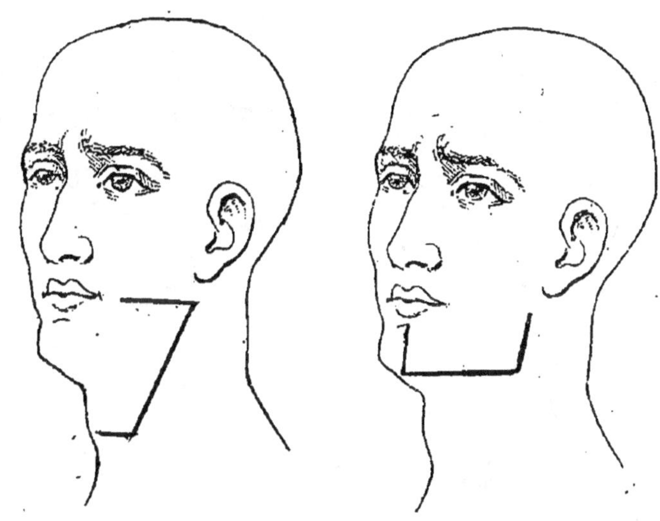

FIG. 135. — Troisième procédé   FIG. 136. — Premier procédé
de Polaillon.   de Cheever.

C. Procédés de Cheever (de Boston)[1]. — Dans une *première opération* (fig. 136), pour enlever un cancer de l'amygdale, Cheever fit une incision en U très élargi, encadrant le corps du maxillaire : puis il scia l'os en avant du masséter, et enleva l'amygdale refoulée au dehors par un

1. Cheever, *Boston med. and. surg. Journ.*, 1878, t. XCIX, p. 133. — *Reports of the City hosp. of Boston*, 1882, p. 140.

doigt introduit dans la bouche. Il réunit ensuite par suture la section osseuse.

Dans un *deuxième procédé* (fig. 137), il fit deux incisions, l'une sous-maxillaire, l'autre pré-sterno-mastoïdienne passant sous la parotide, puis entre la sous-maxillaire et les branches de la carotide externe réclinées en arrière, et enfin contournant la face interne du ptérygoïdien interne.

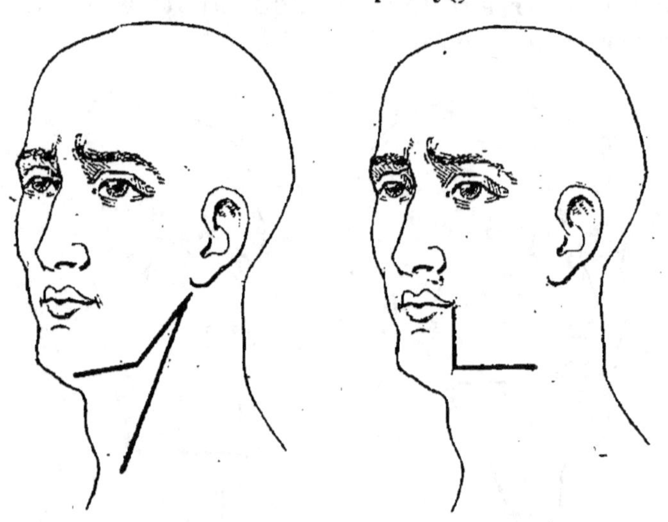

Fig. 137. — Deuxième procédé
de Cheever.

Fig. 138.
Procédé de Manoury.

Il arriva ainsi jusqu'à l'amygdale qu'il enleva. Ces procédés ont, sur ceux de Polaillon, l'avantage de ne pas manœuvrer dans la région du canal de Sténon.

D. Procédé de Manoury (de Chartres)[1]. — Il a été exécuté aussi par A. Verneuil[2], pour enlever un cancer étendu au voile du palais, au pilier antérieur et à la joue. Le tracé consiste (fig. 138)

1. *Bull. de la Société de chirurgie*, Paris, 1879, p. 757.
2. *Ibidem*, Paris, 1884, p. 379.

en une verticale qui, de la commissure, s'étend jusqu'au bord inférieur du maxillaire, pour se continuer avec une horizontale allant jusqu'à l'angle de la mâchoire.

Pour être complet, il nous faudrait encore citer la *pharyngotomie* de Billroth[1] qui, après avoir incisé le long du bord antérieur du sterno-mastoïdien, refoule ce muscle en arrière, pour ouvrir le pharynx sur sa face latérale; la *laryngotomie sous-hyoïdienne* de Malgaigne qui est en réalité une pharyngotomie[2]. Cette opération consiste à diviser, sur la ligne médiane et dans une étendue de 4 à 5 centimètres, la membrane qui réunit l'os hyoïde au corps thyroïde, et à aborder par cette voie les tumeurs de l'arrière-bouche.

Toutes ces opérations, quel que soit le procédé employé et la voie suivie, sont loin d'être curatives. La récidive est souvent si proche, qu'elles ne donnent guère de meilleurs résultats que le traitement palliatif, et que la plupart du temps elles ne sauraient avoir des prétentions plus grandes que lui.

De plus, les plaies deviennent à peu près fatalement septiques, sans compter les troubles de la déglutition et de la respiration. Les complications devraient être évitées par le tamponnement antiseptique à la gaze iodoformée, la sonde à demeure naso-œsophagienne, la trachéotomie; malheureusement elles ne le sont pas toujours.

---

1. Billroth in Castex, *Des Tumeurs malignes de l'arrière-bouche*, etc. (*Revue de chirurgie*, Paris, 1886, p. 44, 130 et 304).

2. J. F. Malgaigne, *Manuel de méd. op.*, 9ᵉ éd., Paris, 1889, t. II, p. 286.

CHAPITRE VI

CHIRURGIE DU VOILE DU PALAIS ET DE LA VOUTE PALATINE

I. — Excision de la luette.

Pour faire cette petite opération, le malade étant assis, la bouche ouverte, la gorge bien éclairée, on saisit la luette avec une pince à griffes et on la tranche d'un coup de ciseaux[1].

L'hémorrhagie est exceptionnelle; si elle se produisait, on pourrait, à l'exemple de Lisfranc, cautériser la plaie avec le crayon de nitrate d'argent. Il serait préférable, croyons-nous, de mettre une pince hémostatique à demeure, ou encore de lier les vaisseaux préalablement pincés.

L'excision de la luette est indiquée quand cet organe hypertrophié irrite la base de la langue, et cause de la toux, des vomissements, ou des troubles de la déglutition.

II. — Division du voile du palais.

Elle peut être congénitale ou accidentelle, comme on l'observe après certaines opérations préliminaires pour aborder les polypes naso-

1. Lisfranc, *Rev. chir.*, 1823, et *Clin. chir. de la Pitié*, Paris, 1841, t. I, p. 1.

pharyngiens. Ce que nous allons dire s'applique surtout à la division congénitale, beaucoup plus difficile à guérir que l'autre ; car, à la fissure proprement dite, s'ajoute toujours, comme dans le bec-de-lièvre, une atrophie plus ou moins marquée du voile.

Pour guérir ces difformités on a eu recours à deux méthodes : l'une, la cautérisation, qui n'a plus qu'un intérêt historique ; l'autre, la staphylorraphie, seule employée.

1° Cautérisation.

La cautérisation a été faite pour la première fois par J. Cloquet [1]. On brûle, avec le fer rouge, l'angle de la division dans une très petite étendue : à la chute de l'eschare les parties avivées se soudent. Quand la cicatrice est bien rétractée et solide, on met une seconde pointe de feu ; si bien que chacune d'elles peut être considérée comme un point de suture placé sur le voile.

Au fer rouge on a substitué le thermo et le galvano-cautère, le nitrate d'argent.

Il faut, pour guérir une division complète du voile, de vingt à trente cautérisations ; et, comme elles sont espacées d'une quinzaine de jours, cela fait dix à quinze mois de traitement, et même davantage.

Ce procédé, heureusement abandonné, a l'inconvénient d'être long, pénible et du reste aléatoire.

1. J. Cloquet, *Académie des Sciences*, Paris, 1855, t. XL, p. 463.

2° Staphylorraphie.

C'est une opération plus simple, plus logique, de courte durée; elle consiste essentiellement dans la suture de la fente palatine après avivement de ses bords. Pour bien suivre l'évolution des différentes phases par lesquelles a passé la staphylorraphie, on peut avantageusement, à l'exemple de L. Le Fort, décrire le procédé primitif de Roux, puis étudier les modifications successives qui y ont été apportées.

A. Procédé de Ph. J. Roux[1]. — C'est plutôt une méthode qui a été conçue et exécutée de toutes pièces par Roux. L'appareil instrumental se compose des six pièces suivantes : 1° trois ligatures un peu larges, formées chacune de trois ou quatre brins de fil fort; 2° six petites aiguilles courbes et plates, enfilées, une à chaque extrémité des ligatures; 3° un porte-aiguille; 4° des pinces à anneaux; 5° un bistouri boutonné; 6° des ciseaux à branches longues, à lames courtes et coudées à angle obtus sur l'un des côtés.

Roux, à cette époque, n'avait bien entendu ni l'anesthésie, ni l'antisepsie. Le patient était assis devant le jour, la bouche maintenue ouverte par un coin de liège.

L'opération comprenait trois temps.

Premier temps. — C'est le placement des fils à suture. On saisit, avec une pince tenue de la main gauche, le bord droit de la fissure, tandis

1. Ph. J. Roux, *Quarante années de pratique chirurgicale*, Paris, 1854, t. I, p. 301.

que la main droite tient un porte-aiguille armé, la pointe dirigée en avant. On fait traverser à l'aiguille, conduite d'arrière en avant, le voile près de son extrémité inférieure, et à 8 ou 9 millimètres du bord de la fissure. On saisit ensuite, avec une pince, la pointe de l'aiguille qui est amenée en avant avec le fil, après que l'on a enlevé le porte-aiguille.

On procède de même pour la lèvre gauche, et on laisse les deux extrémités du fil pendre au dehors de chaque côté des commissures labiales.

La deuxième ligature est placée à la partie supérieure de la division, et la troisième au milieu.

Quand les fils sont tous placés, on abaisse leur partie moyenne dans le pharynx, pour en éviter la section pendant l'avivement.

Deuxième temps. — C'est l'*avivement*. On saisit, avec une pince, l'extrémité inférieure du bord gauche de la fente et on le tend ; on commence l'avivement avec les ciseaux coudés, pour le finir avec le bistouri droit boutonné, dont le dos regarde la base de la langue, et qui agit en sciant de bas en haut. L'avivement doit se prolonger un peu plus loin que l'angle de la division palatine ; et la bandelette de tissu enlevée doit avoir au moins 1 millimètre de largeur.

On agit de même à droite. Les deux bords d'avivement doivent se réunir à angle aigu très prononcé, et se prolonger assez en avant. Il y a là une manœuvre délicate et quelquefois fort difficile.

Troisième temps. — Il consiste à serrer les ligatures : on commence par le point le plus

inférieur. On fait le premier nœud avec la pointe
des deux index ; et, pour éviter qu'il ne se des-
serre pendant qu'on fait le second, on le saisit
avec les mors d'une pince. On continue de bas
en haut. La constriction doit être plus forte que
pour obtenir un simple contact ; il faut qu'il y
ait affrontement des surfaces. Enfin, avec les
ciseaux, on résèque les fils au delà des nœuds.

Roux ne faisait aucune espèce de pansement,
mais il condamnait ses malades à la diète absolue ;
ils ne devaient même pas avaler leur salive, mais
bien la laisser s'écouler au dehors. Le silence
devait être complet, et on évitait autant que possible, la toux, le rire, les éternuements.

Au troisième ou quatrième jour, Roux enlevait
les deux points supérieurs, et deux jours plus
tard l'inférieur.

Tel est le procédé primitif de Roux ; voyons
quelles sont les *améliorations* qui y ont été apportées.

B. Améliorations du procédé de Ph. J. Roux.
— 1° *Anesthésie.* — On a d'abord commencé par
faire l'anesthésie générale, en projetant dans les
narines, avec l'appareil de Junker, de l'air mé-
langé de vapeurs anesthésiques. Il vaut mieux
employer la compresse ordinaire et le chloroforme, celui-ci à doses assez fortes ; car l'anesthésie ne peut être continuée pendant l'opération,
et doit être entretenue de temps en temps. On
doit utiliser une compresse assez large, pour recouvrir à la fois la bouche dilatée et les narines.

L'anesthésie locale consiste en badigeonnages
ou en injections interstitielles de cocaïne

(L. Le Fort), dans chaque moitié du voile. Chez les adultes elle peut suffire ; mais, pour les enfants, il faut lui préférer l'anesthésie générale.

2° *Moyens d'ouvrir la bouche*. — J. Roux employait un bouchon de liège, auquel on a substitué un coin de buis, le manche d'une cuiller, qui ne valent guère mieux. Les bâillons ont réalisé un grand progrès : ils ont l'avantage d'abaisser la langue, de tenir les mâchoires écartées, et de ne pas gêner l'opérateur ; par contre, tous se déplacent avec une grande facilité, surtout quand ils ne peuvent prendre un point d'appui solide sur les dents. L. Le Fort accordait la préférence au bâillon de Smith, et U. Trélat à celui de Collin. Tous ont à peu près la même valeur.

3° *Fixation du voile du palais*. — On la fait en passant, dans la partie du bord libre qui répond à la luette, un fil double solide, sur lequel on exerce des tractions modérées ; car, sans cela, on s'exposerait à déchirer le voile.

Cette fixation serait très importante pour L. Le Fort ; or, ce n'est pas l'avis de U. Trélat et de beaucoup d'autres chirurgiens.

4° *Avivement*. — On doit le faire avant le passage des fils, et non après, contrairement à la pratique de J. Roux. On se servira non des ciseaux, mais de bistouris, et de préférence de ceux de U. Trélat[1]. L'avivement se fera obliquement, en enlevant plus de tissu sur la face buccale du voile que sur sa face nasale, de façon à pouvoir rapprocher des surfaces et non des bords. Les

---

1. U. Trélat, *Bulletins de la Société de chirurgie de Paris*, 1877, p. 440, et *Clinique chirurgicale*, Paris, 1891, t. I, p. 591, fig. 13.

pinces à griffes et les ténaculums rendent ici des services.

5° *Passage des fils*. — Il a été regardé, pendant longtemps, comme l'un des points les plus difficiles de l'opération ; aujourd'hui c'est une suture que l'on exécute presque aussi facilement, dit Trélat, que celle des téguments. Cependant, on a beaucoup écrit sur elle, et inventé beaucoup d'instruments.

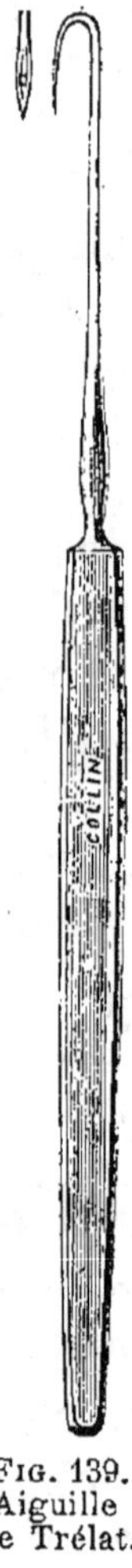

La difficulté tenait à ce fait que, si d'un côté on pouvait passer le fil d'avant en arrière, de l'autre il fallait le ramener d'arrière en avant. On a employé, pour traverser le voile d'avant en arrière, les aiguilles ordinaires montées sur porte-aiguille, les aiguilles mécaniques dont la pointe se détachait au moyen d'un ressort et tombait du côté du pharynx, les aiguilles de Langenbeck et de Reverdin, enfin des instruments spéciaux dont les plus connus ont été ceux de Depierris et de Foyatier [1]. Pour traverser le voile d'arrière en avant, on peut avoir recours à une série d'artifices que nous allons étudier, ou simplement employer l'aiguille en hameçon de Trélat (fig. 139), ou encore l'aiguille canaliculée de Startin modifiée par Mathieu, et connue sous le nom d'aiguille pousse-fil.

Le moyen le plus simple et le plus naturel,

FIG. 139.
Aiguille
de Trélat.

1. Sédillot, *Traité de médecine opératoire, bandages et appareils*, 3ᵉ éd., Paris, 1866, t. II, p. 707.

pour passer les fils avec une aiguille et un porte-
aiguille, est le suivant : l'une des lèvres de la
fissure, la droite par exemple, étant tenue par
une pince et l'aiguille étant enfilée et montée,
on lui fait traverser d'avant en arrière cette lèvre
droite. On saisit sa pointe avec une pince pour
achever de la passer, et entraîner avec elle le

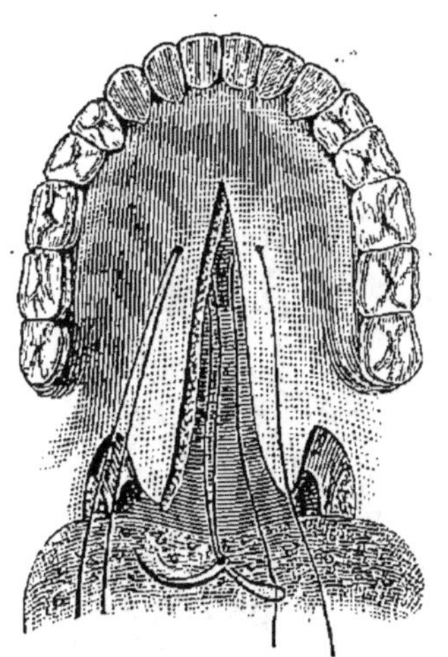 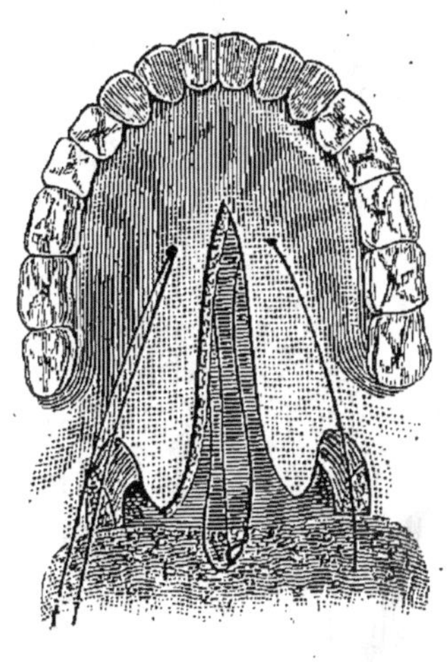

Fig. 140.—Passage du fil de soie d'avant en arrière.

Fig. 141.—L'anse de soie fait passer le fil métallique d'arrière en avant.

fil; puis, la prenant au niveau de son chas avec
le porte-aiguille, on la fait traverser, d'arrière en
avant, la lèvre gauche de la fissure. Cette traversée d'arrière en avant, la seule qu'employait
Roux pour les deux lèvres, est beaucoup plus
difficile que la traversée d'avant en arrière; aussi,
les chirurgiens ont-ils cherché à utiliser cette
dernière des deux côtés.

A. Procédé de A. Bérard (fig. 140, 141). — Il
employait une aiguille courbe, à chas un peu
large, dans lequel il commençait par passer une

anse de fil double, et il faisait traverser le voile
d'avant en arrière. Il attirait par la fente la
pointe de l'aiguille, entraînant avec elle l'anse
très longue du fil double, qui pouvait être amenée
jusqu'à la bouche. L'aiguille était retirée, et il ne
restait plus que le fil double, dont l'anse se trouvait à la bouche, et les deux chefs du côté de la
face inférieure du voile. Un fil d'argent était introduit de l'autre côté,
également d'avant en ar-
rière, puis son extrémité
solidement fixée à l'anse ;
alors, en exerçant du
côté du palais une trac-
tion sur le fil double, on
faisait franchir, à l'anse
et au fil d'argent, le voile
d'arrière en avant. Il ne
restait plus qu'à tordre ce
fil d'argent [1].

B. Procédé de L. Le Fort
(fig. 142). — Il faut du fil
d'argent, du fil de lin, de

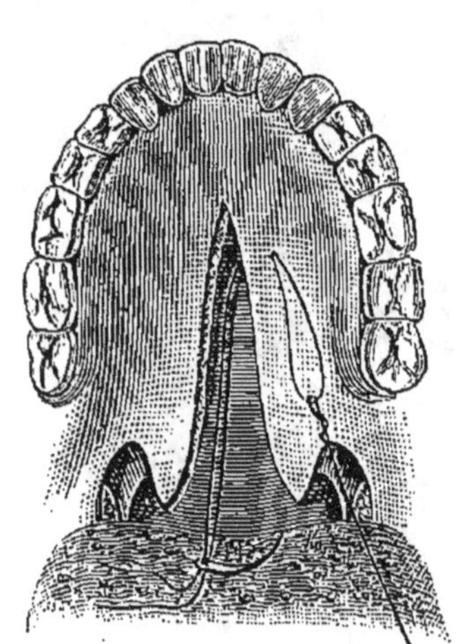

Fig. 142. — Anse de soie
entraînant un fil métallique.

petites aiguilles droites et un bon porte-aiguille.
On agit toujours, comme dans le procédé de
A. Bérard, d'avant en arrière, par ponction du
voile.

On commence par passer sur une lèvre, la
gauche par exemple, d'avant en arrière un fil de
lin (ou de soie) que l'on attire jusqu'à la bouche,
après avoir enlevé l'aiguille. A l'extrémité de ce

1. Bérard, Denonvilliers et Gosselin, *Compendium de chirurgie pratique*, Paris, 1857-1861, t. III, p. 758.

fil, qui n'a pas encore franchi le voile, on fait un nœud qui embrasse l'anse d'un fil d'argent. Tirant alors davantage sur le fil de lin, on entraîne avec lui le fil d'argent, qui traverse facilement le voile, malgré son anse.

On pose de même, sur la lèvre gauche, d'avant en arrière, un fil de lin dont le chef guttural est noué à l'anse du fil d'argent, auquel on fait traverser cette fois le voile d'arrière en avant[1]. Ce procédé, on le voit, ne diffère pas très sensiblement de celui de A. Bérard.

C. Procédé de U. Trélat[2]. — Il est beaucoup plus simple. Une aiguille courbe de Reverdin, une pince et les fils (argent ou soie) qui doivent servir à la suture, voilà tout.

L'une des lèvres de la division, la droite, étant fixée par la pince, on enfonce, d'avant en arrière, l'aiguille de Reverdin, dans l'encoche de laquelle on porte soit avec les doigts, soit avec une pince hémostatique si c'est trop profond, le fil. Le chas étant fermé, l'aiguille est retirée, entraînant avec elle le fil d'arrière en avant.

La même manœuvre étant exécutée sur la lèvre gauche, ramène à sa place le chef du fil qui pendait dans la gorge. Cette manière de faire plus facile, plus rapide que celles de A. Bérard et de L. Le Fort, doit être seule employée.

6° *Fixation des sutures.* — Ph. J. Roux commençait au bord libre du voile, pour finir à son bord

---

1. L. Le Fort, *Manuel de médecine opératoire* de J.-F. Malgaigne, 9ᵉ éd., Paris, 1889, t. II, p. 258.

2. U. Trélat, *Bulletins de la Société de chirurgie de Paris*, 1877, p. 440, et *Clinique chirurgicale*, Paris, 1891, t. I, p. 595.

adhérent. Il vaut mieux aller en sens inverse (L. Le Fort, U. Trélat). Si l'on se sert de fils de lin, de soie, ou de crins de Florence, on peut d'abord faire un nœud, le saisir avec le mors d'une pince, pour éviter qu'il ne se relâche, et faire un second nœud pour l'assujettir. On peut également faire le nœud du chirurgien; Fergusson nouait ses fils d'une façon très compliquée, qui ne semble présenter aucun avantage.

On a employé des fils métalliques en plomb d'abord (Dieffenbach); ils étaient trop gros et trop fragiles, aussi les a-t-on vite remplacés par des fils d'argent. On s'est servi, pour les fixer, d'une petite plaque métallique dite ajusteur de sutures, et du tord-fil de Coghill. Trélat, dans ses opérations, utilisait quelquefois cet instrument, quand il ne pouvait arriver à bien faire la torsion avec l'extrémité de ses deux index; mais, c'est cette dernière manière de faire qui doit être employée d'une façon générale.

On s'est aussi servi de tubes de Galli, simples ou modifiés par L. Le Fort. Ces derniers se composent d'un disque et d'un cylindre plat percé de deux trous, par lesquels on fait passer les deux extrémités du fil que l'on tord ensuite.

7° Relâchement des deux moitiés du voile. — Ce perfectionnement a été cherché par les chirurgiens, qui avaient remarqué que souvent l'insuccès était dû au tiraillement des sutures, et à la section précoce des tissus.

Dieffenbach[1] le premier, une fois toutes ses su-

---

1. Dieffenbach, *Chirurgische Erfahrungen. Erste Abtheilung,* 1829, p. 49.

tures faites, pratiqua, sur chaque moitié du voile, une *incision libératrice* parallèle à la ligne médiane, et située à 8 ou 10 millimètres en dehors d'elle. Ces incisions, longues de 1 centimètre au plus, ne devaient pas atteindre la voûte en avant, ni le bord libre du voile du palais en arrière. La rétraction des tissus transformait ces incisions en deux trous ovalaires, qui se fermaient plus tard d'eux-mêmes.

J. Mason Warren[1] fit la *section des piliers postérieurs* du voile, à l'aide de ciseaux courbés sur le plat, introduits derrière le pilier antérieur.

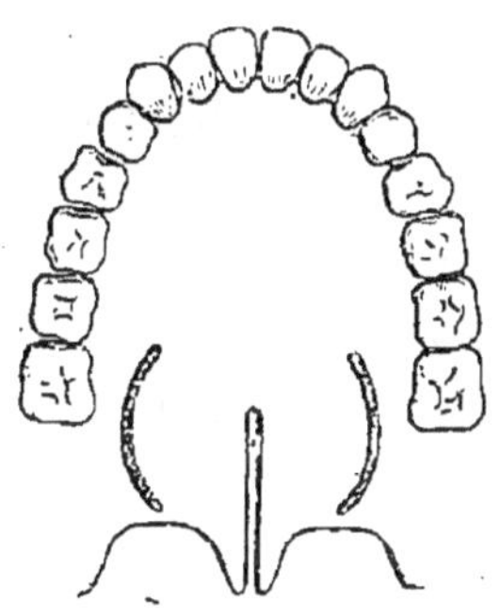

FIG. 143.
Opération de Félizet.

Fergusson a combiné l'opération de Dieffenbach à celle de J. Mason Warren, et a même fait, dans les cas où c'était insuffisant, la section du pilier antérieur.

Au lieu de pratiquer ces débridements, quand ils sont reconnus nécessaires, Sédillot et Fergusson[2] les ont fait de propos délibéré, comme opération préliminaire : cette pratique est très recommandable.

Félizet[3] (fig. 143) pratique d'abord l'avivement des bords de la fissure; puis fait, par transfixion,

---

1. J. M. Warren, *Operation for fissure of the soft and hard palate, with the result of twenty four cases*, Boston, 1848.

2. Sédillot, *Traité de médecine opératoire, bandages et appareils*, 3e éd., Paris, 1866, t. II, p. 75.

3. Félizet, *Bulletins de la Société de chirurgie*, Paris, 1894, p. 685.

1° Procédé de Ph. J. Roux[1]. — Il ne s'occupe que du voile du palais ; et, suivant sa méthode, il pratique l'avivement après avoir placé les fils. Ensuite, avec un bistouri boutonné, parallèlement au bord postérieur du palatin et au-dessous de lui, il fait une section transversale, de chaque côté du voile, comprenant toute son épaisseur, et s'étendant en dehors jusqu'aux apophyses ptérygoïdes. On parvient, par cette incision libératrice, à rapprocher et à réunir les deux moitiés du voile. Quant à la division de la voûte, elle persiste sous forme d'un orifice elliptique.

Il est curieux que Roux se soit contenté de cette demi-opération ; car il avait essayé de détacher la muqueuse de la voûte palatine des os, et de la suturer sur la ligne médiane. Cette manière de faire ne lui ayant pas réussi, il l'abandonna, mais elle fut reprise par J. Mason Warren.

2° Procédé de J. Mason Warren[2]. — A l'aide d'un bistouri à deux tranchants, courbé sur le plat, il sépare la muqueuse de la voûte palatine jusqu'au voisinage des arcades alvéolaires. Ce temps est laborieux en avant, à cause de la courbure de la voûte palatine, et en arrière à cause des adhérences de la muqueuse aux muscles du voile du palais, dont il faut l'isoler dans une certaine étendue.

Cette dissection faite, doit donner aux parties molles une mobilité telle, qu'elles puissent venir se mettre au contact sur la ligne médiane. Si ce

---

1. Ph. J. Roux, *Quarante années de pratique chirurgicale*, 1854, t. I, p. 352.
2. J. M. Warren. *Loc. cit.*, Boston, 1848.

résultat n'est pas obtenu, il faut diviser les piliers postérieurs du voile du palais.

On procède ensuite à l'avivement des bords de la fente, et au passage des fils (trois ou quatre au plus), qui s'effectue de haut en bas. On les enlève de bonne heure, au bout de deux ou trois jours.

J. Mason Warren a fait au moins 24 fois son opération, avec des succès variables : tantôt il obtenait une réunion totale, tantôt seulement la réunion du voile. Son procédé a été employé par Fergusson.

C'est là encore une mauvaise méthode : pour réussir, il faut combiner la staphylorraphie à l'uranoplastie (p. 176 et suiv.). C'est ce qu'a fait Trélat, dans un procédé parfait, que nous allons décrire, et auquel les chirurgiens n'ont rien ajouté.

3° **Procédé de U. Trélat**[1]. — C'est, nous l'avons dit, une combinaison de la staphylorraphie et de l'uranoplastie : cette opération est décrite sous le nom d'uranostaphylorraphie. On ne doit opérer que les divisions ne comprenant pas, ou ne comprenant plus le rebord alvéolaire. Il faut que la perte de substance ne soit pas trop large, et que l'on puisse donner à chacun des lambeaux une largeur de 12 à 13 millimètres. Si l'on ne peut trouver que 10 millimètres, il vaut mieux renoncer à l'opération, faire porter au patient un appareil prothétique, et le soumettre à des exercices de prononciation.

---

1. U. Trélat. *Clinique chirurgicale*, Paris, 1891, t. I, p. 586.

On doit attendre au moins la septième année
pour opérer ; huit à dix ans serait l'âge de choix ; il
n'y a, bien entendu, aucun inconvénient à opérer les sujets plus âgés,

Préparation de l'opéré. — Il faut tenir les enfants quelque temps en observation, pour voir
s'ils ne sont pas en incubation de coryza, de
grippe, de rougeole ou de scarlatine. S'il y a coryza ou pharyngite chronique, ce qui n'est pas
rare, on doit les traiter jusqu'à guérison. Enfin, s'il
s'agit d'enfants, il faut les accoutumer à ouvrir
la bouche, et à sentir sans crainte le contact
d'instruments tels qu'un stylet ou une pince.

Position. — Le malade doit être couché horizontalement sur le dos, la tête renversée en arrière,
et dépassant le bord du lit. Cette position permet
de bien voir le palais, et évite que le sang ne ga-
gne les voies digestives ou respiratoires.

Anesthésie. — Elle est faite au chloroforme
chez les enfants ; peut-être chez les adultes la
cocaïne en injections pourrait-elle suffire.

Baillon. — Nous avons déjà vu que c'est à celui
de Collin, muni de palettes dentaires et d'une plaque linguale, que Trélat donnait la préférence.

Avivement. — Il faut une longue pince à dent
de souris, un petit crochet pointu dont l'extrémité est courbée à angle droit, un bistouri à long
manche et à fine lame. On doit, autant que possible, faire cet avivement d'un trait : si une
hémorrhagie se produit, il vaut mieux comprimer et attendre un instant que de poursuivre.
L'avivement de l'angle antérieur est le point le
plus délicat de l'opération.

La pince saisit, en son milieu, le bord de la division palatine situé à droite de l'opérateur ; le bistouri est enfoncé un peu en avant de la pince, le tranchant dirigé vers le rebord alvéolaire. Par des mouvements de scie, on s'avance jusqu'à l'angle de la division que l'on contourne, si c'est possible, pour aviver d'avant en arrière la moitié antérieure du lambeau situé à gauche. L'avivement de la moitié postérieure de la division est beaucoup plus simple, et n'offre aucune difficulté.

Tracé et mobilisation des lambeaux. — Ils doivent être larges de 12 à 14 millimètres, l'incision se fera donc au moins à cette distance du bord préalablement avivé, s'étendant en avant au delà de l'angle de la division, et en arrière à un bon centimètre au delà du palais osseux. On trace ces lambeaux avec un bistouri court, à pointe solide, comme ceux que l'on emploie pour les résections : on l'enfonce jusqu'à l'os. Il se produit presque toujours une hémorrhagie assez abondante, que l'on arrête par la compression faite soit directement avec l'index, soit avec un tampon.

La mobilisation des lambeaux est un temps complexe, délicat, important, dit Trélat. Un point d'anatomie doit d'abord être rappelé : au niveau du bord postérieur de la voûte palatine le voile tient par son aponévrose propre, qui doit absolument être désinsérée, sous peine de ne pas avoir un lambeau convenable. Ce lambeau doit être très souple, très mobile, comprendre dans sa portion palatine toutes les parties molles

sommes loin, on le voit, des manœuvres compliquées, et des instruments spéciaux de Depierris
et de Foyatier.

On commence par placer le premier point de
suture, très près de l'angle antérieur de l'avivement (c'est là qu'il faut quelquefois passer le fil
d'avant en arrière, avec l'aiguille en hameçon),
et l'on descend progressivement jusqu'à la luette;
une traction légère, exercée sur chaque fil, sert à
tendre les parties, pendant qu'on place le fil suivant. Dès qu'il est placé, les extrémités de chaque
fil sont prises dans les mors d'une pince hémostatique.

Le nombre des points varie de six à neuf.

Pour fermer la suture, on noue les fils de
soie, et l'on tord les fils d'argent avec le doigt;
il est rare que pour ces derniers l'on soit obligé
d'avoir recours au tord-fil de Coghill. Le degré
de constriction doit être moyen. On veillera,
avec le plus grand soin, à l'affrontement; et l'on
mettra, s'il le faut, des points complémentaires.

L'opération se termine par une irrigation
boriquée froide, et par l'ablation du bâillon.
S'il se fait un suintement sanguin, on peut
employer l'eau de l'agliari, légèrement hémostatique.

Soins consécutifs. — Le malade doit être soumis
au repos absolu, au silence, la tête légèrement
élevée pour arrêter l'hémorrhagie. Dès le lende-
main, on commence l'alimentation avec du
bouillon et du lait; et, pendant quinze jours,
elle doit être faite uniquement avec des aliments
liquides On enlève les fils du troisième au

sixième jour, en commençant par les points antérieurs ou par ceux qui coupent, et en terminant par les points de la luette. Au bout de la deuxième semaine, les incisions libératrices commencent à bourgeonner; un mois au plus après l'opération, elles sont tout à fait cicatrisées.

Quelquefois la suture lâche en un point, créant une petite fistule, qui guérit d'ordinaire spontanément, surtout si on la cautérise avec le nitrate d'argent.

Dans les cas malheureux, la suture s'infecte dans sa totalité, se désunit, et le résultat opératoire est nul.

IV. — PERFORATIONS DE LA VOUTE PALATINE. URANOPLASTIE.

Les perforations de la voûte sont congénitales, consécutives à une opération d'urano-staphylorraphie qui n'a pas complètement réussi, et surtout syphilitiques. On les ferme par des lambeaux empruntés à la muqueuse palatine.

Sédillot[1] décolla la muqueuse, de chaque côté de la solution de continuité, attira les bords sur la ligne médiane et les sutura : il eut un insuccès.

Krimer[2] le premier découpa, sur la muqueuse, des lambeaux latéraux de forme triangulaire, adhérents par leur base dirigée en arrière; puis,

1. Sédillot, *Traité de médecine opératoire, bandages et appareils*, Paris 1866, t. II, p. 59.
2. Krimer, *Journ. f. Chir. und Augenheilk.*, Berlin, 1827, p. 619.

il les sutura sur la ligne médiane : il réussit pour une perforation congénitale, mais échoua pour une autre perforation due à la syphilis.

Velpeau[1] tailla de même deux lambeaux triangulaires, ayant l'un sa base en arrière, l'autre en avant. Il fait remarquer, avec raison, que ces lambeaux sont presque inévitablement voués à la mortalité partielle ou totale.

J. Roux[2] décollant, à l'aide du manche d'un scalpel, la muqueuse des os sous-jacents, était arrivé à tailler de larges lambeaux, dont la base devait toujours être en arrière, c'est-à-dire du côté d'où viennent les ramifications de l'artère palatine.

Tous ces procédés sont abandonnés; et, aujourd'hui, on taille, de chaque côté de la perforation, des lambeaux à déplacement latéral, qui sont adhérents par leurs extrémités. Cette méthode est attribuée en France à Baizeau[3], en Angleterre à Pollock[4], en Amérique à J. Mason Warren[5].

Dieffenbach[6], dès 1834, a appliqué au vivant cette autoplastie *en pont;* mais il n'eut pas de brillants succès, car il ne comprenait dans ses lambeaux que la muqueuse palatine. C'est Langenbeck qui eut l'heureuse idée de décoller la muqueuse doublée de son périoste.

1. Velpeau, *Nouveaux éléments de médecine opératoire,* 2ᵉ éd., Paris, t. I, p. 680.

2. Ph. J. Roux, *Loc. cit.,* t. I.

3. Baizeau, *Opér. d'uranop. faite par un nouveau procédé* (*Bull. de la Soc. de chir.,* Paris, 1857-1858, t. VIII, p. 513).

4. Pollock, *Med. Tim. and. Gaz.,* Lond., 1862, t. I, p. 144.

5. J. M. Warren, *Loc. cit.,* Boston, 1848.

6. Dieffenbach, *Chirurgische Erfahrungen. Vierte Abtheilung* 1834, p. 127.

C'est l'*opération de Langenbeck*[1] qui est, aujourd'hui encore, presque uniquement employée (fig. 144, 145). On commence d'abord par cerner la perforation au moyen de deux incisions, se réunissant en avant et en arrière. On fait, de la sorte, l'avivement en enlevant une mince bandelette elliptique de muqueuse.

On taille, sur les parties latérales, près des

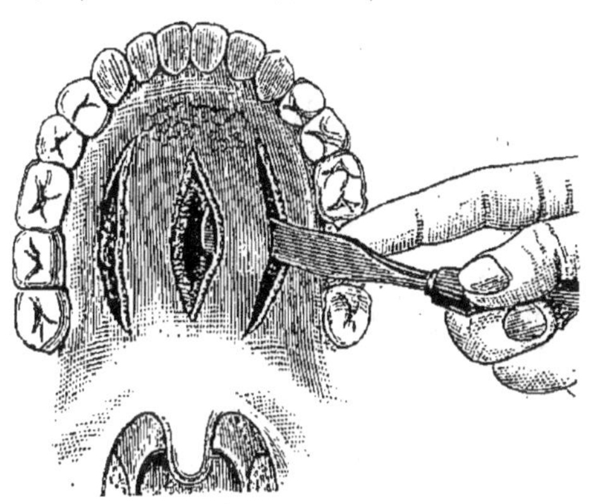

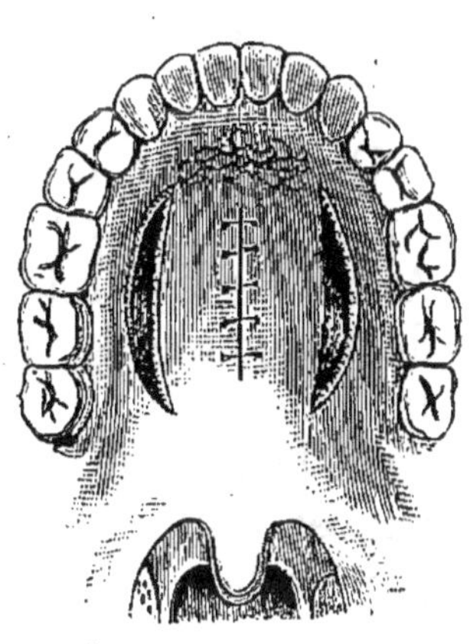

Fig. 144. — Uranoplastie. Isolement des lambeaux.

Fig. 145. Suture des lambeaux.

alvéoles, deux incisions courbes à concavité interne, de longueur variable suivant l'ouverture à combler, mais allant toujours jusqu'à l'os. On détache du palais osseux le lambeau muco-périostique ainsi circonscrit, à l'aide d'une rugine coudée sur le plat et dont l'extrémité est à la fois tranchante et arrondie. On opère le décollement du rebord alvéolaire vers la perforation.

Si l'on peut, on ménage la palatine posté-

1. Langenbeck, *Die Uranoplastik* (*Arch. f. klin. Chir.*, Berlin, 1861, t. II, p. 205, et 1864, t. V, p. 95).

TROISIÈME PARTIE

CHIRURGIE DU NEZ ET DES FOSSES NASALES

CHAPITRE PREMIER

RÉSECTIONS DES OS DU NEZ

En dehors de l'envahissement par une tumeur maligne, on a rarement l'occasion d'enlever les os du nez.

Les lésions inflammatoires réclament l'ablation pure et simple d'un séquestre ou un traitement général, antisyphilitique par exemple, bien plus qu'une véritable résection.

Dans les traumatismes récents, il faut être conservateur au maximum, et toujours éviter les résections.

Néanmoins, le chirurgien peut s'attaquer aux os du nez dans les trois circonstances suivantes : résections orthopédiques pour les déformations du nez; résections temporaires destinées à faciliter l'accès des polypes naso-pharyngiens; résections ostéoplastiques ayant pour but de fournir une charpente osseuse à certaines autoplasties nasales.

I. — Résections orthopédiques.

Elles sont faites pour retrancher un angle disgracieux naturel ou consécutif à une fracture non réduite; pour une obstruction de l'orifice antérieur des fosses nasales, consécutive à une syphilis ou à une tuberculose ancienne guérie; enfin, pour une déviation de la cloison gênant la respiration.

Le traitement d'une saillie exagérée du nez d'origine congénitale, est ce que l'on peut appeler une opération de complaisance, qui ne doit être faite que quand elle est réclamée par le patient. Après incision en fer à cheval au niveau de la difformité, on enlève un coin osseux dont la base répond au dos du nez et dont la pointe s'enfonce dans la profondeur; puis, l'on suture les téguments.

S'il s'agit de fracture, au lieu de cette résection typique, on peut avoir à enlever un fragment d'os saillant, dont le siège et le volume varient d'un cas à l'autre.

Quand les narines sont obstruées à la suite d'une ostéite, il faut enlever les parties nécessaires pour ouvrir une voie aussi large que possible à l'entrée de l'air : là encore on ne saurait donner une description susceptible de s'appliquer à tous les cas.

Enfin, les déviations de la cloison, surtout quand elles sont doubles, obstruent ou rétrécissent notablement les deux fosses nasales et doivent être traitées par la résection, que l'on fait

avec une petite scie, ou encore soit par redressement brusque avec fracture soit par redressement lent.

II. — Résections temporaires et ostéotomie
DES OS DU NEZ.

De tout temps on a cherché, dit L. Ollier, à
atteindre les tumeurs du naso-pharynx en agran-
dissant les voies naturelles et Hippocrate fendait
déjà la narine en incisant le cartilage du nez.

Cependant, il faut arriver jusqu'au milieu du
siècle, pour voir Chassaignac détacher le nez d'un
côté et le faire pivoter sur l'autre à la manière
d'un volet. Peu après lui Lenoir, Giraldès prati-
quèrent la résection définitive de l'os nasal et de
l'apophyse montante. Langenbeck, en 1862, fit
mieux ; il coupa la base de l'apophyse montante
et releva le sommet de l'os nasal vers le front, en
conservant le périoste : c'était une résection temporaire ; la même année Lawrence fit une opération donnant une voie plus large.

Ensuite vinrent les travaux de E. Bœckel et
surtout d'Ollier qui a nettement réglé le mode
de pratiquer[1] les résections temporaires du nez.

1° Procédé de Chassaignac[2] (fig. 146, 147). —
Il commençait par tracer une incision cutanée,
étendue de l'angle interne de l'œil à l'origine de
la lèvre supérieure, et longeant le sillon naso-

1. L. Ollier, *Résection des os du nez* (*Traité des résections*,
t. III, p. 808, Paris, 1891).
2. Chassaignac, *Traité clinique et pratique des opérations
chirurgicales*, t. II, p. 448, Paris, 1862.

génien ; de ses deux extrémités il faisait partir
deux incisions transversales, l'une traversant la
racine du nez dans toute son étendue, l'autre
allant jusqu'au sillon naso-génien du côté opposé.
Ensuite, il disséquait son lambeau, en enlevant
seulement la peau et les cartilages du nez ; puis,
il perforait les apophyses montantes d'un orbite

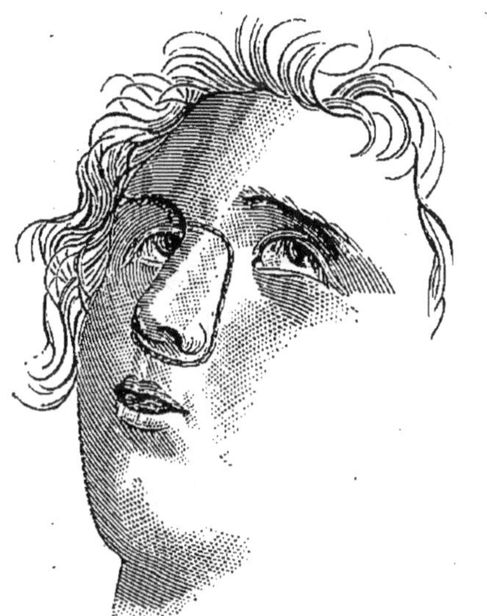

Fig. 146.
Procédé de Chassaignac.
Tracé de lambeau.

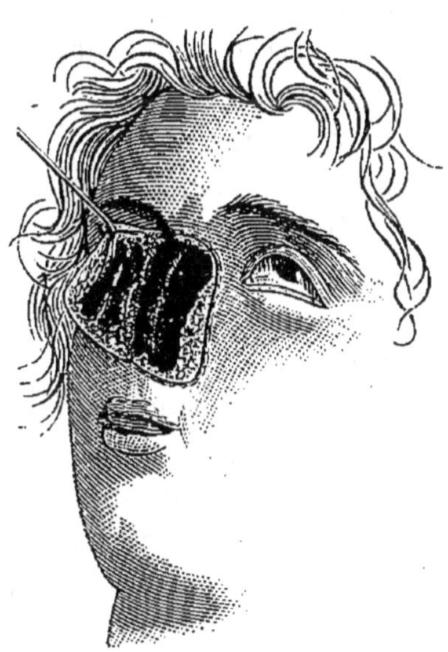

Fig. 147.
Section osseuse.

à l'autre, introduisait dans le tunnel ainsi fait la
scie à chaîne, et divisait la racine du nez, c'est-
à-dire coupait les os propres à leur extrémité
supérieure. Il terminait par deux sections obliques, allant des deux extrémités du tunnel inter-
orbitaire au bord de l'orifice cordiforme des
fosses nasales osseuses.

L'idée de Chassaignac n'était pas mauvaise en

charpente de l'auvent nasal. — On fait une incision en fer à cheval (fig. 149, 150), qui commence au bord postérieur de l'aile du nez d'un côté, monte jusqu'à la dépression naso-frontale, et descend symétriquement du côté opposé : on va d'emblée jusqu'à l'os. Avec une scie à lame étroite, telle qu'une scie d'horloger ou celle de Butcher ou Farabeuf, on sectionne le nez dans

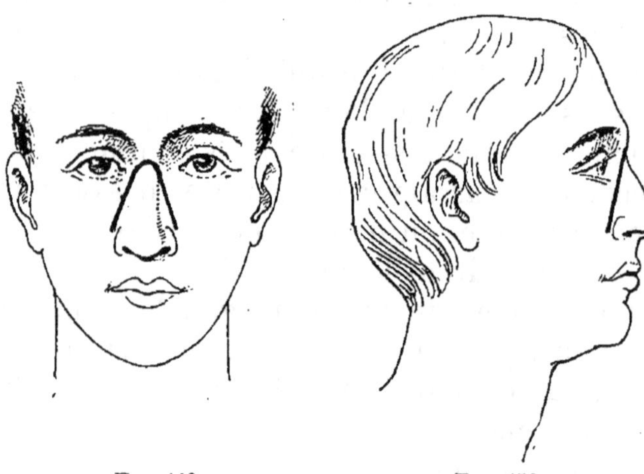

Fig. 149.
Premier procédé d'Ollier.
Incision vue de face.

Fig. 150.
Premier procédé d'Ollier.
Incision vue latéralement.

le sens de l'incision, en s'arrêtant dès qu'on a dépassé les apophyses montantes. Quelques coups de ciseau sur la cloison ou les cartilages des ailes, finissent la mobilisation du nez, qui est abaissé de haut en bas. On lie les vaisseaux qui saignent, et notamment les artères fronto-nasales.

2° *Mobilisation de la cloison.* — Souvent elle est déjetée du côté opposé, ou même usée par le polype lui-même, et ce temps devient inutile;

CHAPITRE II

RHINOPLASTIE

La rhinoplastie est la restauration du nez, détruit en partie ou en totalité.

Dans l'Inde, quand un sujet est condamné à avoir le nez coupé, on peut transplanter ce nez sur un autre individu, et l'y voir continuer à vivre ; cette opération, incompatible avec nos mœurs, ne nous arrêtera pas. Il en est de même de celle qui consiste à prendre un lambeau sur la fesse d'un sujet étranger (d'un esclave, dit Dutrochet). Si d'ailleurs on voulait employer l'hétéroplastie, procédé qui semble bien mauvais, on pourrait faire l'emprunt au malade lui-même, à la face antérieure de sa cuisse par exemple.

Les trois grandes méthodes d'autoplastie française, italienne, indienne, ont été appliquées à la restauration du nez : nous allons les envisager successivement dans la rhinoplastie totale, puis dans la rhinoplastie partielle.

I. — RHINOPLASTIE TOTALE.

1° Méthode française.

Elle a surtout été étudiée par Larrey le père, Serre (de Montpellier), A. Nélaton, P. Tillaux.

A. Procédé de Serre[1] (fig. 156, 157). — Il a servi de base aux autres et consiste essentiellement à tailler, sur chaque joue, un lambeau que l'on laisse adhérent par sa base dirigée en haut, et que l'on amène par glissement sur la ligne médiane où on le suture à celui du côté opposé.

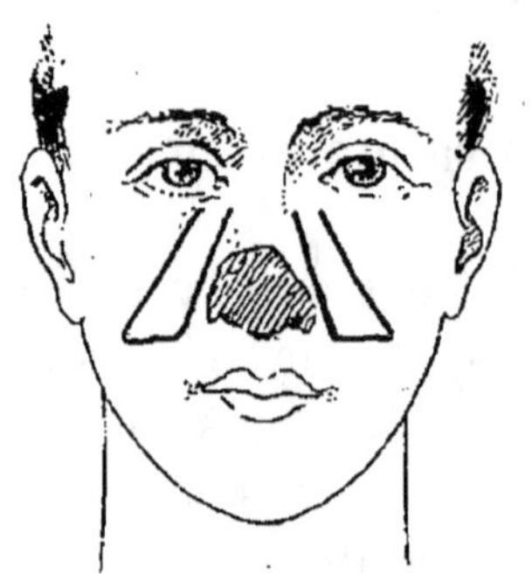

Fig. 156.
Procédé de Serre.
Taille des lambeaux.

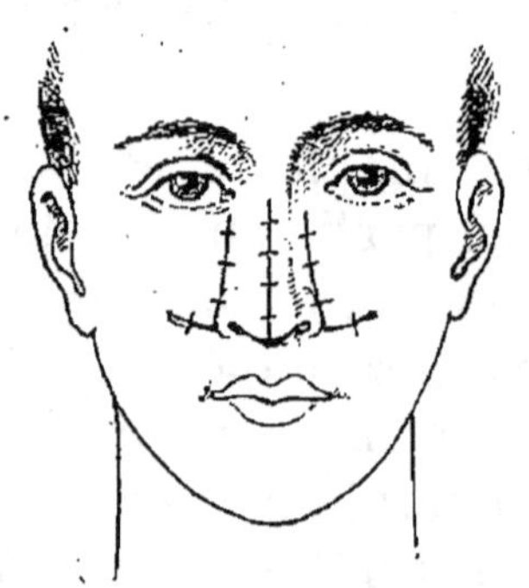

Fig. 157.
Suture des lambeaux.

B. Procédé de A. Nélaton[2] (fig. 158). — Il ne diffère du précédent que par la taille de la base du lambeau, qui se compose de deux languettes, dont l'externe contribue à la restauration de l'aile du nez, tandis que l'interne est destinée à refaire la sous-cloison.

C. Procédé de P. Tillaux[3] (fig. 159). — Il ne diffère pour ainsi dire pas de celui de A. Nélaton[4]. Il consiste à tailler un lambeau dont le pédicule répond à la racine du nez, et dont la base, descen-

---

1. Serre, *Traité sur l'art de restaurer les difformités de la face*, Montpellier, 1842, p. 271-295.

2. A. Nélaton, *Eléments de pathologie chirurgicale*, Paris, 1847, 1re éd., t. II, p. 667, et 2e éd., 1874, t. III, p. 709.

3. P. Tillaux, *Traité de chirurgie clinique*, Paris, 1886, t. I, p. 235 et 2e éd., t. I, p. 244.

dant à la lèvre supérieure, est taillée suivant une ligne sinueuse qui permet de reconstituer la narine. Une fois les lambeaux mobilisés et suturés, on maintient un bout de sonde dans chaque narine jusqu'à la cicatrisation complète.

Ces procédés, par la traction qu'ils exercent de chaque côté, ont le grave inconvénient d'amener un aplatissement rapide du nez reconstitué; aussi, ne sont-ils pour ainsi dire pas employés

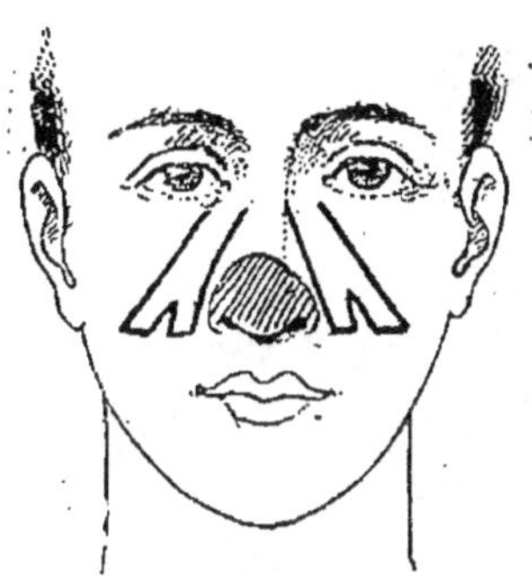

Fig. 158.
Procédé de A. Nélaton.

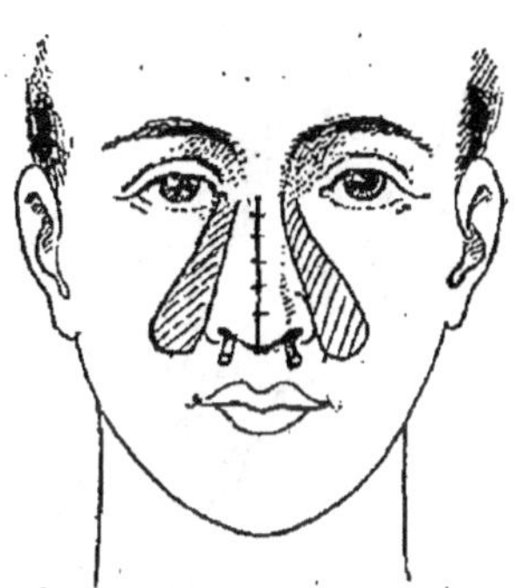

Fig. 159.
Procédé de P. Tillaux.

et a-t-on presque toujours recours aux deux méthodes suivantes.

2° Méthode italienne.

Elle a été imaginée par Ant. Branca, et mise en pratique pour la première fois par Tagliacozzi. Elle consiste à tailler, à la face interne du bras, un lambeau triangulaire à base inférieure, qu'on laisse suppurer un certain temps avant de l'appliquer sur le nez. Graefe[1], au lieu de laisser suppurer son lambeau, l'a réuni par première inten-

1. Graefe, *De la rhinoplastie*, Berlin, 1818.

tion : c'est là ce que l'on a appelé peut-être à tort la méthode allemande, car l'opération en elle-même est absolument semblable à celle de Tagliacozzi.

Avant d'opérer, il faut, pendant un certain

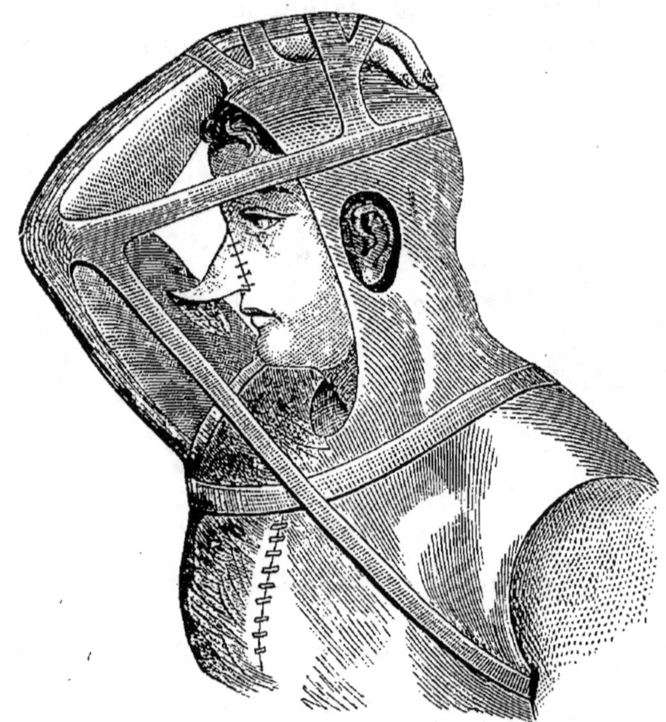

Fig. 160. — Rhinoplastie par la méthode italienne.

temps, habituer le sujet à mettre le bras sur le bout de son nez, ce que l'on obtient grâce à une camisole et à un capuchon réunis par des cour-roies, de telle sorte (fig. 160) que la paume de la main appuie sur le crâne.

A l'aide d'un morceau de cuir ou de carton, on fait un modèle de la perte de substance à réparer ;

puis, on applique ce modèle sur la face antéro-interne du bras, et l'on taille un lambeau de même forme, mais plus grand à cause de la rétraction : en moyenne il doit avoir 16 centimètres de long, 11 de large, et une forme triangulaire, dont la base adhérente se trouve en bas. On avive la partie du nez où l'on va appliquer le lambeau, que l'on adapte immédiatement à l'aide de points de suture entrecoupés. Cela vaut mieux que de laisser suppurer un certain temps à la façon de Tagliacozzi.

Le bras est alors fixé sur la tête par l'appareil à courroies, ou encore par des bandes plâtrées, comme l'a fait Malgaigne en 1875, et l'on attend la réunion.

Certains chirurgiens ont affirmé qu'elle pouvait demander un temps variant de quatre à trente jours. Si l'on tient compte de ce qui se passe dans les autres régions, on peut dire que ce délai est bien exagéré : huit jours sont suffisants. Si alors le lambeau n'a pas pris, il ne prendra jamais.

On sectionne au bistouri la base du lambeau encore adhérente au bras; et, sur elle, on découpe l'aile du nez, l'ouverture des narines, la sous-cloison. Ces parties sont réunies à l'aide de sutures, tandis que des tuyaux de plume ou des drains maintiennent les narines béantes.

Cette seconde intervention donne souvent des échecs : la réunion manque, parce que la suture s'infecte grâce au voisinage des fosses nasales qu'il est impossible de bien aseptiser.

En général les résultats sont assez médiocres.

3° **Méthode indienne** (fig. 161, 162).

C'est elle la plus employée. On commence par
tailler un modèle en carton ou en autre substance
de la brèche à réparer ; on l'applique sur le front,
la pointe (c'est-à-dire la partie qui correspond à
la racine du nez) dirigée en bas, et l'on trace ses
contours en se tenant à un bon centimètre de lui
à cause de la rétraction. Il ne reste plus qu'à

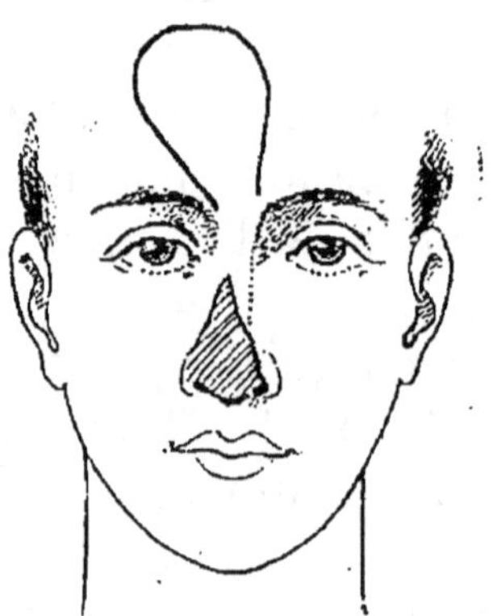
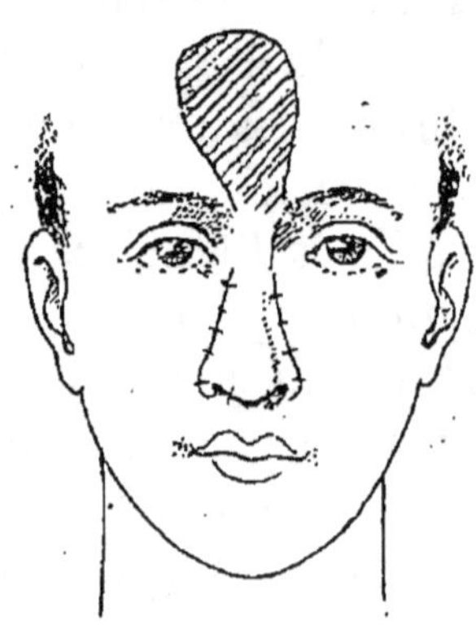

FIG. 161. — Rhinoplastie par
la méthode indienne.
Tracé du lambeau.

FIG. 162.
Suture du lambeau.

inciser les parties au bistouri, à aviver les bords
de l'ouverture à combler, à disséquer le lambeau,
et à le rabattre, en le tordant au niveau de son
pédicule, pour que sa face cruentée corresponde
à l'intérieur. On le réunit à l'aide de sutures, et
l'on bouche les narines avec un corps antiseptique, la gaze iodoformée par exemple, pour
éviter l'infection et la suppuration de la ligne
de réunion.

Si le lambeau ne se sphacèle pas, la réunion

se fait assez vite ; et, au bout de huit jours, on peut passer une sonde cannelée sous son pédicule, le couper et le réunir à la racine de l'ancien nez. On corrige ainsi en partie la difformité de la torsion.

Le procédé que nous venons de décrire a subi un certain nombre de modifications : c'est ainsi que, pour avoir une torsion moindre, on a pris le lambeau sur le côté, au lieu de le prendre sur la ligne médiane.

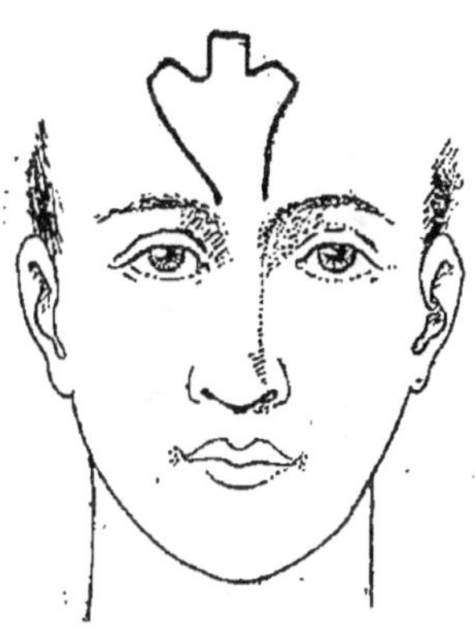

FIG. 163.
Procédé de Delpech.

Delpech [1] donnait trois pointes à la base de son lambeau (fig. 163) : l'une d'elles servait à la sous-cloïson, les deux autres aux ailes ; de plus, avec une telle perte de substance, on arrivait plus facilement à suturer la peau du front. Ce procédé est mauvais, car il accroît sans profit la perte de substance frontale.

Lisfranc [2], pour éviter la torsion qui expose à la gangrène, faisait descendre l'incision, qui limite à gauche le pédicule, de 7 millimètres plus bas qu'à droite. Labat [3] a prolongé plus encore l'une de ses incisions, qu'il faisait descendre jusque sur la racine du nez, pour que le pédicule du lambeau fût nettement vertical (fig. 164) au lieu d'être

1. Delpech, *Clinique chirurgicale de Montpellier*, 1828, t. II, p. 222, et pl. XXVII, fig. 1 ; pl. XXVIII, fig. 8.
3. Lisfranc, *Notice analytique sur les travaux scientifiques de...*, p. 14.
3. Labat, *De la rhinoplastie*, Paris, 1834, pl. VII, fig. 2.

horizontal comme dans le procédé ordinaire.
Enfin Alquié[1] taillait son lambeau parallèlement au sourcil du côté opposé au pédicule.
Toutes ces modifications n'ont pas de grands
avantages.

Pour ce qui est du pédicule, une fois la cicatrisation obtenue, certains chirurgiens, nous l'avons
vu, le coupaient, d'autres avec Lisfranc, le lais-
saient en place : il y avait là une saillie disgra-

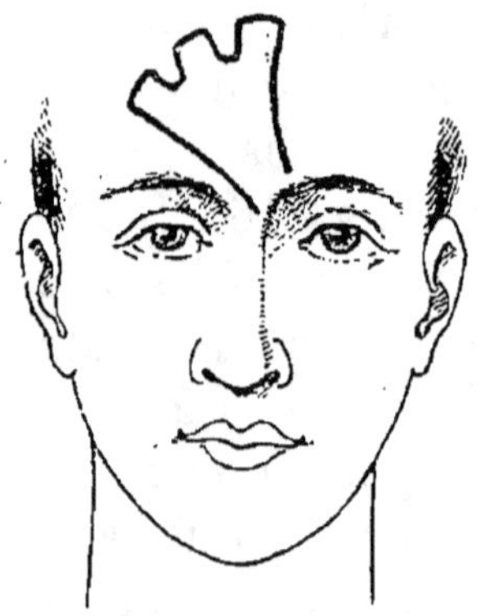

FIG. 164.
Procédé de Labat.

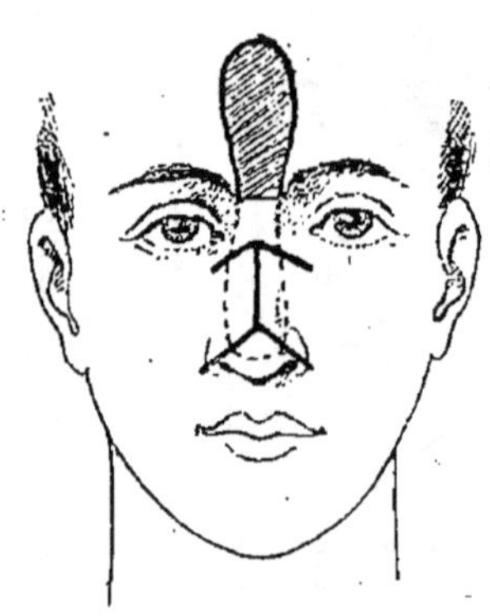

FIG. 165. — Rhinoplastie par
double plan de lambeaux.

cieuse. Ce ne sont là que des points de détail à
peu près insignifiants.

Pour éviter la torsion, A. Verneuil[2] emploie
l'autoplastie par double plan de lambeaux de
Nélaton, qui est un mélange des méthodes française et indienne (fig. 165). Il taille un lambeau
frontal qu'il rabat directement sa face cruentée
en avant, pour le recouvrir de deux petits lam-

<hr>

1. Alquié, *Chirurgie conservatrice*, 1850, pl. I, fig. 4.
2. A. Verneuil, *Mémoires de chirurgie*, Paris, 1877, t. I, p. 421.

beaux latéraux pris sur les joues, de chaque côté du nez et réunis sur la ligne médiane. Ce procédé est assez mauvais, car avec lui, le nez se trouve aplati au maximum.

4° Rhinoplastie sur support métallique.

Cet aplatissement du nez est d'ailleurs le gros reproche que l'on peut faire à tous les procédés autoplastiques. Les résultats opératoires immédiats sont en général assez bons; mais, peu à peu, les parties se rétractent, s'atrophient; le nez se déforme et s'aplatit, ce qui tient à ce que les lambeaux n'ont pas de support.

Depuis longtemps les chirurgiens ont donc tenté de remédier à ce grave inconvénient.

Lisfranc bourrait les cavités nasales avec de la charpie : tout allait bien tant que cette charpie restait en place; mais, dès qu'on l'enlevait, le nez se déformait, sans compter d'ailleurs avec les accidents d'infection que causait ce corps étranger généralement malpropre.

De Graefe inventa une sorte de ressort monté sur une sonde, qui maintenait béantes les narines et soulevait le dos du nez : cela n'était guère plus heureux que la pratique de Lisfranc.

Dieffenbach fronçait les deux faces du lambeau à l'aide d'un point de suture; mais, dès qu'on le retirait, le nez s'aplatissait.

L. Ollier a tenté d'emprunter une charpente osseuse aux parties voisines, et notamment au périoste du frontal; mais les résultats qu'il montra à la Société de chirurgie, en 1874, étaient déplorables. Il a ensuite taillé des lambeaux à la fois cutanés, périostiques et osseux ; mais, au bout d'un certain temps, cet os se résorbe. Il a dédoublé l'auvent nasal (os propres du nez), il a rabattu un arc osseux de haut

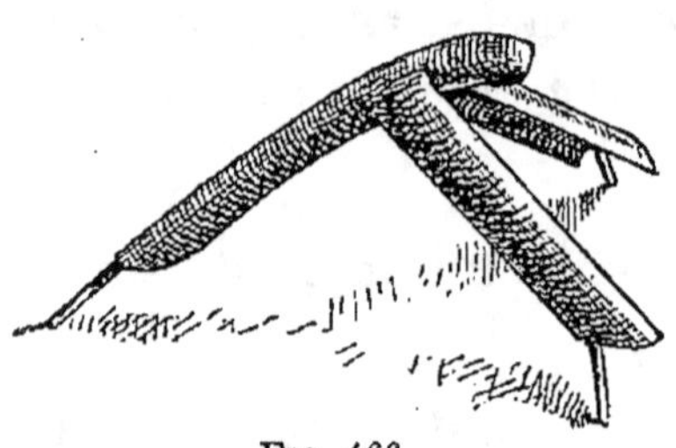

Fig. 166.
Appareil à trois pieds (Martin).

en bas : jamais il n'a obtenu un succès parfait.

On a fait mieux ; on a établi une prothèse

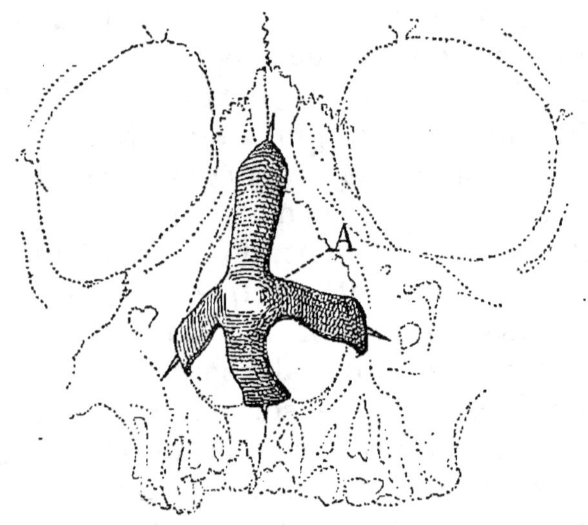

Fig. 167. — Appareil à quatre pieds mis en place (Martin).

immédiate, sur laquelle on a mis en place les lambeaux. Dès 1878, Létiévant[1] avait eu l'idée

1. Létiévant, *Association française pour l'avancement des sciences ; Congrès de Paris*, 1878.

de cette prothèse, qui a été reprise par Poncet (de Lyon)[1], Delorme, Mickulicz. Ce fut Claude Martin qui construisit le premier appareil et Létiévant qui l'appliqua.

Ces appareils doivent être faits en métaux inaltérables : or, argent, platine, platine iridié. Cl. Martin[2] a construit une charpente en pla-

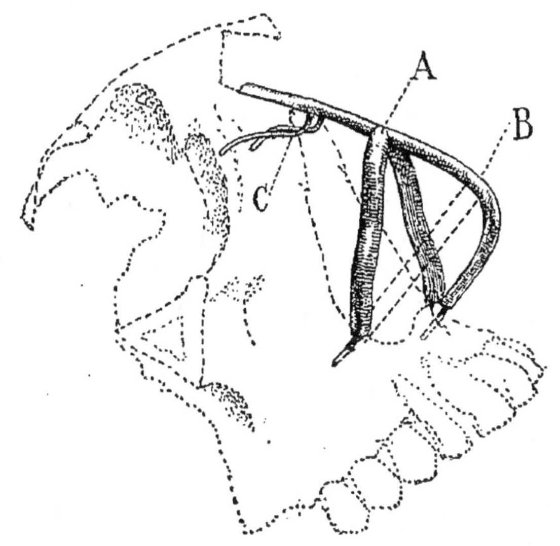

Fig. 168. — Autre modèle de support.
L'entrecroisement ne se fait pas en B comme dans la pièce précédente mais plus en haut en A (Martin).

tine qui se compose d'une première pièce large de 6 millimètres, longue de 4 centimètres et terminée à son extrémité supérieure par une pointe longue de 5 à 6 millimètres. Une deuxième lamelle coupe perpendiculairement la première

1. A. Poncet, *Association française pour l'avancement des sciences; Congrès de Nancy*, 1886.
2. Cl. Martin, *De la prothèse immédiate, rhinoplastie*, etc., Paris, 1889, p. 283.

soit à son extrémité inférieure, soit un peu plus haut; dans le premier cas (fig. 166), l'appareil a trois pieds, dans le second il en a quatre (fig. 167, 168). Notons que chacun des pieds se termine par une pointe. L'appareil à quatre pieds aurait l'avantage de ne pas glisser en avant.

Les trois principaux points d'appui des pieds de ces appareils sont : en haut l'épine naso-frontale, en bas la racine des apophyses montantes des maxillaires.

Le danger de ces appareils c'est, on le conçoit, l'intolérance des tissus : en effet, ils sont au contact direct de la cavité nasale, peuvent s'infecter, d'où une suppuration qui se produit autour d'eux et ils doivent alors s'éliminer.

Cependant, Létiévant, Poncet (de Lyon), Ollier ont montré des cas où l'appareil était resté en place pendant plusieurs années, et où la forme du nez était restée assez bonne.

Delorme[1] a fait trois fois la rhinoplastie sur le support métallique de Martin quelque peu modifié : ses résultats ne sont pas encourageants. Dans un cas, il y a eu intolérance absolue, dans un second cas une des branches de l'appareil a perforé la peau, le troisième cas aurait été plus favorable et l'appareil bien supporté. Toutefois, dans les trois cas le résultat esthétique était plutôt mauvais.

Il y a, dans ces sortes d'opérations, une question qui prime tout : c'est l'infection de l'appareil directement en contact avec l'air et les sécré-

1. Delorme, *Bull. de la Soc. de chir. de Paris*, 1895, p. 60.

tions des fosses nasales; or, c'est pour éviter cette infection que Chaput[1] a placé le trépied dans l'épaisseur même des lambeaux, faisant une prothèse intercutanéo-muqueuse.

Il commence, la peau nasale étant intacte, par encadrer le nez d'une incision en U à concavité inférieure, dont les extrémités correspondent au bord inférieur des ailes du nez. Il dissèque ce lambeau de haut en bas, en ayant grand soin de ménager la muqueuse des fosses nasales. Il fait ensuite les trous qui doivent recevoir le trépied ; l'un est à l'épine nasale du frontal, les deux autres sur le maxillaire, un peu en dehors des ailes du nez : il décolle en ces points la muqueuse nasale pour ne pas la léser. L'appareil étant en place, il relève au-dessus de lui le lambeau cutané qu'il suture. Le meilleur métal semble l'argent doré.

Deux cas, opérés par cette méthode, étaient satisfaisants l'un au bout de quinze, l'autre au bout de dix mois.

Si la peau du nez était détruite, il faudrait, par un procédé comparable à celui de A. Verneuil, enfouir le trépied entre deux plans de lambeaux ; l'un superficiel pris sur le front, l'autre profond pris sur les joues.

Cette question de la rhinoplastie sur support métallique n'est pas encore résolue, néanmoins, il semble que ce soit dans la voie indiquée par Chaput qu'il faille chercher, car, mieux que toute autre, elle s'oppose à l'infection de l'appareil.

1. Chaput, *Bulletin de la Société de chir. de Paris*, 1894, p. 832-845.

II. — RHINOPLASTIE PARTIELLE.

1° Restauration du lobule.

La méthode indienne exposerait à la gangrène, à cause de la longueur du pédicule du lambeau; il vaut mieux employer le procédé de Rouge, de Lausanne[1].

On taille, par deux incisions horizontales, (fig. 169) un lambeau quadrilatère sur le dos du nez, on mobilise sa partie médiane en glissant

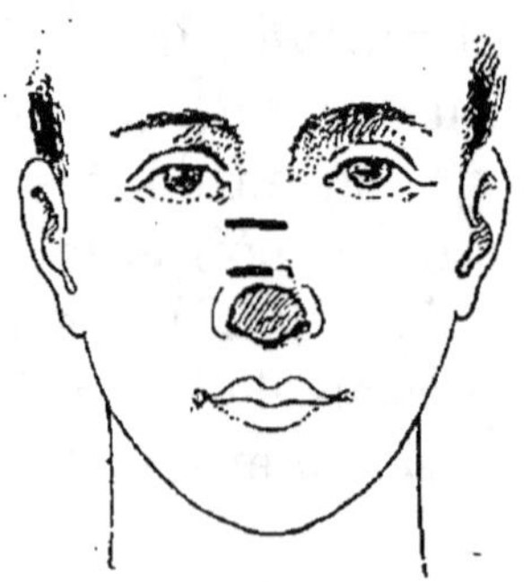

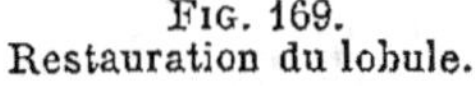

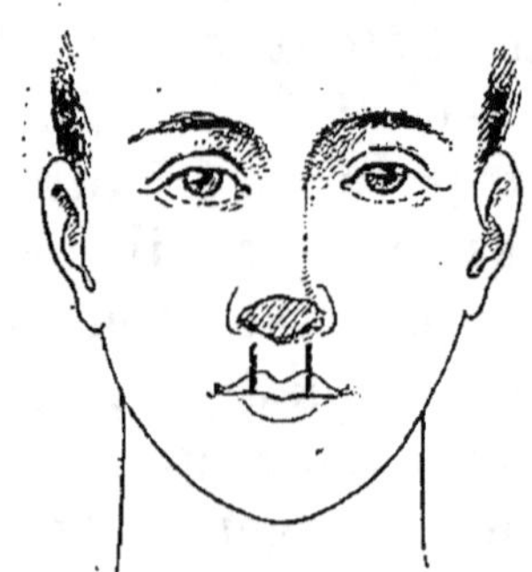

FIG. 169.
Restauration du lobule.

FIG. 170. — Restauration de la sous-cloison. Procédé labial.

sous elle un ténotome; puis, on l'abaisse de haut en bas, de façon à suturer son bord inférieur au bord inférieur de la perte de substance du lobule. Quant à la brèche ainsi produite, elle est comblée par un lambeau semblable pris au-dessus du premier.

2° Restauration de la sous-cloison.

A. Procédé labial. — Après avoir avivé, jusqu'au bord libre de la lèvre supérieure, la face

1. Rouge, *Nouveau procédé de rhinoplastie*, Lausanne, 1868.

cutanée de la gouttière sous-nasale, on la circonscrit par deux incisions qui comprennent soit la moitié, soit toute l'épaisseur de la lèvre inférieure (fig. 170). On relève, de bas en haut, ce lambeau dont on suture l'extrémité inférieure au lobule et les côtés à la cloison. Quant à la perte de substance, elle est réparée par suture ; et la face cruentée du lambeau qui se trouve extérieure, prend peu à peu les caractères de la peau.

B. **Procédé nasal de Hueter**[1]. — On taille un long lambeau quadrilatère, dont le pédicule

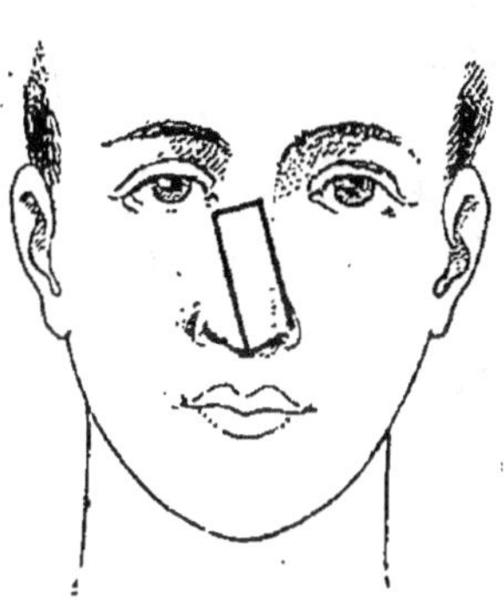

FIG. 171.
Procédé de Hueter.

occupe la partie latérale du lobule et le sommet la racine du nez (fig. 171) ; on le dissèque de haut en bas, on le fait pivoter sur son pédicule, et l'on suture son extrémité libre à la partie supérieure de la gouttière sous-nasale. Quant à la brèche, elle est comblée par suture.

Dupuytren taillait un lambeau qui n'arrivait pas jusqu'au bord libre de la lèvre supérieure, et qui ne comprenait que la moitié de son épaisseur. Ce lambeau était tordu, fixé à la pointe du nez par deux aiguilles, et la perte de substance labiale suturée.

Gensoul, Serre, Dieffenbach et beaucoup d'autres chirurgiens ont aussi plus ou moins modifié cette opération.

1. Hueter, *Berl. klin. Wochen.*, 1869, t. VI, p. 5.

3° Restauration de l'aile du nez.

A. Procédé de Le Fort-Malgaigne[1] (fig. 172). — On prolonge en haut le bord interne de la perte de substance par une incision parallèle au dos du nez ; le bord externe est prolongé par une ligne qui va rencontrer la précédente ; il en résulte un espace en V renversé, que l'on avive par ablation de la peau. Puis on taille sur la joue un lambeau carré, dont le bord interne du V forme l'un des côtés : on l'incline en dedans, et on le fixe par suture sur la brèche qu'il doit combler.

Il en résulte sur la joue une perte de substance qui se comble par suture ou granulation ; mais qui exerce toujours sur la nouvelle

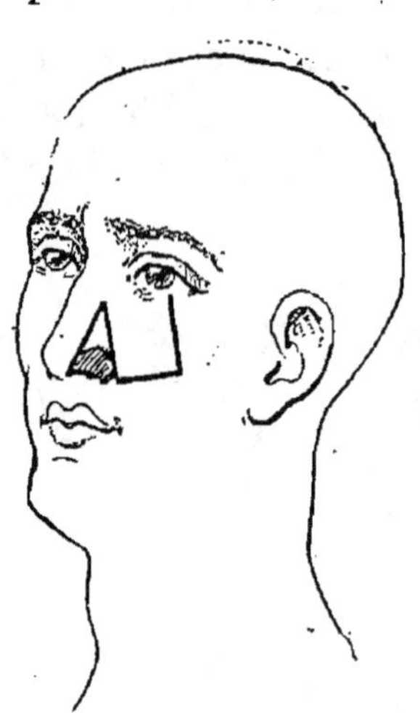

Fig. 172. — Restauration de l'aile du nez. Procédé de Le Fort-Malgaigne.

aile du nez une certaine traction que A. Nélaton a cherché à éviter.

B. Procédé de A. Nélaton[2] (fig. 173). — Il dessine son V et enlève les téguments comme Malgaigne ; puis, pour tailler son lambeau, il fait

1. Le Fort et Malgaigne, *Manuel de médecine opératoire*, 9ᵉ éd., 1889, t. II, p. 154.
2. A. Nélaton, *Rhinoplastie, méthode nouvelle basée sur le principe des cicatrices adhérentes* (*Gazette des Hôpitaux*, Paris, 1868, p. 277).

à partir du sommet du V une incision paral-

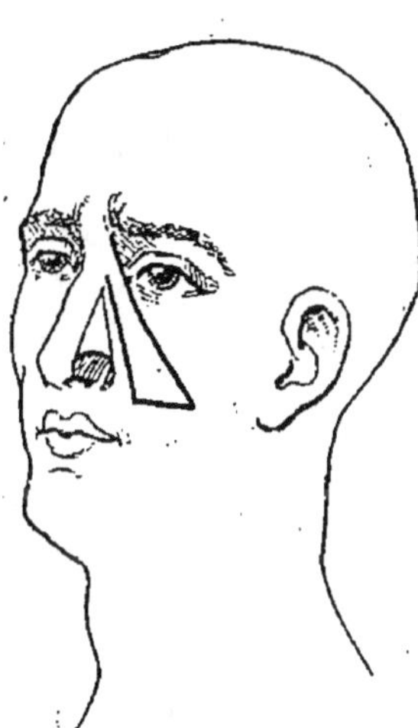

FIG. 173.
Procédé de Nélaton.

lèle à sa branche externe. mais à quelques millimètres en dehors d'elle : cette incision est l'un des côtés d'un lambeau quadrangulaire qui a son pédicule à la racine du nez. Ce lambeau, une fois disséqué, est logé en dedans de la bandelette cutanée qui empêche sa rétraction.

C. **Procédé de Denonvilliers**[1] (fig. 174). — On taille un lambeau triangulaire à base inférieure, qui a son pédicule sur le côté opposé du lobule du nez. Une fois disséqué, on le fait glisser en bas, de telle sorte que sa base devienne le bord libre de la nouvelle aile. On fixe cette base par suture aux parties déclives externe et interne de la perte de substance. C'est un assez bon procédé.

P. Tillaux[2] (fig. 175 et 176) emploie à peu près le même procédé ; mais il taille son lambeau sur le ver-

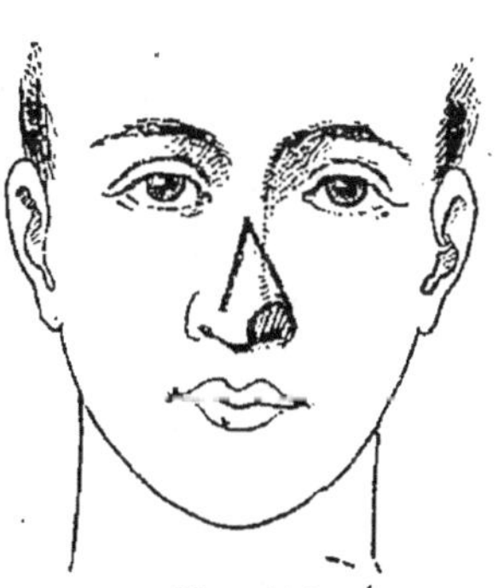

FIG. 174.
Procédé de Denonvilliers.

1. Denonvilliers, *Compendium de chirurgie pratique*, Paris, 1852-1861, t. III, p. 45.
2. P. Tillaux, *Traité de chirurgie clinique*, Paris, 1886, t. I, p. 237.

sant correspondant du nez, immédiatement au-dessus de la perte de substance.

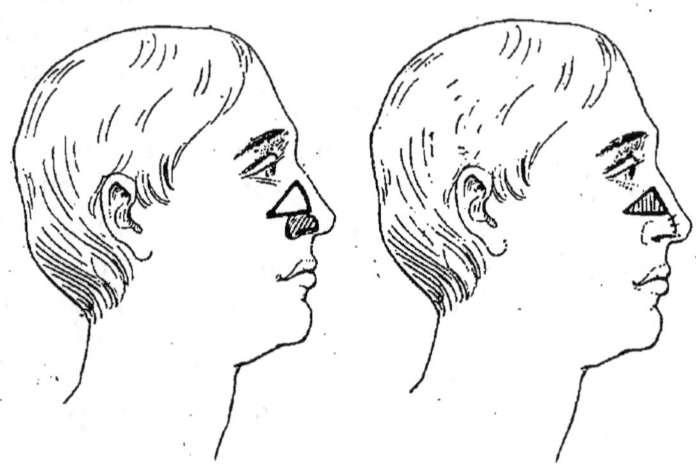

FIG. 175 et 176. — Procédé de P. Tillaux.

D. Procédé de Dieffenbach[1]. — Il est assez spécial en ce sens qu'au lieu d'allonger la moitié du nez qui est malade, il raccourcit celle qui est saine.

On divise la partie moyenne du dos du nez (fig. 177) jusqu'à l'extrémité inférieure de l'os nasal ; de là on conduit, sur la moitié du nez du côté sain, une incision qui va jusqu'au sillon naso-génien

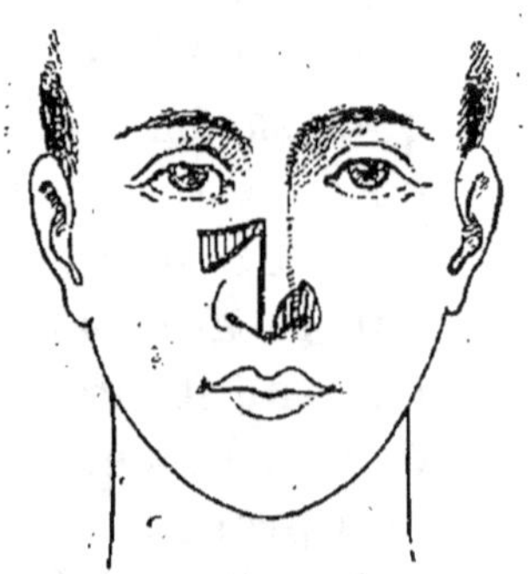

FIG. 177.
Procédé de Dieffenbach.

légèrement oblique en bas. Une deuxième incision, confondue avec la première sur la ligne

1. Dieffenbach, *Chirurgische Erfahrungen*, 1830, p. 1, et 1834, p. 1.

médiane, s'en éloigne en dehors, délimitant un triangle de tissu que l'on enlève ; puis l'on suture. La hauteur du triangle est proportionnelle à la perte de substance du côté opposé. Le nez se trouve raccourci et son extrémité retroussée, mais il est symétrique.

4° Rétrécissement et oblitération des narines.

Le rétrécissement est congénital ou acquis. Lorsqu'il est léger, on peut faire la dilatation avec des sondes métalliques, des éponges préparées, ou des laminaires : elle donne peu de résultats. On a plus de chances de réussir si l'on fait précéder la dilatation d'incisions multiples sur le bord libre de la narine, qu'elles déjettent en dehors.

Velpeau et Jobert[1] ont conseillé l'autoplastie par renversement. Ils enlevaient, tout autour de l'orifice, la peau sur une étendue de 5 à 6 millimètres, puis renversaient la *muqueuse* en dehors, et allaient la suturer à la peau.

Kirmisson[2] a fait l'opération inverse : il a réséqué la muqueuse et a ensuite entropionné la *peau*.

Pour l'oblitération des narines, on a recours aux mêmes procédés : dilatation, incision autoplastique. Quénu a dans un cas libéré ce qui restait de l'aile du nez, et l'a réunie à un lambeau pris sur la joue, qui avait l'avantage, par sa rétraction externe, d'empêcher la rétraction interne de la narine.

---

1. Velpeau, *in Compendium de Chirurgie*, Paris, 1852-61, t. III, p. 20.

2. Kirmisson. *Pathologie externe*, t. II, p. 521.

CHAPITRE III

CHIRURGIE DES FOSSES NASALES ET DE LEUR ARRIÈRE-CAVITÉ

I. — Tamponnement des fosses nasales.

Il peut être fait dans deux circonstances : soit pour prévenir une hémorrhagie, comme lorsqu'on veut faire la résection du maxillaire supérieur; soit pour combattre une épistaxis abondante.

1° *Tamponnement par l'orifice antérieur.* — Autrefois on employait de la charpie; aujourd'hui on se sert de bourdonnets de coton hydrophile stérilisé, attachés en queue de cerf-volant avec un fil stérilisé lui-même. Les tampons sont portés dans la fosse nasale avec une pince à polypes. On peut imprégner ce coton de solutions astringentes, pour faciliter la formation d'un caillot. On arrive difficilement à la partie postérieure de la fosse nasale, à moins que la narine ne soit très large et la cloison déviée.

Le tamponnement complet, par l'orifice antérieur, est un mauvais procédé; cette voie ne saurait convenir que pour faire une compression localisée, dans les cas, très fréquents d'ailleurs (Kiesselbach), où l'hémorrhagie se fait à la partie antérieure de la cloison.

2° *Tamponnement par l'orifice postérieur.* — Il est rare qu'on puisse porter directement, avec une pince courbe, un tampon d'ouate dans l'orifice postérieur des fosses nasales ; aussi faut-il, le plus souvent, recourir au procédé de Belloc.

On prépare deux bourdonnets de coton hydrophile stérilisé, ayant 3 centimètres de hauteur et 1 centimètre 1/2 de largeur. L'un d'eux est fixé à deux fils de soie : l'un double qui devra passer par la narine, l'autre simple qui sortira par la bouche et sera destiné à retirer le tampon.

La sonde dite de Belloc (fig. 178), étant introduite dans la fosse nasale, on lâche le ressort qui,

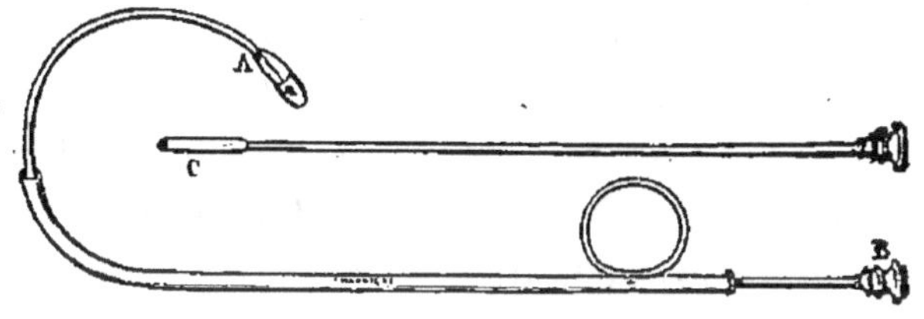

FIG. 178. — Sonde de Belloc.

décrivant une courbe à concavité antéro-supérieure, vient faire saillie dans la cavité buccale. A son extrémité, munie d'un orifice, on fixe le fil double et on retire la sonde qui entraîne le tampon postérieur que le doigt, introduit dans la gorge au-dessus du voile, guide et place dans son orifice. On dénoue le fil double, on place le tampon antérieur qui est fixé par les deux chefs noués de nouveau au-devant de lui.

Collin a fait subir à la sonde de Belloc une modification qui n'est pas très heureuse, en ce sens que l'instrument est parfois trop gros.

Bertrand (de Strasbourg) se servait d'une sonde uréthrale en gomme, munie d'un mandrin, à l'extrémité de laquelle il nouait le fil conducteur du tampon postérieur.

On peut, plus simplement encore, se servir d'une sonde molle de A. Nélaton sans mandrin, ou d'une bougie olivaire. C'est là un moyen qu'indiquait déjà A. Jamain dans sa *Petite chirurgie* de 1859; c'est donc à tort qu'en 1893, Moure prétend avoir été le premier à utiliser les sondes.

Nous ne citerons que pour mémoire le petit sac de baudruche dont se servait Martin-Saint-Ange, et qu'il gonflait après l'avoir mis en place. Des appareils analogues ont été employés par Martin Solon, Miquel (de Tours), Gariel, etc.

Le meilleur procédé est certainement celui de A. Jamain, car il n'exige pas d'instrument spécial.

Le tamponnement doit être laissé en place aussi peu que possible, deux jours au maximum, pour éviter les accidents inflammatoires intenses qui ne manqueraient pas de se produire du côté des fosses nasales.

II. — Déviation de la cloison nasale.

Outre les déformations plus ou moins étendues d'origine traumatique, on rencontre très souvent des déviations et des excroissances osseuses et cartilagineuses qui, bien que passant parfois inaperçues, sont la cause de troubles sérieux.

D'après Zuckerkandl, M. Mackensie, Theile, Semeleder, Harrison Allen, on peut dire qu'une cloison parfaitement symétrique est plutôt l'ex ception que la règle. La proportion entre le nombre de cloisons symétriques et asymétriques est comme 1 à 3 chez les Européens, tandis que chez les indigènes de l'Afrique, de l'Amérique et de l'Australie, elle est comme 4 à 1 ; c'est là un point d'anthropologie assez intéressant.

On a cherché à expliquer de bien des manières ces déviations. Les déviations avec formations d'arêtes saillantes ont été attribuées à des trau- -matismes légers et souvent répétés, tels que l'acte de se servir toujours de la même main pour se moucher, ou de se coucher toujours du même côté (?) Ces déformations sont la plupart du temps dues à un développement exagéré de la cloison qui a grandi plus rapidement que le reste du squelette du nez.

Ces malformations se constatent par l'examen rhinoscopique, soit antérieur, soit postérieur, et par l'exploration digitale. Quelquefois, il existe en même temps, une déviation plus ou moins marquée du nez. Ce vice de conformation est la cause de coryzas chroniques, de pharyngite postérieure, d'inflammation de la trompe d'Eustache ; Holbrook Curtis a cherché à démontrer la relation qui existe entre l'anémie et la sténose nasale.

A. Le *redressement brusque* n'est pas recommandable ; il s'obtient, soit avec le doigt, soit avec une pince à anneau (Huguier ou de O. Lannelongue) qui, presque toujours, agit en fracturant la cloison (fig. 179).

Hewetson a imaginé de pratiquer la dilatation extemporanée sous le chloroforme en se servant

d'un instrument qui agit comme un dilatateur
(fig. 180) : pour lui, l'écrasement des cornets et
même la fracture des os de la paroi externe des
fosses nasales, ne sont pas de nature à donner
lieu à des complications quelcon-
ques. Ce procédé dilate l'anneau
constricteur qui
ferme l'entrée
des fosses nasa-
les, d'où l'agran-
dissement de l'o-
rifice du vestibu-
le; mais il est
nécessaire que le
malade porte
pendant un mois
ou deux, après
la dilatation for-
cée, une bougie
de Grant, pour
voir disparaître
l'affaissement
des ailes du nez.

Hill a fait subir
une modification
à l'instrument de
Hewetson qui
consiste dans un

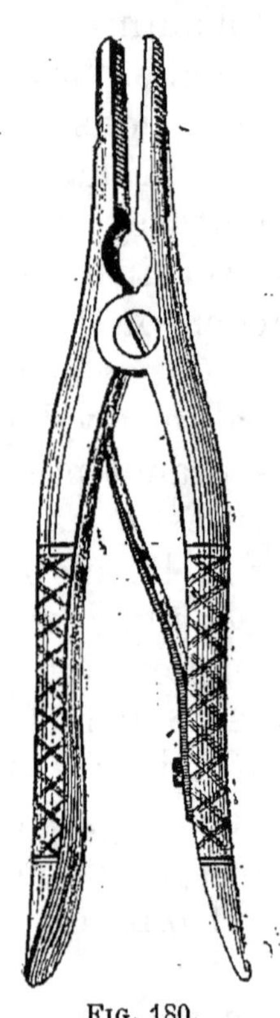

FIG. 180.
Pince de Hewetson.

FIG. 179.— Pince
de O. Lannelongue.

pas de vis dont l'écart est mesuré
par une petite échelle (fig. 181).

B. Le *redressement lent* se fait avec des canules,
des tampons, des laminaires ou des appareils
spéciaux (Jurasz, Delstanche, Moure, Dundas,

Grant). C'est un procédé lent, douloureux, qui échoue presque toujours, peut occasionner une

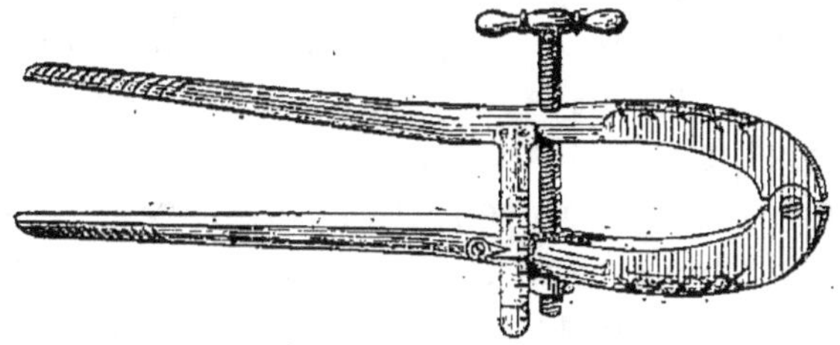

FIG. 181. — Pince de Hill.

poussée inflammatoire et ne doit être entrepris que chez l'enfant (fig. 182 et 183).

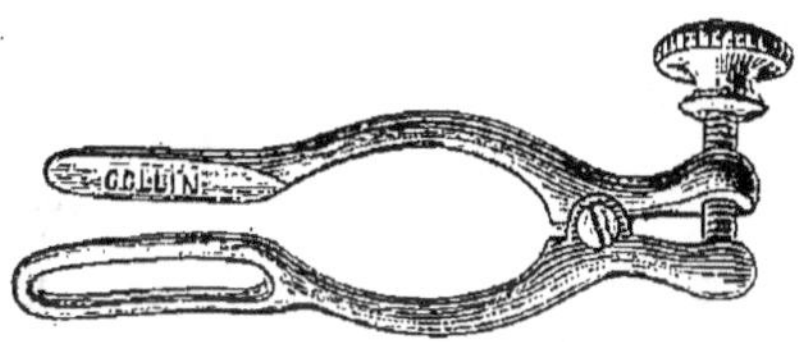

FIG. 182. — Pince de Collin, pour redresser la cloison nasale.

C. *Procédés chirurgicaux*. Blandin, le premier, a opéré les déviations de la cloison en cou-

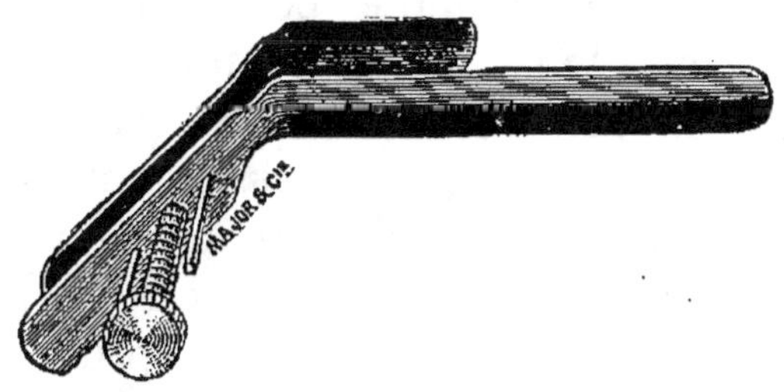

FIG. 183. — Protecteur de Schmidt.

pant, avec un emporte-pièce spécial, la partie saillante, d'où il résultait une communication des deux fosses nasales entre elles.

L'opération de Chassaignac, beaucoup plus

rationnelle, est acceptée par tous les chirurgiens :
il commence par disséquer la muqueuse et le
périoste, puis il enlève toutes les parties osseuses et cartilagineuses qui font saillie. Le lambeau muqueux est ensuite remis à sa place et
maintenu par un tamponnement.

Cette résection a été faite avec une foule d'instruments : les ciseaux (Berger), le bistouri (Pe-
tersen), le ténotome (Malgaigne), la gouge (Hey-

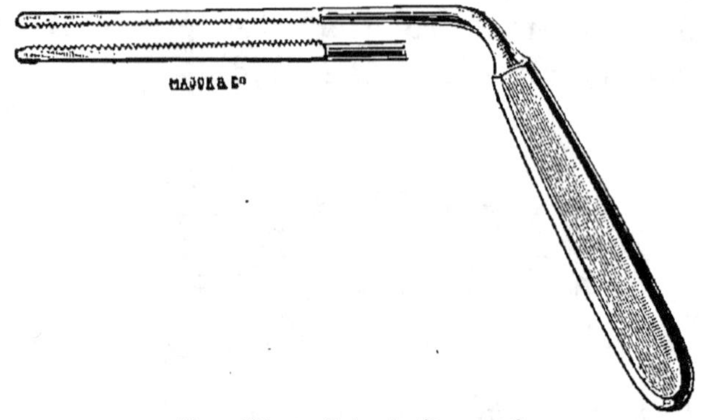

FIG. 184. — Scie de Bosworth.

mann et Hartmann), une petite scie à main
(Bosworth, fig. 184), une scie mue par un tour
de dentiste (Ziem), un trépan nasal (Curtis).

Robert fait une longue incision sur la partie
la plus saillante de la déviation qu'il fait sauter
à l'emporte-pièce, après dissection de la muqueuse, puis il réunit avec des épingles spéciales.

D'autres, Curtis, Bronner, Astier ont creusé
des galeries à l'aide d'un couteau galvanique.
Moure, Miot, Garel, Bergonié, ont employé l'électrolyse ; elle se fait avec des aiguilles de platine

que l'on enfonce dans la cloison et qui déterminent la production d'une eschare.

Les procédés appliqués à la cure des déviations de la cloison sont, on le voit, extrêmement nombreux ; dans beaucoup d'entre eux, principalement dans ceux qui utilisent la scie, il est presque impossible de corriger certaines déformations sans faire une perforation de la cloison. Mais cette destruction a pour avantage, suivant certains auteurs, de rendre aux deux narines leur perméabilité ; d'ailleurs il existe de nombreux cas de perforation de la cloison qui passent pour ainsi dire inaperçus.

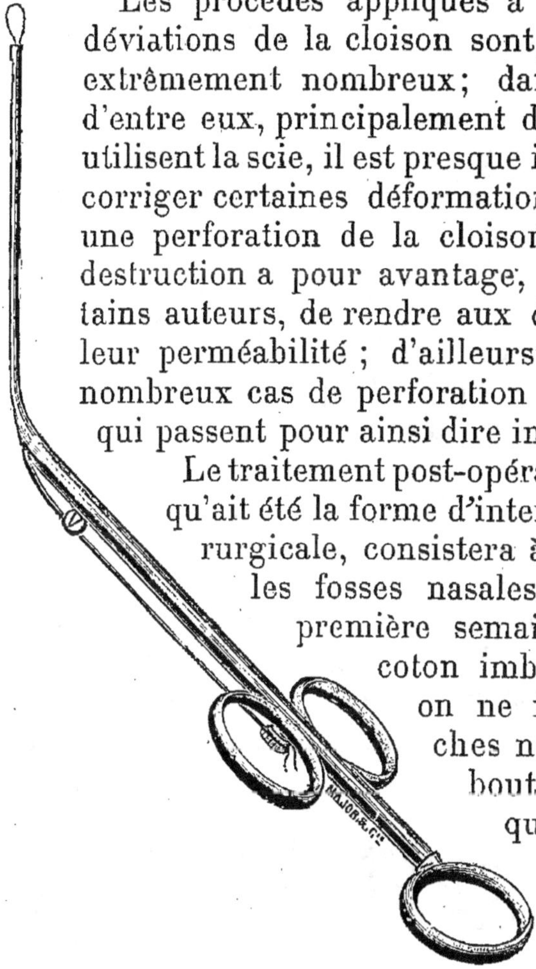

Le traitement post-opératoire, quelle qu'ait été la forme d'intervention chirurgicale, consistera à tamponner les fosses nasales pendant la première semaine avec du coton imbibé d'iodol ; on ne fera de douches nasales qu'au bout de vingt-quatre heures, excepté dans les cas d'hémorrhagie. La muqueuse se reproduit dans les points où elle a été détachée et la guérison a lieu en une quinzaine de jours.

Fig. 185. — Serre-nœud de Wilde.

III. — POLYPES MUQUEUX.

On appelle ainsi les myxomes des fosses nasales et du naso-pharynx. On les traite par : l'excision, la ligature et l'arrachement.

L'*excision* se pratique avec les ciseaux ou le bistouri, tandis qu'on attire le polype en avant : il faut bien éclairer la fosse nasale, pour voir où porte la section.

La *ligature*, à l'aide de fils, est aujourd'hui abandonnée; aussi, le porte-ligature de Charrière, les procédés pour passer les fils de A. Dubois, Mascoti, Hatin, Rigaud, Leroy d'Etiolles, n'ont plus qu'un intérêt historique.

C'est toujours à l'aide d'un serre-nœud que l'on va lier le pédicule du polype et ce serre-nœud porte le nom de polypotome. Celui de Wilde (fig. 185), que l'on emploie aussi pour les polypes du conduit auditif, est l'un des premiers en date.

Des appareils semblables ont été construits par Ruault, Delstanche, Beausoleil, Bosworth, Blacke (de Boston), Burckhardt, Baratoux, etc. Wagnier (de Lille)

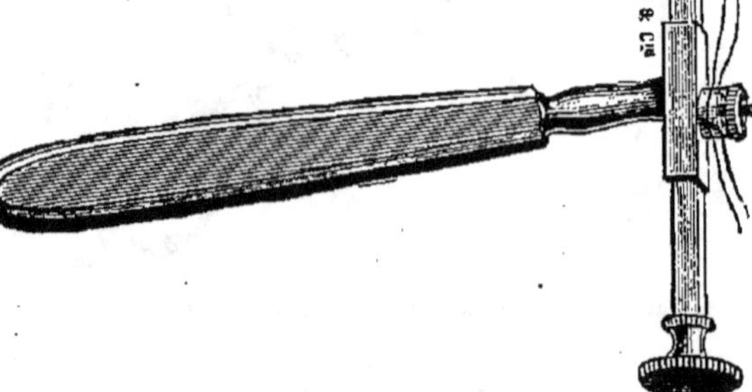

Fig. 186. — Serre-nœud de Ruault.

s'est servi de l'anse galvanique (fig. 186 à 191).

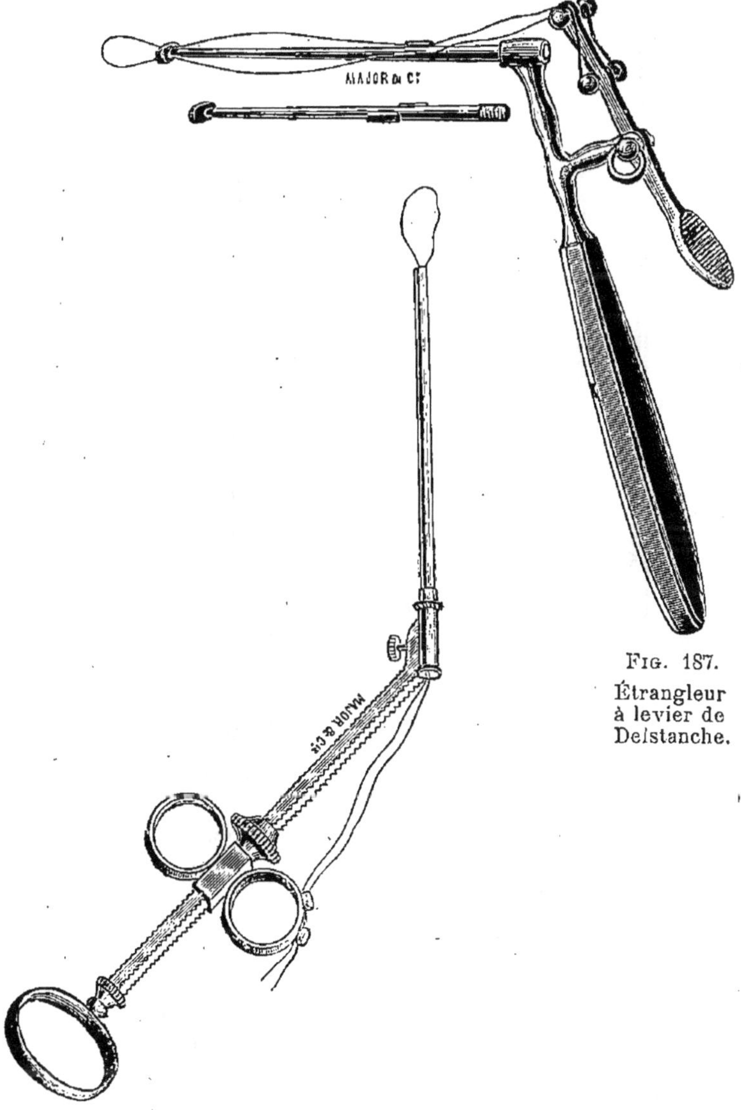

Fig. 187.
Étrangleur
à levier de
Delstanche.

Fig. 188. — Polypotome de Bosworth.

L'arrachement se pratique à l'aide de pinces,

les unes droites, les autres courbées, soit sur le

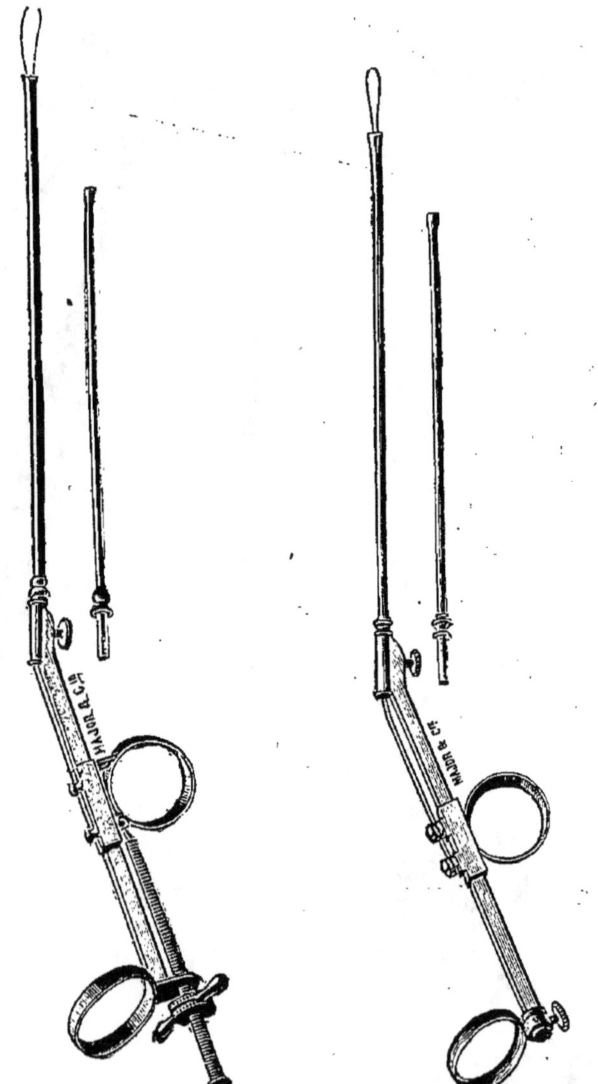

FIG. 189.
Serre-nœud de Burckhardt-Merian.

FIG. 190.
Polypotome de Blake.

plat, soit sur l'un des côtés (fig. 192). Autrefois,

on opérait à l'aveugle ; aujourd'hui, on ne doit
agir que guidé par le miroir frontal et le spéculum nasi (S. Duplay).

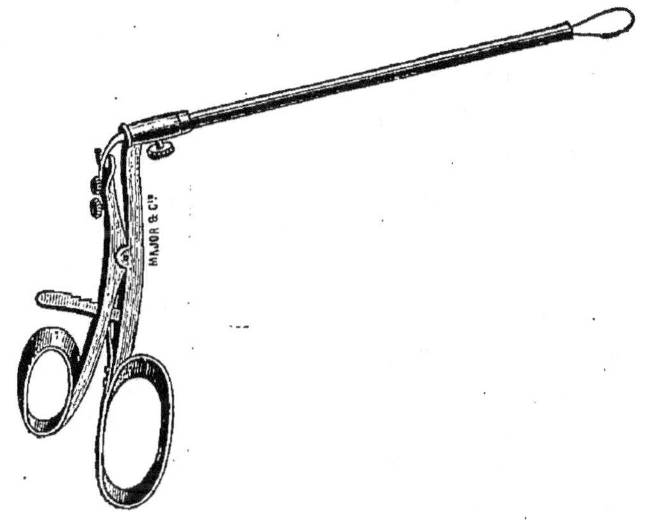

FIG. 191. — Serre-nœud de Major.

Quel que soit le procédé d'exérèse employé,
on doit toujours cautériser le pédicule du polype

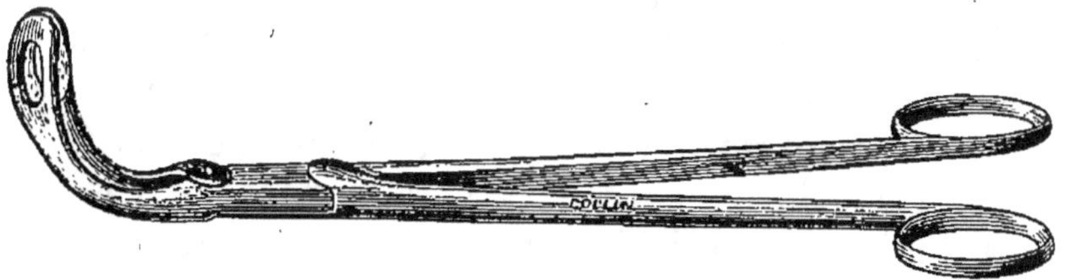

FIG. 192. — Pince à polypes.

pour éviter sa repullulation : cette cautérisation
peut se faire avec une solution de chlorure de
zinc. Enfin, pendant longtemps on conseillera au
malade des irrigations nasales antiseptiques.

IV. — Polypes fibreux naso-pharyngiens.

Les polypes naso-pharyngiens sont des tumeurs qui se développent dans l'arrière-cavité des fosses nasales. Ce sont des fibromes formés de tissu conjonctif jeune qui, quelquefois, dégénèrent en sarcomes. Ces tumeurs ne se voient guère que chez les adolescents. Abandonnées à elles-mêmes, elles poussent des prolongements dans les cavités nasales, les fosses zygomato-temporales, l'orbite, le crâne, et peuvent avoir des conséquences graves. C'est dire qu'il faut agir de bonne heure sur les polypes naso-pharyngiens.

On peut les attaquer par les voies naturelles, (méthodes simples) ou par les voies artificielles (méthodes composées).

1° **Méthodes par les voies naturelles.** — A. *Ligature.* — Elle est due à Guillaume de Salicet[1], et se fait soit d'une façon extemporanée, avec le serre-nœud ou l'écraseur linéaire, soit d'une façon lente. Outre qu'elle est souvent inapplicable, cette ligature expose à des hémorrhagies et à des accidents septicémiques dus à l'infection des eschares (procédé lent). Elle est abandonnée.

B. *Arrachement.* — Il a été fait par J. L. Petit, Ledran, Garengeot[2] à l'aide de pinces courbes que l'on introduisait par la bouche, et que l'on guidait avec l'index gauche[3].

---

1. Guillaume de Salicet, *La cyrurgie*, 1505, 1er traictie, ch. xvii.

2. Garengeot, *Opér. de chir.*, t. III, cité par le *Compendium de chirurgie pratique*, Paris, 1852-1861, t. III, p. 88.

3. Trélat a conseillé ce procédé d'arrachement pour les polypes muqueux du nez faisant saillie dans l'arrière-cavité nasale.

La *rugination* (A. Guérin)[1] n'est qu'un arrachement mais pratiqué avec un instrument spécial.

Le *broiement* (Velpeau)[2] est encore une sorte d'arrachement : il se fait avec de fortes pinces tantôt extemporanément, tantôt en laissant les pinces à demeure ; cette dernière manière de faire expose, comme la ligature lente, à l'infection.

C. *Excision.* — Elle s'exécute à l'aide de curettes tranchantes recourbées que l'on introduit par la bouche (Wately)[3] et qui sont analogues aux curettes pour les tumeurs adénoïdes.

On a encore coupé les polypes avec un bistouri introduit par la narine.

D. *Cautérisation.* — Hippocrate et Paul d'Egine employaient le fer rouge. A. Nélaton[4] avait, pour cette opération, inventé son cautère à gaz. Aujourd'hui, on a recours au cautère électrique, au thermo-cautère et surtout à l'électrolyse ; encore les cautérisations ne sont-elles pas souvent applicables d'emblée et nécessitent-elles une opération préalable.

2° Méthodes par les voies artificielles. — Comme il est le plus souvent impossible d'atteindre la base d'implantation du polype par la bouche et les fosses nasales, les chirurgiens ont

---

1. A. Guérin, *Bull. de la Soc. de chir. de Paris*, 1865, t. VI, p. 518, et 1866, t. VII, p. 18.
2. Velpeau, *Bull. gén. de thér.*, Paris, 1847, t. XXXIII, p. 34.
3. Wately, *Edimb. Med. surg. Journ.*, 1805, p. 465.
4. Malgaigne, *Manuel de médecine opératoire*, 9e éd., Paris, 1888, t. Ier, p. 66.

tenté de se créer une voie artificielle par le nez,
la bouche ou la face.

A. *Voie nasale*. — Elle date d'Hippocrate[1] qui,
avant d'opérer, incisait ou dilatait la narine du
côté malade : le jour ainsi obtenu était bien
insuffisant ; aussi a-t-on fait une véritable résection du nez, résection qui n'était le plus souvent
que temporaire. A cette opération déjà étudiée
dans ce volume se rattachent les noms de Chassaignac, Lawrence, E. Bœckel, Chalot et surtout
L. Ollier.

B. *Voie buccale ou palatine*. — Elle appartient
à Manne[2] (d'Avignon) qui, en 1717, incisa le
voile du palais sur la ligne médiane. Dieffenbach (1834), Maisonneuve (1859), firent l'opération de Manne sans sectionner le bord libre du
voile : ce n'était plus une fente qu'ils créaient,
mais une boutonnière.

Cette incision des parties molles du palais est
bonne, mais souvent insuffisante ; aussi A. Nélaton a-t-il eu l'idée de se créer une voie plus large
par une résection plus ou moins étendue de la
voûte palatine (p. 34 et suiv.).

C. *Voie faciale*. — Elle est moins ancienne
que les deux autres ; car, d'après A. Verneuil elle
aurait été suivie pour la première fois en 1832
par Syme (d'Édimbourg). Elle consiste à pratiquer une résection complète ou incomplète du
maxillaire supérieur. Aujourd'hui (p. 23) on

---

1. Hippocrate, *OEuvr. compl.* (trad. Littré), 1851, t. VII, liv. II,
p. 51, 53.
2. L. Fr. Manne, *Obs. de chir. au sujet d'un polype*, etc.,
Avignon, 1747.

fait une résection temporaire (Huguier, Langenbeck, J. Roux, E. Bœckel, etc.).

Maintenant que nous connaissons les différentes opérations qui ont été faites, nous devons rechercher les meilleures. Quelle voie faut-il suivre pour aborder le polype? Quand on est sur lui, comment faut-il l'enlever? Doit-on préférer la cure lente à la cure rapide en une seule séance? Toutes ces questions ont été, dans ces dernières années, discutées à la Société de chirurgie [1].

La majorité des chirurgiens semble être contre la voie nasale d'Ollier. La voie palatine (Picqué, J. Lucas-Championnière, Quénu, P. Berger, Tuffier, etc.), est la meilleure; si on ne pouvait l'appliquer, on aurait recours à la voie faciale, c'est-à-dire à la résection du maxillaire.

Quand on est arrivé sur le polype, on emploie l'un des moyens d'exérèse que nous avons précédemment décrits, en accordant la préférence à l'ablation au bistouri, suivie de rugination et même de cautérisation du pédicule pour diminuer les chances de récidive. On termine en remettant les choses en place, qu'il s'agisse du palais ou de la face.

Les accidents à redouter sont, au cours de l'opération : l'hémorrhagie et l'entrée du sang dans les voies aériennes, ultérieurement l'infection.

---

1. *Bulletins de la Société de chirurgie* de Paris, 1893, p. 258, 270; 1894, p. 519, 766, 802; 1895, p. 46.

Pour diminuer l'hémorrhagie on a fait la ligature préventive de la carotide externe (Quénu).

La position de E. Rose, ou mieux la trachéotomie (Picqué, J. Lucas-Championnière) empêchent les accidents asphyxiques au cours de l'opération et même en laissant la canule en place pendant quelques jours, on éviterait la pneumonie septique.

Pour prévenir l'infection de la plaie, c'est au tamponnement avec la gaze stérilisée iodoformée, aux irrigations bucco-nasales antiseptiques que l'on s'adressera.

Certains chirurgiens préfèrent, à ces opérations en un seul temps dites rapides, la méthode lente qui consiste dans l'ablation de la totalité ou simplement de la partie la plus gênante de la tumeur : on surveille le mal, et, quand il augmente, on le détruit de nouveau soit par la curette, soit par le fer rouge ou le galvano-cautère.

La division médiane du voile du palais est certainement la meilleure voie pour suivre cette méthode.

Les partisans de la méthode lente (A. Verneuil) se basent sur ce fait capital et exact, que la tumeur disparaît spontanément dès que le sujet atteint l'âge adulte ; il suffit donc d'en modérer la croissance jusqu'à cette époque.

V. — TUMEURS ADÉNOÏDES DU PHARYNX NASAL.

Elles siègent surtout dans l'amygdale pharyngée ou de Luschka et dans cet appareil lymphatique constitué par un amas de follicules qui forment ce qu'on a appelé l'anneau de Waldeyer placé à la partie supérieure des voies respiratoires et digestives. Des quatre amygdales qui le composent, les amygdales palatines ont été longtemps les seules incriminées, mais on sait aujourd'hui que l'hypertrophie de l'amygdale pharyngée est de beaucoup la plus importante.

Apparues dans l'enfance, ces tumeurs tendent la plupart du temps à subir une sorte de régression au moment de la puberté.

Les symptômes des adénoïdes ont été depuis longtemps fort bien décrits par Chassaignac; mais il avait le tort de les rapporter à l'hypertrophie amygdalienne seule.

A. *Considérations cliniques.* — Voici rapidement esquissés les symptômes que présentent les adénoïdiens. Ce sont d'abord des signes rationnels, soit : la gêne de la respiration nasale caractérisée la nuit par le ronflement, l'agitation; les troubles de la voix et de la prononciation; les modifications de l'odorat et du goût; l'altération surtout de l'audition qui se manifeste par de la surdité, d'abord passagère, puis plus ou moins permanente, des douleurs, des bourdonnements d'oreille. Des accès de toux, de la dyspnée, la laryngite striduleuse; le spasme glottique, de la céphalée frontale, de la paresse de l'intelligence on été mis sur le compte des tumeurs adénoïdes, voire même l'épilepsie et la chorée?

Le facies dit adénoïdien est caractéristique : bouche entr'ouverte, visage pâle, pommettes aplaties, déformation des dents, nez élargi à sa base, pli cutané bridant le grand angle de l'œil. Toutefois ce facies n'est pas pathognomonique.

On observe fréquemment : des déviations de la cloison, de l'atrophie des sinus, l'ogivité de la voûte palatine, et même des déformations thoraciques et du rachis.

Les signes physiques découlent de l'examen du malade. L'inspection révèle souvent l'hypertrophie de toutes les glandes lymphatiques du pharynx, mais c'est surtout le toucher pharyngien qui fournit les plus précieux renseignements sur les différents caractères de ces tumeurs.

Chez les enfants déjà grands, on peut tirer bénéfice de la rhinoscopie postérieure qui rend compte de la disposition et de l'aspect du néoplasme.

B. *Traitement.* — Les différents modes de traitement des adénoïdes sont nombreux.

Nous laisserons de côté le traitement médical comme insuffisant.

Le traitement chirurgical est, croyons-nous, le seul rationnel.

On s'est servi du galvano-cautère, mais cet instrument est dangereux, car on court risque de blesser l'orifice des trompes d'Eustache et d'amener soit des otites suppurées, soit des oblitérations cicatricielles non moins graves.

Il existe peu d'interventions en chirurgie qui aient fait naître un nombre aussi considérable d'instruments et chaque laryngologiste en a un qu'il préfère; nous ne signalerons ici que les principaux types.

On peut aborder les tumeurs adénoïdes par deux voies : la voie nasale et la voie buccale.

1° *Voie nasale*. — Meyer, le premier, enleva les tumeurs adénoïdes par cette voie à l'aide d'un couteau annulaire monté sur une tige droite et longue.

Voltolini, usant du même procédé, introduisait l'instrument dans le méat inférieur, le poussait jusque dans le naso-pharynx et lui imprimait des mouvements de rotation et de raclage.

Michel (de Cologne) introduisait le bout d'un des fils de l'anse galvanique par une narine et le faisait ressortir par l'autre.

Ces procédés, nécessitant l'emploi du miroir, étaient en somme peu commodes et peu pratiques, aussi tombèrent-ils rapidement en désuétude.

2° *Voie buccale*. — Cette voie est moins pénible pour le malade en même temps qu'elle est plus facile pour le chirurgien. C'est Guyè (d'Amsterdam) qui le premier eut l'idée de se servir de l'ongle de l'index : il suffit de glisser, comme pour le toucher, l'index de la main droite derrière le voile du palais et de se servir de l'ongle pour écraser et détacher plus ou moins bien les tumeurs adénoïdes.

Cette pratique est encore suivie, en Angleterre par Lennox Browne ; d'autres, comme Trasher et Delavau, l'emploient soit systématiquement, soit concurremment avec les pinces.

C'est là un mauvais procédé. D'abord il est brutal, puis il est souvent fort difficile de péné-

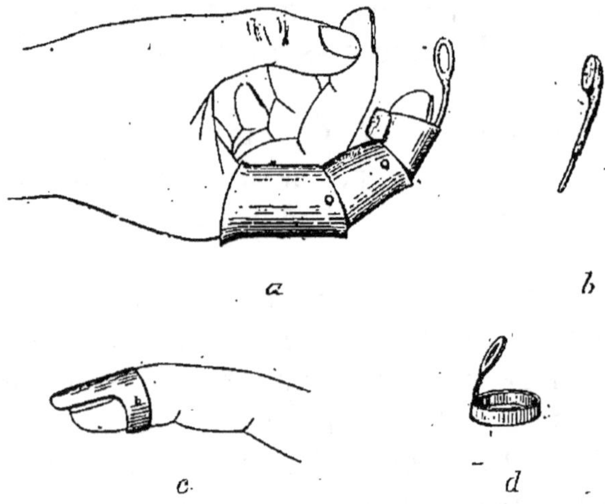

FIG. 193. — Curettes avec doigtier et ongles artificiels.

trer jusqu'au sommet du naso-pharynx ; de plus, on écrase ainsi les végétations et on ne les enlève pas complètement ; enfin on est exposé à ouvrir les fentes lymphatiques de l'amygdale pharyngée, favorisant ainsi les inoculations.

Pour remédier à ces divers inconvénients, on a imaginé des ongles artificiels se montant sur l'index et même une curette annulaire se fixant de la même façon (fig. 193 *a*, *b*, *c*, *d*).

Nous reprocherons à ces instruments de manœuvrer à l'aveuglette et d'exposer les patients à des blessures de l'orifice tubaire.

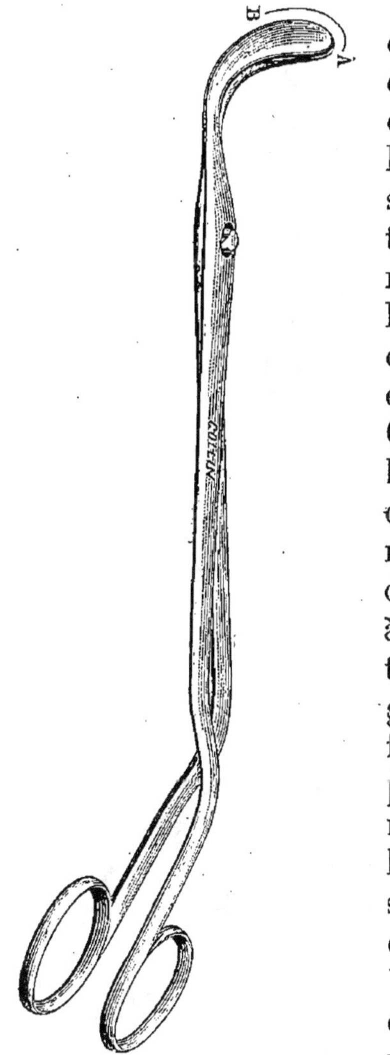

Fig. 194.
Pince de Lœwenberg.

Fauvel est le premier qui ait employé une pince écrasant les adénoïdes ; mais c'est Lœwenberg qui, le premier, se servit de pinces coupantes, qu'on a plus ou moins modifiées dans la suite, et dont beaucoup de chirurgiens font encore usage (fig. 194). Ce sont des pinces à polypes à longues branches, auxquelles on aurait donné, sur le plat, des courbures destinées à leur permettre de contourner le dos de la langue en avant et plus profondément, le voile du palais ; les extrémités représentent deux cupules à bords tranchants, se regardant par leur concavité.

De nombreuses modifications y ont été apportées et l'on peut dire qu'il existe presque autant de modèles que de rhinologistes ; d'ailleurs, elles se ressemblent toutes, ne différant les unes des autres que par des détails insignifiants de forme et de courbure.

La pince de Lœwenberg-Woakes présente des cuillères larges, ovalaires ; celle de Lœwenberg - Hooper a deux cuillères ovales, mais de grandeur inégale et dont l'une vient s'inclure dans l'autre. Les pinces de Raoult répondent à ce type (fig. 195).

Certaines ont un tranchant limité à leur bord antéro-supérieur, le reste de leur périphérie restant mousse, et ne venant pas au contact dans le but d'éviter le pincement des choanes et du vomer (fig. 196).

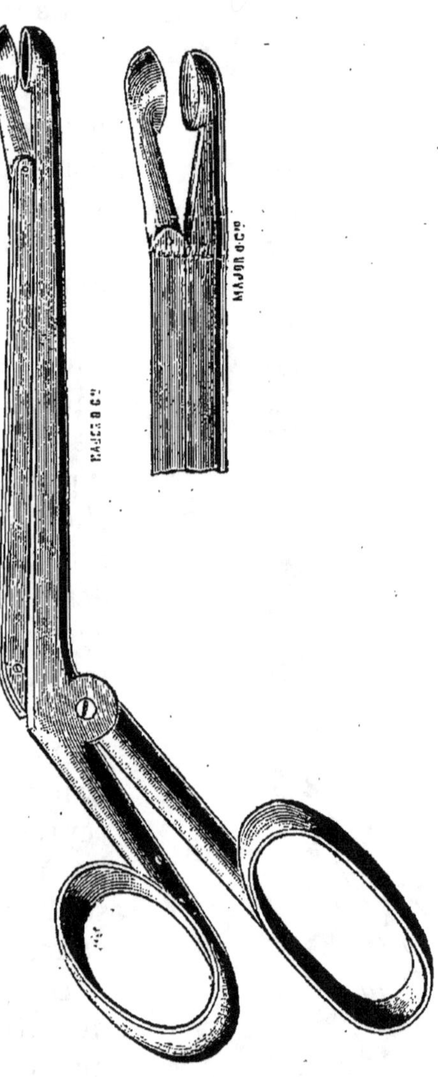

Fig. 195. — Pince de Raoult

D'autres pinces, semblant fort appréciées par

quelques spécialistes, ont des cuillères fenêtrées, telle la pince de Ruault qui se termine par deux mors, dont chacun représente une curette tranchante fenêtrée, évidée à sa partie postérieure (fig. 497).

Répondant à ce type sont les instruments employés par Kuhn (de Strasbourg) et par Gradle (de Chicago).

La pince de Kuhn est munie, en guise de cuillères, de deux couteaux annulaires, elliptiques, dont la courbure supérieure s'adapte à celle de la voûte pharyngée, et dont le but est de maintenir les tumeurs saisies.

La pince de Gradle est coupante, à cuillères fenêtrées, triangulaires; chaque extrémité est une curette à trois côtés, un seul est tranchant et répond à la base du triangle qui regarde en haut,

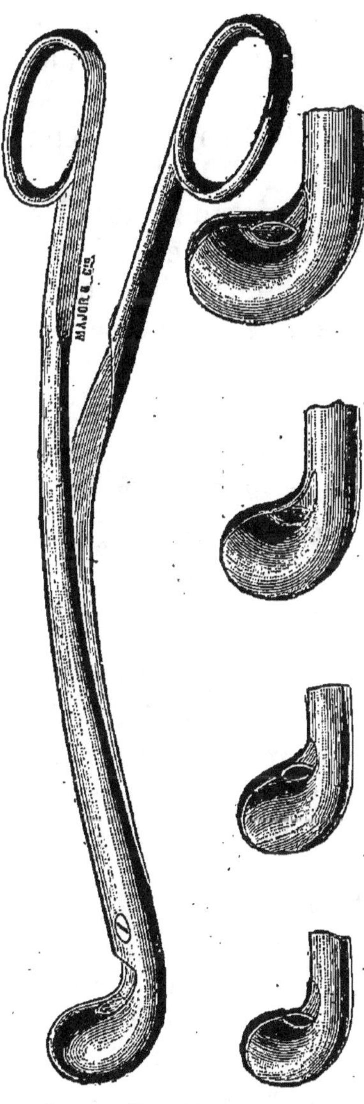

Fig. 196.
Pinces coupantes de Calomettes.

et qui s'adapte par une légère incurvation à la voûte naso-pharyngienne. Sur les plans extérieurs des curettes, deux ressorts partagent le triangle en deux et empêchent les portions excisées de glisser au dehors. Un troisième ressort maintient écartées l'une de l'autre les deux curettes.

Quoi qu'il en soit de la dimension des mors, de la largeur de leurs lignes tranchantes et de leurs surfaces de préhension, il est bien difficile de pouvoir saisir, en une seule fois, la masse des

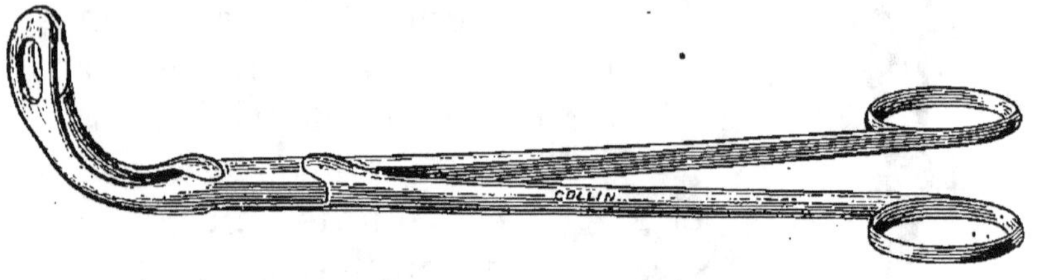

FIG. 197. — Pince coupante et latérale de Ruault.

adénoïdes, force est de ressortir l'instrument après chaque broiement et de l'introduire de nouveau. Un autre inconvénient de ces pinces est de laisser forcément des pédicules implantés dans la muqueuse, qui peuvent devenir le point de départ de récidives.

La même objection s'adresse aux adénotomes dont un des premiers modèles a été imaginé par Delstanche (de Bruxelles). Ce sont deux lames tranchantes montées sur une tige unique, et pouvant être amenées au contact l'une de l'autre par une simple pression sur un bouton à ressort.

L'adénotome de Delstanche saisit les végétations latéralement; l'adénotome de Mayor présente des lames qui se meuvent dans le sens antéro-postérieur.

Il est encore impossible à ces instruments d'abraser les végétations molles et disséminées.

Meyer qui, primitivement, avait employé la voie nasale, n'avait pas tardé à y renoncer, et avait utilisé son anneau tranchant par la voie buccale en modifiant la tige de soutien, pour lui donner une courbure appropriée.

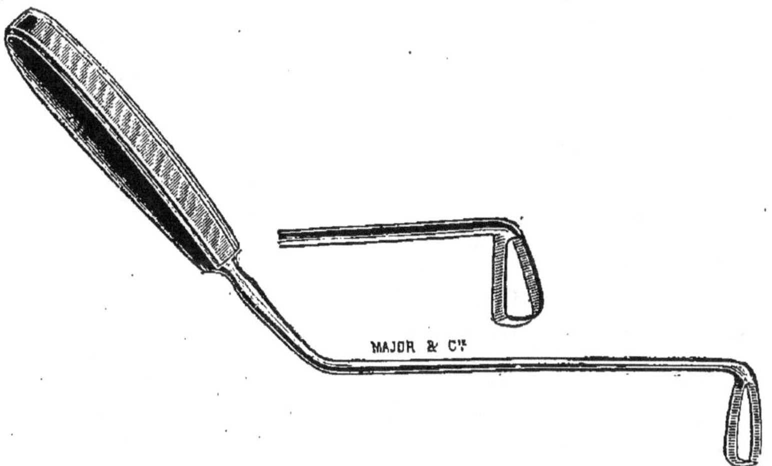

Fig. 198. — Curette de Hartmann.

Une des premières, la *curette* de Ménière, était tout simplement une cuillère. Depuis, on a construit des curettes de forme très variées, fenêtrées ou non, qui ne sont guère moins nombreuses que les pinces.

La curette de Hartmann, tranchant transversalement, est une bonne curette ; elle est utile pour l'abrasion des végétations plus particutièrement implantées à la voûte du naso-pharynx après que les masses principales ont été enlevées (fig. 198).

Parmi tous ces instruments, nous donnons la préférence au coutcau annulaire de Schmidt (de Francfort), qui paraît être le mieux approprié pour curer très complètement le naso-pharynx (fig. 198) : c'est une modification du couteau de Gottstein, qui se compose essentiellement d'un triangle d'acier à angles mousses, dont le sommet est fixé sur une tige qui présente une courbure adaptée à la région et se termine par un manche. La base du triangle représente seule une lame dont le tranchant regarde en avant; les deux autres côtés sont mousses et en limitent l'action. Ce couteau ne coupe que ce qui dépasse de la surface naturelle du pharynx, et permet un déblayage parfait de toute la région (fig. 199, 200).

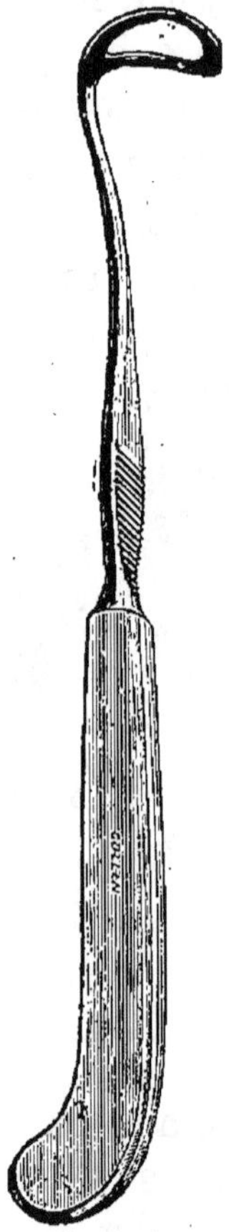

Les fragments enlevés, ou bien sont ramenés dans la bouche, ou bien tombent dans le pharynx, ce qui n'a aucun inconvénient; les couteaux présentant de petits paniers (Moure), pour éviter cette chute, sont donc tout à fait inutiles et sont moins maniables.

Fig. 199.
Couteau annulaire de Schmidt.

C. *Manuel opératoire*. — Malgré tout ce que l'on a pu dire, l'ablation des tumeurs adénoïdes est douloureuse et a, par conséquent, intérêt à être pratiquée sous l'anesthésie. Elle tend d'ailleurs, de plus en plus, à entrer dans la pratique courante, et permet seule d'obtenir un curage parfait du cavum en une seule séance.

L'anesthésie locale à la cocaïne ne supprime pas complètement la douleur et est susceptible, surtout chez les jeunes enfants, de produire des accidents graves.

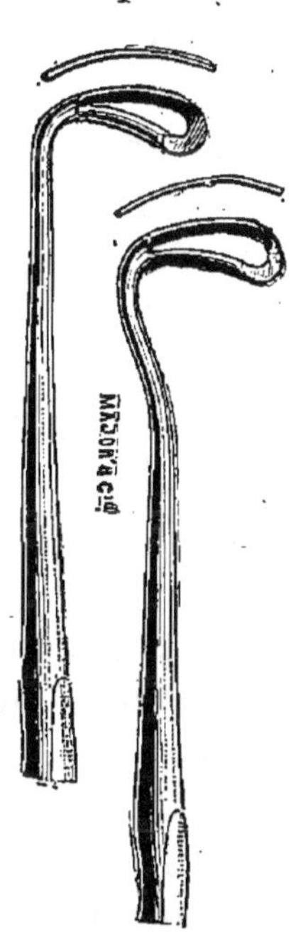

Parmi les anesthésiques, nous donnons la préférence au bromure d'éthyle qui, pur, et manié d'une façon convenable, a le grand avantage, d'endormir très promptement les malades et de les laisser se réveiller de même[1]. Dans ces conditions, il n'est nullement dangereux, mais il est de toute nécessité qu'il soit administré suivant certaines règles.

Il est bon que pendant une huitaine de jours avant l'opération, les malades fassent au moins deux fois par jour des injections nasales avec l'eau boriquée

Fig. 200.
Couteau de
Gottstein.

Fig. 201.
Différentes
modifications du
couteau de Schmidt.

1. F. Terrier et M. Péraire, *Petit manuel d'anesthésie chirurgicale*, Paris, 1894, p. 154.

chaude à 3 p. 100, au moyen du siphon de Weber (fig. 202). Immédiatement avant d'opérer, on pratiquera une douche nasale avec l'eau phéniquée à 1 p. 100.

Pour faire l'opération, on a placé les malades, dans les positions les plus variées ; tantôt debouts ou assis entre les jambes d'un aide, tantôt, à l'exemple de Hoppmann, de Trasher, le sujet est étendu sur le dos, les épaules sur le bord de la table, la tête pendante dans l'extension forcée. Bien que le bromure d'éthyle, qui est sans action marquée sur le cœur, permette d'opérer dans la station assise, nous préférons l'attitude couchée.

Il suffit de faire redresser légèrement, par un aide, la tête du malade qui se présente ainsi à l'opérateur sous le meilleur éclairage possible.

On insinue alors l'abaisse-langue de Frænkel, qui a

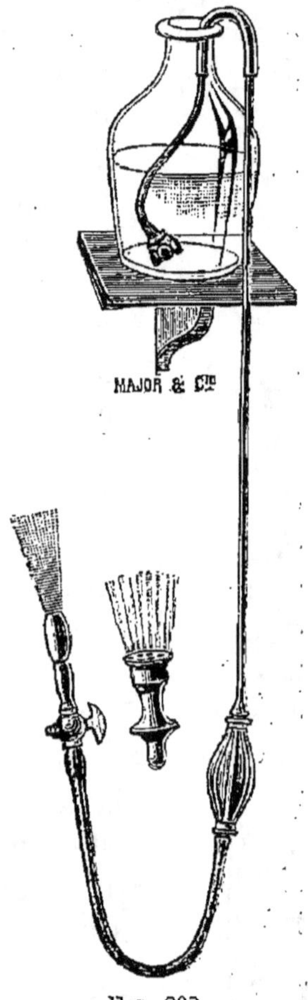

Fig. 202.
Siphon de Weber.

l'avantage de ne pas tenir trop de place dans la bouche, et l'on introduit le couteau de Schmidt derrière le voile du palais. On abaisse ensuite, le plus possible, le manche de l'instrument, afin d'aller trancher les tumeurs adénoïdes qui sont situées à la partie la plus antérieure de la voûte.

A quatre ou cinq reprises, la main s'abaisse et se relève pour que le tranchant de l'instrument suive les diverses parties du naso-pharynx : à droite, à gauche, au milieu, en haut, en arrière. Si cela est utile, le chirurgien peut terminer en prenant la curette d'Hartmann à tranchant transversal qui nettoie la voûte par des mouvements de droite à gauche.

L'effort déployé doit être assez grand pour atteindre l'implantation des adénoïdes, et être ressenti par l'aide qui maintient la tête. Les masses enlevées, tombent assez fréquemment dans le pharynx; quelques-unes sont dégluties, d'autres vont dans les fosses nasales et sont ensuite expulsées en se mouchant ou par la douche de Weber. La plupart sortent par la bouche, plus ou moins masquées par le sang qui s'écoule en assez grande abondance.

Ce curettage doit être rapide et ne pas dépasser, en moyenne, une quinzaine de secondes.

L'hémorrhagie n'est pas à craindre, en général, si l'on opère dans une période non inflammatoire et si le curettage est fait vigoureusement jusqu'à l'implantation des tumeurs.

Aussitôt après l'opération, il est bon de pratiquer une nouvelle injection nasale avec la solution phéniquée à 1 p. 100.

Il n'est pas utile, sauf de très rares exceptions, de prescrire dans la suite des irrigations nasales. Au bout de huit et de quinze jours, il peut être avantageux de faire quelques attouchements du naso-pharynx avec un tampon d'ouate imbibé de la liqueur iodo-iodurée.

Le régime post-opératoire est des plus simples : il consiste à garder la chambre pendant quelques jours et à s'abstenir d'aliments solides pendant quarante-huit heures.

L'opération agit non seulement en enlevant des tumeurs encombrantes pour la respiration, mais encore, en désinfectant le naso-pharynx dont le tissu lymphoïde retient des sécrétions muco-purulentes qui résistent aux lavages et aux badigeonnages les plus variés.

CHAPITRE IV

CHIRURGIE DES SINUS FRONTAUX

I. — Préliminaires.

1º Anatomie.

Quand on examine un os frontal, on voit que les deux lames qui le composent, s'écartent au niveau de la glabelle ou bosse nasale pour former les *sinus frontaux*.

Ces sinus, ordinairement au nombre de deux, sont séparés l'un de l'autre par une cloison médiane, souvent incomplète, plus ou moins déviée, parfois très résistante. Beaucoup plus rarement on a observé trois ou quatre cloisons. Des crêtes saillant de leurs parois les subdivisent en loges la plupart du temps incomplètes qui expliquent ces anomalies.

Les sinus frontaux présentent des dimensions qui sont très variables. On peut dire qu'ils sont d'autant plus développés que le sujet est plus âgé. Ils n'apparaissent guère que vers la fin de la deuxième année, puis augmentent petit à petit de volume et atteignent vers l'âge de vingt à vingt-cinq ans 3 centimètres en moyenne dans toutes leurs dimensions chez l'homme et 12 à 15 millimètres chez la femme (Poirier).

On a vu parfois les sinus s'étendre beaucoup

plus loin et se prolonger : en haut jusqu'aux bosses frontales et même jusqu'aux pariétaux (Ruysch), en dehors au delà des apophyses orbitaires externes, en bas dédoubler la moitié antérieure de la voûte orbitaire.

Certains frontaux contiennent des sinus très réduits et même n'en possèdent pas. Bouyer [1] a noté leur absence dans la proportion de 4 à 5 p. 100.

La capacité moyenne des deux sinus varie de 3 à 4 centimètres cubes ; ils peuvent donc contenir des corps étrangers très variés : des vers, des insectes introduits à l'état de larves. On a vu aussi des balles y séjourner plus ou moins longtemps et par inflammation se frayer ensuite une voie jusque dans les fosses nasales.

Les sinus frontaux affectent une forme assez irrégulière. On peut cependant leur considérer trois parois : une *antérieure* ou *frontale*, une *postéro-supérieure* ou *crânienne*, une *postéro-inférieure* ou *orbitaire*.

La paroi antérieure est la plus épaisse parce qu'elle est formée d'une couche de diploé, et c'est cette couche de diploé qui saigne lorsqu'on trépane le sinus par cette voie.

La paroi postéro-supérieure est très mince et peut même être détruite à la suite de suppuration.

Quant à la paroi postéro-inférieure, elle est encore plus mince et composée comme la précédente d'une simple lame de tissu compact.

Des deux côtés, chaque sinus frontal s'ouvre

1. Bouyer, *Thèse inaug.*, Paris, 1859.

en bas dans l'infundibulum de l'ethmoïde, par un canal creusé dans les cellules antérieures de cet os et appelé : *canal frontal, fronto-ethmoïdal, fronto-nasal.* Ce canal se termine par une partie évasée qui s'ouvre dans le méat moyen et qui constitue l'*infundibulum.*

La longueur de ce canal est en moyenne de 15 millimètres chez les hommes, de 10 millimètres chez les femmes. La forme est cylindrique, mais légèrement aplatie dans le sens transversal ; cet aplatissement parfois peut diminuer considérablement le calibre du conduit et même ne pas permettre le passage d'une bougie filiforme.

D'ordinaire le diamètre du canal varie de 2 à 3 millimètres, de telle sorte que des bougies n°s 6 à 10 de la filière Charrière peuvent servir pour son cathétérisme.

Poirier a trouvé dans un cas, deux canaux frontaux dans l'ethmoïde droit d'un homme de cinquante ans, qui avait également de ce côté deux sinus frontaux ; ces deux canaux étaient accolés l'un à l'autre, comme les deux canons d'un fusil, et séparés par une mince cloison osseuse antéro-postérieure.

Creusé dans les cellules antérieures de l'ethmoïde, le canal frontal se dirige obliquement en bas, en dedans et en arrière, en rapport en dedans avec les cornets supérieur et moyen, en dehors avec la cavité orbitaire. Le canal nasal, placé plus en dehors et sur un plan antérieur, le croise très obliquement.

L'orifice supérieur est placé dans le sinus, de

chaque côté non loin du septum médian ; l'orifice inférieur ou nasal s'ouvre, par l'infundibulum, dans le méat moyen, où une gouttière (*gouttière infundibulaire*) prolonge l'infundibulum jusqu'à l'ouverture nasale du sinus maxillaire. Cette disposition est intéressante pour le chirurgien, car elle explique pourquoi les sécrétions du sinus frontal sont susceptibles de pénétrer plus ou moins dans le sinus maxillaire et de provoquer une infection secondaire.

La disposition du canal fronto-nasal ne serait pas toujours aussi simple et présenterait de nombreuses variations suivant une étude d'Hartmann [1]. « Il y a, dit cet auteur, entre la disposition des canaux fronto-nasaux des différences extrêmes. Je serais même porté à considérer comme disposition habituelle l'absence de canal, le sinus se prolongeant jusqu'à l'extrémité antérieure du cornet moyen et venant s'ouvrir par une large fente dans la partie la plus extérieure du méat moyen.

« La partie du sinus sous-jacente à la racine du nez peut être rétrécie par des cellules ethmoïdales refoulant ses parois ou s'y développant. Elles laissent entre elles un conduit que l'on peut appeler canal fronto-nasal. Ce conduit s'ouvre d'ordinaire dans le sillon antérieur de l'infundibulum, souvent en arrière, dans la partie la plus externe du méat moyen.

« Lorsque les cellules qui enveloppent de

1. *Ueber die Anatomischen Verhältnisse der Stirnhöhle und ihrer Ausmündung* (*Langenbecks Archiv*, Bd XLV, H. 1, p. 149. Berlin, 1893).

toutes parts l'extrémité inférieure du sinus, en la transformant en canal, se développent irrégulièrement, le canal fronto-nasal est plus ou moins dévié de sa direction : par le développement plus considérable des cellules antérieures, il est dévié en arrière; par le développement des cellules orbitaires, il est dévié en dedans, etc.

« L'abouchement des cellules entourant le canal se fait dans celui-ci, si bien qu'en le sectionnant, on le trouve criblé d'orifices plus ou moins nombreux. »

La muqueuse des sinus frontaux est mince, lisse, rosée et présente d'après les recherches d'Inzani[1] trois couches : une couche fibro-périostique, une couche de tissu conjonctif et une couche dermo-épithéliale. Les glandes à mucus y sont rares et généralement simples; la muqueuse renferme deux réseaux vasculaires, l'un superficiel dans la couche dermique, l'autre profond dans la couche fibreuse.

Les auteurs ne décrivent pas de lymphatiques; Poirier dit les avoir injectés et leur reconnaît un aspect à larges mailles.

Les nerfs nombreux forment sous l'épithélium un réseau de fibres nerveuses pâles, présentant sur leur trajet des renflements en boutons, desquels se détachent les filets terminaux (Inzani); ils proviennent d'un filet ethmoïdal du nasal.

La muqueuse sinusale présente une sensibilité réveillée soit par le contact direct (expériences de Deschamps), soit par la pression déterminée

---

1. Inzani, *Lyon médical*, 1872, t. X, p. 57.

par l'accumulation d'un liquide dans la cavité des sinus.

Par suite de la présence d'appareils nerveux, semblables à ceux que renferme la pituitaire, on est conduit à admettre que ces sinus doivent aussi être le siège d'une sensibilité spéciale.

2° Considérations pathologiques.

La description anatomique précédente nous a paru indispensable pour l'étude des différents procédés de pénétration dans les sinus frontaux.

Nous passerons rapidement sur les plaies du sinus frontal, qui limitées à la paroi antérieure n'ont pas grande gravité. Elles guérissent généralement, mais si la plaie est étroite et sinueuse, l'air peut s'infiltrer dans les parties molles à la suite d'efforts et donner naissance à de l'emphysème. La suppuration peut également s'y développer et produire une fistule persistante.

Nous serons également brefs sur les différentes fractures résultant soit d'instruments contondants, soit d'armes à feu. Ici le plus souvent l'on a des fractures esquilleuses, avec enfoncement plus ou moins considérable de la paroi antérieure du sinus et parfois complication de corps étrangers.

S'il y a plaie, comme cela existe le plus ordinairement, ou la muqueuse est intacte et se gonfle pendant les efforts d'expiration, ou elle est déchirée, s'enflamme et sécrète une matière blanchâtre que l'on a pu prendre pour la substance cérébrale.

Toutes ces lésions ne réclament pas un traitement chirurgical spécial. Dans le cas de plaie simple, il suffira, comme partout ailleurs, de réunir exactement les lèvres de la plaie en évitant la formation d'une fistule. S'il s'agit d'une fracture avec plaie, après avoir relevé les fragments enfoncés et enlevé les esquilles, on traitera la plaie comme une plaie simple.

Ce que nous voulons surtout étudier ici, ce sont les modes de traitement s'appliquant aux lésions produisant des collections, des abcès ou empyèmes des sinus, en un mot les *sinusites frontales*.

Ces collections peuvent revêtir une forme aiguë, ce qui est fort rare ; elles prennent le plus ordinairement une marche chronique.

Dans le premier cas on a affaire à des rétentions muqueuses, à des infections catarrhales légères à pneumocoques sans productions polypeuses et sans carie osseuse. Elles se traduisent par de la céphalalgie revêtant parfois le caractère névralgique et donnent lieu à l'écoulement d'une assez grande quantité de liquide muqueux quelquefois muco-purulent avec quelques stries de sang.

La maladie peut se terminer par résolution. Parfois cependant sous l'influence du gonflement de la muqueuse ou à cause de la consistance visqueuse de l'exsudat, le liquide ne peut plus se répandre au dehors, il s'accumule alors dans le sinus, le dilate, et forme ce que l'on a appelé l'*hydropisie du sinus frontal*.

Mais la plupart du temps, l'affection prend

d'emblée une allure chronique, au lieu d'un liquide muqueux, du pus s'épanche dans le sinus, on a alors affaire à un *empyème* du sinus frontal. Bientôt se forme, à la partie interne du sourcil, une tumeur dure ; puis la paroi osseuse s'amincit progressivement, se laissant parfois déprimer et donnant au doigt la sensation parcheminée ; enfin l'os finit par se perforer et l'on a alors une fluctuation manifeste.

Généralement, la tumeur proémine dans la cavité orbitaire refoulant l'œil en bas et en dehors. Elle produit certains troubles oculaires allant jusqu'à l'exophtalmie et la diplopie, c'est ce qui explique pourquoi les malades vont de préférence consulter les ophtalmologistes et aussi pourquoi ceux-ci se sont occupés de l'étude de cette affection (Panas et Guillemain).

La tumeur peut aussi faire saillie au-dessous du sourcil vers le grand angle de l'œil, ou bien encore venir s'ouvrir dans l'intérieur des fosses nasales et même dans l'intérieur du crâne.

La production des sinusites peut reconnaître des origines variées : les maladies générales septiques, le traumatisme, les corps étrangers, l'inflammation simple des fosses nasales peuvent leur donner naissance.

Ce que l'on a décrit sous le nom d'hydropisie des sinus, répond simplement à l'accumulation dans leur cavité des produits de sécrétion, dont l'écoulement normal est gêné soit par l'oblitération de l'orifice de communication avec les fosses nasales, soit par leur consistance plus grande qu'à l'état habituel. Au point de vue symptomatique d'ailleurs, cette hydropisie se confond avec l'abcès.

Les kystes hydatiques sont fort rares et l'on n'en cite que peu d'observations. On a rencontré également des polypes muqueux, comme dans les fosses nasales.

Les lésions des parois osseuses des sinus, résultant de la syphilis, de la tuberculose, des ostéomes (Dolbeau), des fibromes, des myxomes, des sarcomes, sans parler des polypes naso-pharyngiens qui peuvent envahir secondairement le sinus frontal, produisent en général des symptômes absolument analogues à toute tumeur du sinus, liquide ou solide.

Les corps étrangers des sinus frontaux se divisent en corps étrangers vivants et corps étrangers inertes. Les premiers sont généralement des larves de mouches ou d'insectes qui pénètrent par les fosses nasales; ils déterminent souvent des accidents terribles. Les seconds pénètrent dans le sinus à l'aide d'une plaie ou d'une fracture; ils sont de natures variées : tantôt ce sont des fragments d'épée, de fleuret, de flèche; tantôt ce sont des projectiles lancés par la poudre.

Ces corps peuvent rester assez longtemps sans déterminer aucun trouble, mais cette tolérance n'est pas indéfinie, et tôt ou tard, ils finissent par déterminer de la suppuration. Ce qui est important à retenir, c'est que la possibilité de la suppuration et de sa propagation à la cavité crânienne donne un caractère de gravité à la présence de ces corps étrangers.

Consécutivement aux diverses lésions, traumatiques ou spontanées que nous venons d'indiquer peuvent se montrer des fistules du sinus. Le plus souvent, c'est la syphilis qui les produit.

Ces fistules donnent issue à du muco-pus et à de l'air, quand le malade fait des efforts pour se moucher, à moins cependant que l'orifice de communication avec les fosses nasales ne soit oblitéré.

L'oblitération de l'orifice fistuleux présente souvent des difficultés ; on devra donc autant que possible prévenir, par l'enlèvement des esquilles et des corps étrangers, la formation de ces fistules. Les lésions osseuses primitives seront combattues par un traitement approprié.

II. — TRÉPANATION.

D'une façon générale et dans tous les cas de sinusites frontales proprement dites, l'indication chirurgicale peut se résumer ainsi : ouvrir, drainer, injecter des liquides modificateurs.

Dans toute collection liquide, purulente ou non, il est indiqué d'ouvrir le sinus frontal, sinon on s'expose à des accidents multiples.

Si les parois du sinus sont altérées, si la peau et les couches sous-jacentes sont intéressées, en un mot, s'il y a abcès sous-cutané, il faut ouvrir, puis drainer, ou bourrer la brèche avec de la gaze stérilisée iodoformée.

Il faut avoir soin, au préalable, de curetter soigneusement les parties malades, après quoi on placera un drain par lequel on pourra pratiquer des injections antiseptiques ou médicamenteuses destinées à modifier les parois malades.

A-t-on maintenant à traiter une collection quand les parois du sinus sont intactes, il sera encore nécessaire d'ouvrir ce sinus, mais ici il faudra le *trépaner*, puis on drainera.

Tous les procédés qui permettent d'arriver par la trépanation jusque dans la cavité sinusale, peuvent se ramener à deux types principaux : la voie orbitaire et la voie fronto-nasale.

1° Voie orbitaire. — Cette voie fut employée par Richter en 1776, dans un cas où la collection sinusale s'était fait jour au niveau de la paupière supérieure ; puis par Schütz en 1812, dans un empyème sans fistule du sinus frontal gauche. Cette voie est celle qu'ont employée les ophtalmologistes.

« Pour ouvrir le sinus par l'orbite, écrivent Panas et Guillemain[1] en 1891, il suffit de faire au grand angle de l'œil une incision immédiatement au-dessous du sourcil ; on tombe sur la voûte orbitaire, qui, vu sa minceur, se laisse perforer avec facilité. »

Cette incision devra être concave à la partie inférieure. Après avoir enlevé le périoste, on arrive sur l'os que l'on pénètre soit à l'aide d'un perforateur soit plus simplement avec la gouge et le maillet (fig. 203 et 204).

Quand la cavité du sinus est ouverte et qu'elle

1. Panas et Guillemain, *Etude sur les abcès des sinus frontaux* (*Arch. d'ophtalm.*, Paris 1891, p. 1 et 129).

ι été convenablement nettoyée, il faut établir
ın drainage pour pouvoir la modifier par des
njections médicamenteuses.

Pour cela faire, on introduit un drain de
:aoutchouc, le plus gros possible, jusqu'au fond

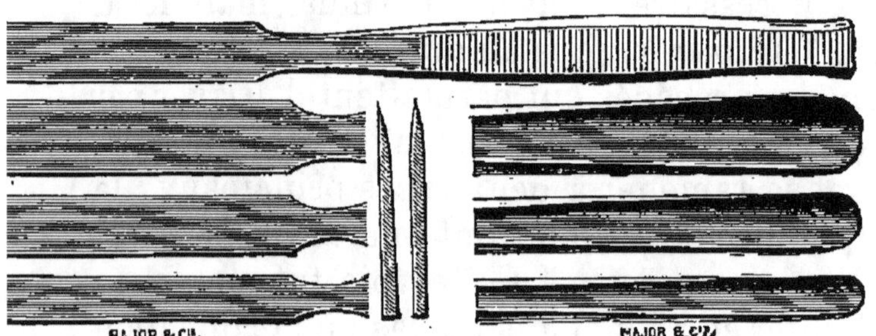
FIG. 203. — Ciseaux et gouges.

lu sinus. Certains auteurs (Lyder, Borthel) préfèrent des drains d'argent munis de trous, qui
assureraient mieux l'écoulement des liquides ;
d'après Guillemain, leur introduction serait difficile, car ils ne peuvent se mouler sur la courbure

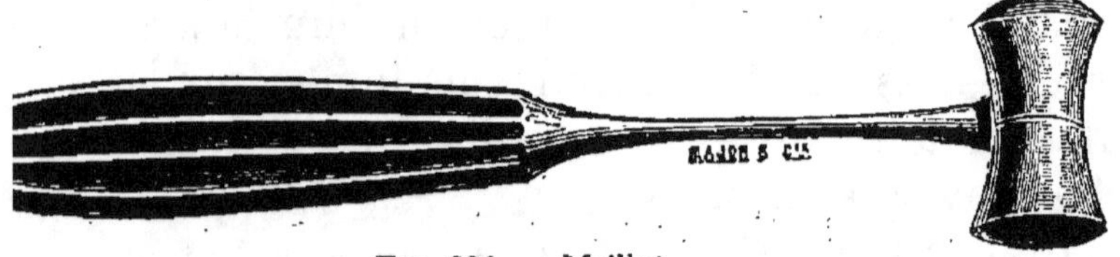
FIG. 204. — Maillet.

de l'os frontal ; de plus leur extrémité rigide
exercerait une pression douloureuse sur la muqueuse du sinus.

L'avantage de ce procédé consiste en ce qu'il
est d'une exécution facile puisqu'à cet endroit la
paroi osseuse est très mince, en ce que l'ouverture est déclive, en dehors du canal fronto-nasal,

d'où la facilité des lavages antiseptiques. Mais il crée une communication anormale qui ne tend pas à rétablir les conditions physiologiques consistant à laisser écouler les liquides par le canal fronto-nasal. De plus, il provoque presque toujours des fistules interminables qui restent de longs mois sans se fermer.

C'est pour éviter ces inconvénients que nous préférons la voie fronto-nasale, qui est une voie double, destinée : au niveau du front à pénétrer dans le sinus, au niveau du nez à éviter la persistance d'une fistule à l'extérieur.

2° VOIE FRONTO-NASALE. — Cette voie est déjà ancienne, puisqu'elle fut suivie la première fois par Riberi, puis plus tard par Otto, Macnaughton, Peyrot, Kocher, Chandelux, etc.

Pour ouvrir le sinus par sa paroi antérieure, on fera immédiatement au-dessous du sourcil une incision courbe de 35 millimètres environ, se réunissant à une incision médiane verticale, sur la racine du nez de 25 millimètres de hauteur. Le lambeau devra comprendre avec la peau et les muscles peauciers, le périoste qu'on détachera en raclant l'os, en ayant soin de ne pas léser le nerf frontal interne et l'artère qui seront rejetés en dehors. L'os mis à nu on appliquera une couronne de trépan de 1 centimètre de diamètre, sur la partie la plus déclive de la paroi antérieure du sinus, car en agissant plus haut, on risquerait, si le sinus était petit, d'ouvrir la cavité crânienne. Au lieu de la couronne de trépan, il est encore préférable d'employer la gouge et le maillet qui se manient plus facilement.

Une fois l'os enlevé, la muqueuse peut être intacte et il est nécessaire parfois de l'exciser après l'avoir saisie avec une pince à griffes.

Si l'ouverture n'est pas suffisamment large, on agrandira en haut avec la gouge l'orifice osseux.

Lorsque les deux sinus sont atteints, on doit faire l'ouverture osseuse sur la ligne médiane, après incision horizontale joignant les deux arcades orbitaires (Montaz) ou verticale commençant à la racine du nez et s'étendant à un pouce et demi au-dessous (Mac Even).

Nous ne pouvons trouver logique d'ouvrir toujours les deux sinus comme le recommande Montaz (de Grenoble) ; dans les cas où il y a suppuration des deux sinus, cela se comprend, mais lors d'empyème unilatéral, c'est absolument inutile.

La question de l'ouverture du sinus est très importante, car si l'on fait une ouverture trop petite, on ne pourra pas pénétrer facilement et par conséquent modifier convenablement la muqueuse. De plus, comme il est nécessaire de curetter entièrement l'intérieur du sinus, il faut pratiquer une très large ouverture (Luc, Terrier).

Il y a bien là un certain inconvénient pour la cicatrice, car fatalement la peau devra s'appliquer dans le fond de la brèche osseuse. Mais étant donnée la difficulté qu'on a à guérir ces suppurations, on est pleinement autorisé à faire ces larges pertes de substances.

Une fois le sinus ouvert, il faut chercher à rétablir les conditions normales, c'est-à-dire drainer en faisant communiquer la cavité avec le canal nasal.

Dans ce but Riberi, à l'aide de la gouge et du maillet, n'a pas hésité à détruire les cellules ethmoïdales antérieures et à mettre une mèche faisant communiquer le sinus avec les fosses nasales : c'est là le procédé que Luc a repris. Chantelux (de Lyon) et Sacchi perforent avec une tréphine les lamelles ethmoïdales qui séparent le sinus du méat moyen. D'autres se sont servis d'un trocart analogue à celui de Chassaignac, par lequel ils introduisaient le drain, effectuant ainsi un véritable drainage fronto-nasal.

Le professeur Panas a eu l'idée d'utiliser ce canal frontal en y faisant passer un cathéter métallique présentant une courbe irrégulière, demi-circulaire, doué d'une certaine élasticité, puis un drain pour ne pas léser les parties voisines. Le calibre du cathéter adapté à celui du canal qu il doit franchir est un peu moindre que celui d'une sonde cannelée. Il se termine par une extrémité renflée et arrondie qui correspond comme diamètre au n° 8 de la filière Charrière. Au-dessus de cette extrémité est un orifice dans lequel on peut passer un fil pour fixer le drain, mais qu'on peut fixer aussi simplement par un lien circulaire au-dessus du renflement.

Voici quelle est sa technique : « Par le sinus largement ouvert, dans l'orifice supérieur du canal frontal que l'on voit, on engage le bec de l'instrument, dont le manche est tenu en bas, contre la joue. En l'enfonçant, on redresse le manche peu à peu, de façon à lui faire décrire un demi-cercle, si bien que, quand la manœuvre est terminée, il se trouve appliqué sur le front. Il faut agir avec lenteur et prudence, de façon à éviter les fausses routes. Le passage du cathéter du sinus dans la fosse nasale se fait brusquement et à ce moment l'on sent un ressaut. Une fois le cathéter parvenu dans le méat moyen, son bec se trouve arrêté par la saillie en dedans du cornet moyen, qui pourrait être transpercé si l'on agissait avec violence. Sitôt cette résistance sentie, il faut incliner le cathéter de façon que son bec puisse contourner la saillie du cornet, descendre, en suivant la cloison, jusqu'au plancher des fosses nasales et sortir par la narine[1]. »

Il ne reste plus qu'à fixer un drain et par une manœuvre inverse à amener le cathéter au dehors en entraînant avec lui le drain.

Ce procédé nous paraît un peu timide et pas aussi facile qu'on le dit, car, malgré la souplesse de l'instrument, il est parfois difficile de pénétrer et c'est souvent par effraction que l'on y arrive.

Un chirurgien de Caen, Barette, après trépanation, est allé à la recherche de l'orifice du canal à l'aide d'un stylet d'argent à l'extrémité duquel il avait attaché un drain ; d'un autre côté, Luc s'est servi d'une sonde en gomme, assez résistante pour pénétrer dans le canal. Il n'est donc pas absolument indispensable d'utiliser pour cela un instrument spécial.

1. Panas et Guillemain, *Etudes sur les abcès des sinus frontaux* (*Arch. d'ophtalm.*, Paris, 1891, p. 1 et 129).

L'argument qui consiste à dire que ces procédés ont l'avantage d'éviter sur le squelette des dégâts plus ou moins grands, n'est pas toujours acceptable, car dans certains cas, tout le système des cellules ethmoïdales antérieures participe aux lésions et c'est pour cette raison que nous préférons les larges ouvertures avec ablation même de ces cellules ethmoïdales comme nous l'avons fait.

Les téguments qui ont été incisés dans le premier temps opératoire, seront suturés dans toute leur étendue, sauf à l'endroit qui livre passage au drain.

Il ne reste plus alors qu'à désinfecter, par ce drainage fronto-nasal, la cavité malade, à l'aide de lavages antiseptiques répétés et des injections caustiques de chlorure de zinc à 1/10.

Lorsqu'au bout d'un temps plus ou moins long, l'écoulement du sinus diminue, on retire petit à petit le drain par le bas, puis enfin quand il n'y a plus du tout de suppuration, on l'enlève complètement.

III. — Cathétérisme du sinus par les voies naturelles.

Quelques spécialistes, surtout les rhinologistes autrichiens, ont pensé, lors d'empyème latent, qu'il fallait d'abord essayer le traitement par les voies naturelles.

Procédé de Chiari. — Il commence par cocaïniser les bords de l'hiatus semi-lunaire, de façon à faire rétracter autant que possible la muqueuse sur le passage de la sonde ; pour cela faire, il tamponne le méat moyen avec un tampon d'ouate hydrophile imbibée d'une solution forte de chlorhydrate de cocaïne et l'y laisse cinq minutes.

Il se sert d'une sonde de métal flexible, mince et longue, recourbée à son extrémité en arc de cercle à grand diamètre ; elle porte à sa partie moyenne un point de repère, qui indique la limite de pénétration de l'instrument dans les narines (fig. 204).

Il introduit cette sonde de façon que son bec tourné en haut, se trouve au niveau de la partie

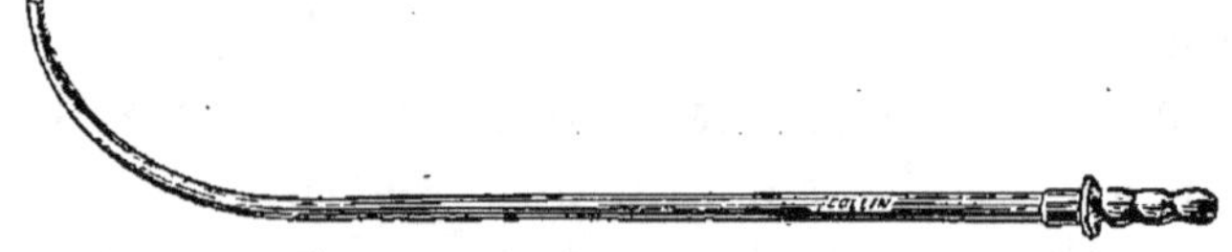

Fig. 204. — Sonde de Chiari.

antérieure de l'hiatus, puis faisant décrire à la main qui tient l'instrument un mouvement en quart de cercle dirigé de haut en bas, il pénètre dans le sinus. Mais il est bien difficile d'affirmer que la pénétration a eu lieu ; les seuls renseignements consistent en effet dans la sensation du malade qui éprouve l'impression d'un courant d'eau pénétrant dans le front, ou dans la présence du pus ramené par le lavage.

Chiari emploie une solution phéniquée à 1/2 p. 100, que tolère assez bien la muqueuse nasale.

Procédé de Hajek. — On commence par enlever à l'anse chaude la partie antérieure du cornet moyen. Deux à trois semaines de traitement préalable ne sont pas de trop pour gratter la muqueuse, enlever les polypes avant de faire arriver la sonde à l'entrée du sinus frontal !

Cette sonde est une canule recourbée à angle droit, à 6 ou 8 millimètres de son extrémité.

Cet auteur insiste sur les précautions à prendre pour pénétrer, sans blesser la paroi orbitaire, dans le défilé ethmoïdo-frontal; et pour cela, fait décrire à la sonde un mouvement de rotation de façon à ce que son bec se dirige un peu en dedans du côté de la paroi nasale.

Comme il n'est pas toujours aisé de savoir si la sonde a pénétré, Hajek croit y être arrivé : 1° quand il a la sensation que la sonde a franchi un orifice et est entré dans une cavité; 2° quand la sonde occupe chez le malade une position absolument semblable à celle qu'elle occupe sur un crâne dont on cathétérise le sinus, à ciel ouvert.

Il pratique alors un lavage quotidien avec une solution boriquée à 3 p. 100 ; ou bien il cautérise la muqueuse avec une solution de nitrate d'argent à 5 et même 10 p. 100 dans les formes rebelles. Si ces procédés échouent, Hajek se résout alors à trépaner la paroi frontale.

Il nous semble qu'il y a d'autres indications qui peuvent commander ce qu'il considère comme une dernière ressource. Il condamne le curettage par la voie nasale préconisé par Schaffer (de Brême).

Procédé de Zaufal. — Cet auteur agit à peu près de même, puisqu'il enlève à l'anse chaude l'extrémité antérieure du cornet moyen, mais il se sert en plus d'une grosse poire à air, terminée par un tube de caoutchouc très mince qu'il fait pénétrer jusqu'à l'orifice du sinus, et donne une douche d'air qui chasse le pus.

Procédé de Jurasz. — Il pratique le cathétérisme avec un fin stylet métallique boutonné de 11 à 15 millimètres de longueur. Cette opération ne paraît pas des plus aisées puisque sur 21 sujets, 5 fois le cathétérisme a été facile, 6 fois difficile et enfin 10 fois n'a donné aucun résultat.

Procédé de Hansberg. — On se sert d'une sonde boutonnée de 1 à 1/2 millimètre, dont l'extré-

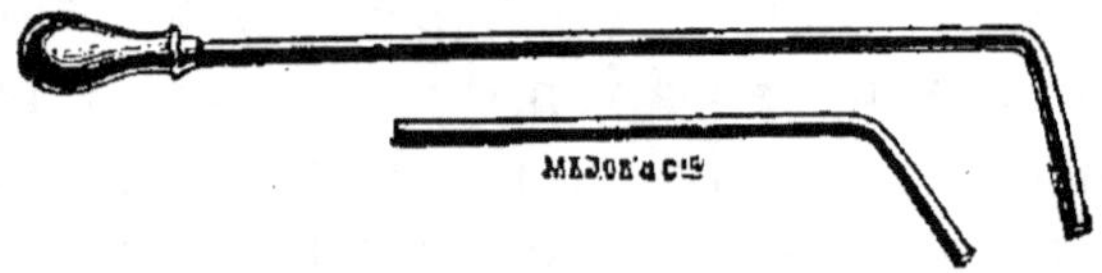

Fig. 205. — Canule de Lichtwitz.

mité forme un angle de 125 degrés avec le reste de l'instrument et regarde en avant.

Procédé de Cozzolino. — Il cathétérise avec une sonde à simple ou double courant, coudée de la même manière (fig. 206 et 207).

Procédé de Lichtwitz. — On utilise une canule simple de 1 à 2 millim. 1/2 de diamètre, coudée à angle obtus ou droit à 1 centimètre de son extrémité (fig. 205).

D'une façon générale, on peut dire que le cathétérisme des sinus frontaux est souvent fort difficile, même lorsqu'on a affaire à un canal fronto-nasal normal.

Les difficultés sont encore bien plus grandes lorsque le canal présente des anomalies ou que les parties environnant son orifice le cachent plus ou moins.

C'est pour cela que la plupart des rhinologistes recommandent d'enlever à l'anse galvanique la partie antérieure du cornet moyen pour mettre l'hiatus à jour.

A cause de la difficulté même du cathétérisme, on a proposé d'arriver jusque dans le sinus par la perforation de son plancher nasal. Schœffer[1] la pratiqua en 1885, en introduisant un stylet solide, mais flexible de 2 millimètres d'épaisseur entre la cloison et le cornet moyen et le dirigeant directement en haut vers le front. On entend alors un léger crépitement dû à la fracture des minces lamelles osseuses ; parfois on rencontre une résistance plus grande « que l'on doit vaincre, dit l'auteur, avec douceur ».

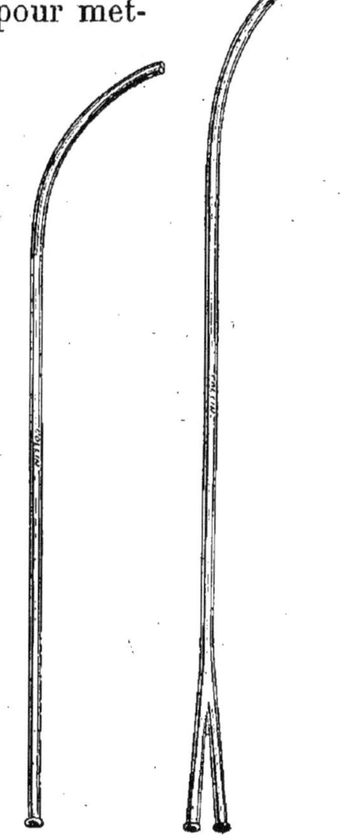

Fig. 206 et 207.
Canules simple et double.

Nous pouvons dire que la perforation du plan-

1. Schœffer, *Chirurgische Erfahrungen in der Rhinologie und Laryngologie;* Wiesbaden 1885.

cher du sinus est une mauvaise manœuvre; de plus, elle est dangereuse, comme toutes les manœuvres qui sont aveugles.

D'ailleurs, si le cathétérisme peut réussir pour certains cas, particulièrement pour les catarrhes, il est insuffisant pour les inflammations chroniques avec pus, grumeaux, masses polypeuses, et l'on est bien obligé d'avoir recours à des procédés chirurgicaux comme ceux que nous avons décrits.

CHAPITRE V

CHIRURGIE DES SINUS MAXILLAIRES

I. — Préliminaires.

1° Anatomie.

Les sinus maxillaires ou antres d'Higmore sont des cavités situées dans l'épaisseur des os maxillaires supérieurs.

Ils répondent, en avant à la fosse canine, en arrière, à la fente ptérygo-maxillaire, en haut, à la paroi inférieure de l'orbite, en bas, à l'arcade alvéolaire supérieure, en dehors, à la fosse zygomatique, en dedans à la paroi externe des fosses nasales.

Le sinus maxillaire existe dès la naissance et se présente sous la forme d'une fente antéro-postérieure, ou d'une petite loge (Moure). Il s'accroît peu dans les premières années de la vie et augmente d'une manière beaucoup plus sensible à l'époque de la puberté (P. Tillaux). Sa cavité continue à grandir dans l'âge adulte et acquiert son maximum de développement dans la vieillesse.

L'aspect et la forme sont assez variables; cependant on peut la comparer à celle d'une pyramide triangulaire dont la base, horizontale, répond à l'orbite et le sommet à l'arcade alvéolaire ; les trois parois sont à peu près verticales.

La cavité des sinus présente souvent des anfractuosités, des demi-cloisons, quelquefois même une cloison complète plus ou moins horizontale la divisant en une moitié supérieure et une moitié inférieure. Cette anomalie a son importance, car en admettant qu'une lésion siège à la partie supérieure du sinus, on conçoit comment l'ouverture pratiquée à sa partie inférieure sera inefficace.

Les parois présentent non seulement des différences notables d'épaisseur entre elles, mais encore selon le volume plus ou moins considérable du sinus.

La paroi supérieure orbitaire, forme une mince cloison qui explique la propagation réciproque des affections de ces deux cavités voisines : le sinus et l'orbite.

La paroi antérieure ou canine est la plus épaisse, mais elle est la plus superficielle.

La paroi interne ou nasale du sinus est extrêmement mince et formée d'une lame de tissu compacte papyracée.

La lumière électrique a été utilisée pour explorer ces cavités, comme d'ailleurs celles des sinus frontaux. Les deux sinus doivent normalement apparaître clairs ; quand une lésion siège dans l'un d'eux, on aperçoit une opacité, ou simplement une différence de clarté.

Il existe des prolongements des sinus quelquefois multiples ; Zukerkandl, qui les a étudiés, décrit cinq prolongements :

1° Un prolongement alvéolaire ou inférieur au niveau du bord supérieur de l'alvéole ;

2° Un prolongement palatin situé entre les deux lames de l'apophyse palatine du maxillaire;

3° Un prolongement sous-orbitaire, placé dans l'apophyse montante;

4° Un prolongement zygomatique, dans l'apophyse zygomatique;

5° Un prolongement orbitaire, ou plutôt rétro-orbitaire, dont Moure a donné un bel exemple.

Les rapports des parois sont classiques.

La paroi supérieure ou orbitaire du sinus maxillaire, répond au plancher de l'orbite, elle est plane, horizontale, mince; elle est obliquement traversée par un canal qu'occupe le nerf sous-orbitaire.

La paroi antérieure ou jugale, répond à la fosse canine; elle est déprimée vers la cavité du sinus, et en rapport avec le muscle canin, les muscles élévateurs de l'aile du nez et de la lèvre supérieure et avec les branches terminales du nerf sous-orbitaire. Cette paroi peut quelquefois être très mince.

La paroi postéro-externe ou zygomatique fait saillie dans la fosse zygomatique qu'elle limite en dedans et répond à la tubérosité maxillaire que parcourent les rameaux dentaires postérieurs.

La paroi interne ou nasale, est en rapport avec les fosses nasales, mince, composée d'une lame de tissu compact papyracée. C'est là que siègent les orifices du sinus maxillaire au nombre de deux. L'un est constant et placé à la partie antérieure du méat moyen en arrière de l'apophyse unciforme de l'infundibulum. Cet orifice est elliptique ou plus ou moins arrondi. Sur la paroi de l'infundibulum existe un orifice qui le fait communiquer avec le sinus maxillaire. Si l'on injecte du liquide par le sinus frontal, ce liquide passe en grande partie par cet orifice et pénètre dans le sinus maxillaire.

Un autre orifice, quelquefois un troisième orifice accessoire, siègent à la partie moyenne du méat moyen.

La cavité du sinus est séparée des racines des grosses molaires par une très mince couche de tissu osseux ; quelquefois même on les y trouve à nu, de sorte que le sinus peut se trouver ouvert à la suite d'une extraction de dent. D'ailleurs les rapports des dents avec le sinus varient avec l'âge. Pour Moure le sinus est en rapport avec la première ou la deuxième grosse molaire. Dans une thèse de Lille, 1885, L. Bourgeois[1] a étudié les rapports des dents définitives avec le sinus chez l'enfant ; et d'après cet auteur, à cet âge les dents seraient loin du sinus. Chez l'adulte, quatre dents sont en rapport intime avec cette cavité ; la deuxième prémolaire et les trois molaires.

D'une façon générale on peut pénétrer dans le sinus par la première et surtout la deuxième molaire ; on pourrait également y atteindre par la troisième et même la quatrième. La deuxième molaire est préférable car elle n'est séparée de la cavité du sinus que par 1 à 2 millimètres d'os.

1. L. Bourgeois, *Étude anatomique et pathologique sur le sinus maxillaire dans ses rapports avec les dents ;* th. de Lille, 1885, p. 19-30.

La muqueuse du sinus étudiée par Giraldès, Rémy, est adhérente au périoste ; elle se compose d'un chorion muqueux présentant des papilles et un épithélium à cils vibratiles. Elle renferme des glandes en plus grand nombre que le sinus frontal, ces glandes, d'après Sappey, sont de toutes formes. Quand le conduit excréteur de ces glandes s'oblitère, il en résulte la formation des kystes muqueux de Giraldès, qu'il ne faut pas confondre avec les kystes d'origine dentaire étudiés par Magitot.

Les vaisseaux très nombreux et les nerfs sont ceux du maxillaire supérieur.

2° Considérations pathologiques.

Les maladies du sinus maxillaire sont, ou des inflammations ou des tumeurs.

Les inflammations sont elles-mêmes aiguës ou chroniques.

L'inflammation aiguë du sinus maxillaire est constituée, soit par un engorgement sanguin pouvant se terminer par suppuration, soit par un engorgement lymphatique amenant l'hydropisie du sinus, soit enfin par la rétention du mucus dans l'intérieur de la cavité. Cette inflammation est rare, elle reconnaît une double origine : elle succède ou à un coryza, origine nasale ; ou elle reconnaît pour cause une périostite alvéolo-dentaire, origine dentaire.

L'inflammation chronique, beaucoup plus fréquente, est caractérisée par l'abcès du sinus ou l'empyème vrai. Les causes peuvent être générales, telles que variole, rougeole, syphilis; plus souvent le traumatisme, une inflammation de voisinage, une périostite alvéolo-dentaire, une intervention chirurgicale, lui donne naissance.

Les tumeurs qui peuvent se développer dans le sinus maxillaire sont assez nombreuses. Ce sont, d'abord, des tumeurs bénignes :

Les kystes muqueux de Giraldès sont produits par l'oblitération des glandes de la paroi de la muqueuse, et donnent lieu aux symptômes des prétendues hydropisies du sinus maxillaire.

Les kystes alvéolo-dentaires, décrits par Magitot, puis par A. Verneuil et Malassez, formés aux dépens des masses épithéliales, incluses dans l'alvéole, sont encore connus sous le nom de kystes épithéliaux paradentaires.

Les polypes muqueux, analogues à ceux qui se développent dans les fosses nasales.

Les fibromes exceptionnels; les ostéomes qui ne se rencontrent guère que chez les jeunes gens de quinze à vingt-cinq ans, et pouvant atteindre un énorme développement.

Puis, des tumeurs malignes qui sont des épithéliomes assez rares, d'aspect papillaire, très vasculaires, perforant souvent le bord alvéolaire et déterminant la chute des dents; des sarcomes qui peuvent partir de la muqueuse ou du périoste, mais qui, en général, viennent du maxillaire.

Toutes ces tumeurs sont justiciables de la *résection* de la mâchoire.

Les collections, au contraire, et les tumeurs bénignes sont justiciables d'opérations spéciales que nous allons indiquer et qui consistent à ouvrir largement le sinus, soit pour évacuer le pus, soit pour enlever les tumeurs.

II. — TRÉPANATION.

Par quelle voie peut-on aborder le sinus ? Par trois voies principales : la voie nasale, la voie buccale, la voie alvéolaire.

1° Voie nasale (paroi interne).

On peut perforer la cloison mince qui existe entre le sinus et les fosses nasales, soit au niveau du méat moyen, soit au niveau du méat inférieur.

La perforation du méat moyen est mauvaise et dangereuse pour Hajek[1] : mauvaise, parce qu'elle se trouve trop au-dessus du niveau inférieur du sinus, et qu'on n'aborde pas ainsi le point le plus déclive ; dangereuse, parce que le trocart, par suite d'une malformation anatomique ou encore quand on a affaire à de petits sinus, peut pénétrer dans l'orbite. D'après Hajek, on pourrait soupçonner cette malformation, si, en explorant avec le stylet la paroi externe du méat moyen, on reconnaît que celle-ci est non pas plane, mais concave. Cette constatation nous paraît, pour le moins, fort délicate.

La perforation par le méat inférieur, préconisée par Mickulicz[2], s'adresse à la paroi un peu plus

1. M. Lermoyez, *Le traitement des sinusites à Vienne* (*Ann. des mal. de l'oreille, du larynx*, etc., Paris, janv. 1894).
2. *Ibidem.*

épaisse à ce niveau, mais n'est pas encore suffisamment déclive.

Elle consiste à introduire un stylet spécial à
angle obtus, puis à agrandir l'ouverture de 1 à
2 centimètres en largeur sur 2 centimètres de
longueur. Chiari[1] n'accepte ce point que pour
une ponction d'épreuve, car à ce niveau, les lavages sont trop douloureux et impraticables pour
le malade.

Pour Hajek, élève de Zuckerkandl, la ponction

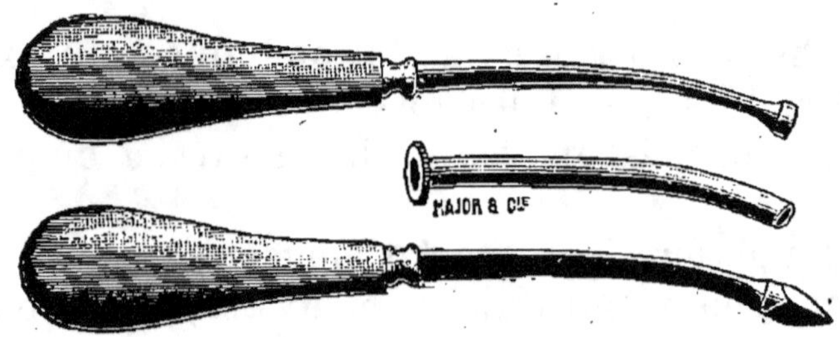

Fig. 208. — Trocart courbe.

doit être faite à la partie postérieure et supérieure
du méat inférieur, afin d'éviter l'arcade alvéolaire; il rejette l'opération de Mickulicz pour les
mêmes raisons que Chiari. Krause se sert d'un
trocart courbe et de drains en plomb pour maintenir l'orifice béant (fig. 208). Braun emploie un
trépan mû par une roue. Moure a inventé un trocart courbe, muni d'un cran d'arrêt; il ponctionne
dans le tiers antérieur et en haut du méat inférieur.

A part la question de déclivité, il est fort
difficile de maintenir béante l'ouverture ainsi

1. M. Lermoyez, *Le traitement des sinusites à Vienne* (*Ann. des mal. de l'oreille, du larynx*, etc., janvier 1894).

pratiquée. Il faut, de plus, éviter soigneusement la fosse canine et le bord alvéolaire; à ce niveau, parfois, la paroi est trop épaisse, et il est impossible de la perforer.

L'hémorrhagie est quelquefois assez considérable, comme dans un cas de Moure, qui nécessita le tamponnement.

Pour toutes ces raisons, cette voie nasale moyenne ou inférieure est généralement abandonnée.

2° Voie buccale (paroi externe).

A. *Procédé de Desault*[1]. — Cette intervention consiste à aborder le sinus par la fosse canine :

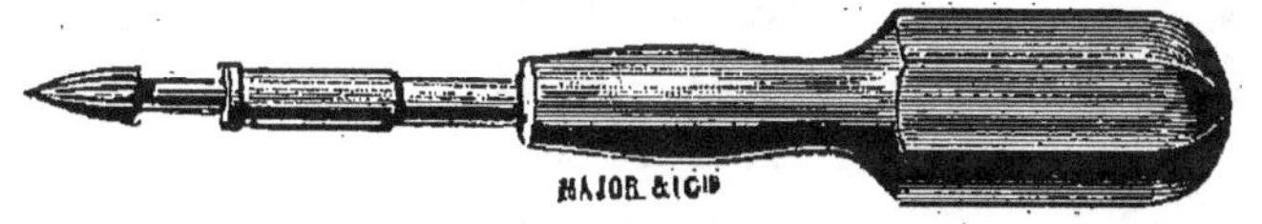

Fig. 209. — Perforateur.

à ce niveau, la paroi est assez mince et l'on est dans un point déclive. Sech, Kuster, Chiari l'ont pratiquée; Cartaz, dans deux cas récents, a fait le curettage du sinus par cette voie, l'a tamponné avec de la gaze iodoformée et a obtenu deux succès.

L'avantage de ce procédé consiste à avoir une large ouverture à travers laquelle on peut curetter le sinus. De plus, l'éclairage de la cavité peut être fait, soit avec le miroir frontal, soit avec la lampe électrique.

1. *OEuvres chirurgicales* de P.-J. Desault, par X. Bichat. 3ᵉ édit., Paris, 1813, t. II, p. 162-163.

La perforation se fait à l'aide d'un trocart, d'un perforateur, d'une tréphine, d'un poinçon (fig. 209, 210, 211, 212).

On peut, d'après Chiari, ne pas chloroformer le patient pour l'opérer, mais se contenter de l'anesthésie locale, produite par l'injection sous-muqueuse d'une solution de chlorhydrate de cocaïne au cinquantième. Voici son procédé : un aide relève avec un écarteur la lèvre supérieure et la commissure; une incision horizontale allant jusqu'à l'os, divise la muqueuse gingivale depuis le sommet de la racine de la première petite molaire jusqu'à celui de la deuxième grosse molaire; le périoste est décollé, puis, avec un perforateur, on pratique, en série linéaire, quatre à cinq trous, distants l'un de l'autre d'un demi-centimètre; à

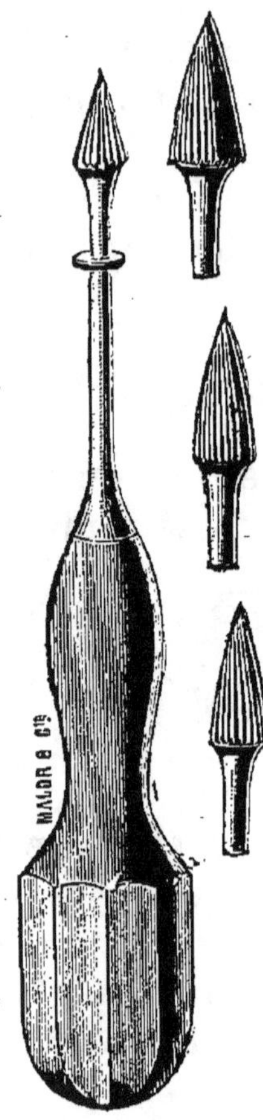

FIG. 210.
Perforateurs de
différentes grosseurs.

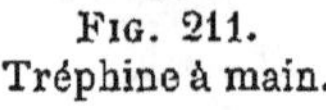

FIG. 211.
Tréphine à main.

l'aide d'une pince coupante, on fait sauter les ponts osseux qui les séparent, et on élargit cet orifice de manière à ce qu'il admette l'extrémité du petit doigt. On curette ensuite les parois du sinus qui saignent généralement très abondamment ; on lave la cavité avec de l'eau phéniquée à un 1/2 p. 100 et on la tamponne avec de la gaze iodoformée. Le pansement est changé au bout de quarante-huit heures ; les lavages ultérieurs sont ainsi très facilement pratiqués.

B. *Procédé de Lamorier* (de Montpellier)[1], 1740. — Ce procédé consiste à perforer sous l'apophyse

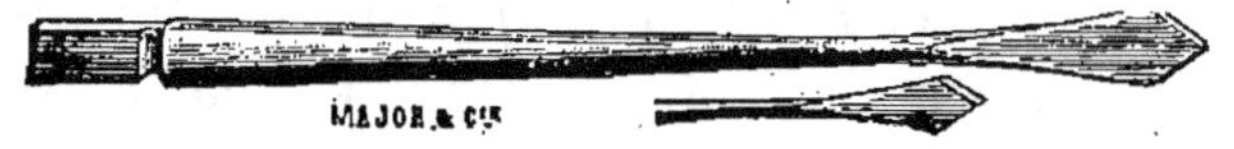

Fig. 212. — Tréphine de montant sur un tour mû par l'électricité.

zygomatique, au-dessus de la troisième molaire. Un aide écarte en haut et en dehors la commissure, on incise la gencive à 15 ou 18 millimètres du bord libre qu'on dissèque en relevant sur la paroi antérieure. Il ne reste plus, ensuite, qu'à trépaner avec un perforateur à langue de serpent : on obtient ainsi une large ouverture.

Ce procédé a été utilisé dans certains cas avec succès.

3° Voie alvéolaire.

C'est une opération simple, peu douloureuse, et permettant au malade de se panser, lui-même, dans la suite. Elle a été décrite par Cowper et

1. Lamorier, publié par Bordenave, *Mémoires de l'Académie Royale de chirurgie*, Paris, t. IV, p. 352. (Voir la pl. III, p. 351.)

Dracke. C'est Meïbomius[1] le père qui, le premier, en 1660, eut l'idée d'arracher une dent pour pénétrer dans le sinus maxillaire; Cowper enlevait la première molaire, et perforait ensuite l'alvéole avec un perforateur en fer de lance.

La question de la dent à enlever a été longtemps discutée.

Les anciens conseillent d'enlever la première grosse molaire, Hajek est de cet avis; Malgaigne et plus récemment Chiari, donnent la préférence à la deuxième petite molaire. Pour Boyer, il faut arracher les deux petites molaires, ce qui donne ainsi un large orifice. D'autres enfin ont enlevé la deuxième molaire. Il va sans dire que quand une des dents voisines du sinus malade est cariée ou ébranlée, c'est toujours celle-là qu'on doit enlever.

Pour pratiquer cette opération, il faut anesthésier localement avec une injection sous-muqueuse de cocaïne et enlever d'abord les dents.

Pour ouvrir le sinus, Richter, Chiari, Hajek se servent d'un trocart; Desault se servait d'un trépan perforatif; pour Malgaigne, un poinçon solide serait suffisant. Les fraises américaines animées par le tour doivent être rejetées, car elles font des trous beaucoup trop petits.

Il arrive parfois que le sinus maxillaire présente un diaphragme fibreux horizontal, qui le divise en deux loges; or, la loge supérieure peut seule renfermer du pus, si la sinusite est consécutive à une infection nasale. Il faut alors, si le

____

1. Henri Meïbomius, *Discurs. de abcessibus internis.* Dresd., 1718, p. 114.

trocart ne ramène rien, introduire une sonde qui perfore et lacère le diaphragme membraneux et donne issue au pus.

Pour maintenir l'orifice béant, il faut placer une canule, pas trop longue, pour qu'une partie du pus ne stagne pas au-dessous de son orifice supérieur, mais permettant de faire facilement des injections. Lorsque la suppuration est tarie, Chiari favorise la fermeture de l'orifice alvéolaire en le bouchant avec des obturateurs pleins, de longueur et d'épaisseur, décroissant progressivement.

Quelquefois il persiste un peu de suppuration qui empêche l'occlusion de cet orifice ; cette suppuration est souvent entretenue par un point de nécrose, située sur la paroi osseuse du canal et déterminée par la pression prolongée de la canule. Chiari curette alors les fongosités qui remplissent le conduit alvéolaire et ramène souvent un petit séquestre : la suppuration cesse presque aussitôt.

III. — Cathétérisme.

L'orifice sinusal maxillaire le plus constant, est le supérieur d'après Malgaigne, il est en rapport par l'infundibulum avec les sinus frontaux et, de plus, il est pour ainsi dire inaccessible. Cependant plusieurs rhinologistes ont cherché à y pénétrer : Garel (de Lyon), Hartmann, Störk, Scheffer, Bayer, en se servant d'une seringue à longue canule courbée du bout et destinée à laver la cavité.

L'autre orifice, non constant, est plus interne ; il est situé au-dessus du cornet inférieur à la partie moyenne du méat moyen. Jourdain[1] pratiqua le cathétérisme par cette voie.

La sonde qu'on introduit doit être dirigée en haut, en arrière, et en dehors. Il faut glisser sous le cornet moyen jusqu'à l'orifice qui se trouve plus ou moins loin en arrière (fig. 213, *a*, *b*, *c*).

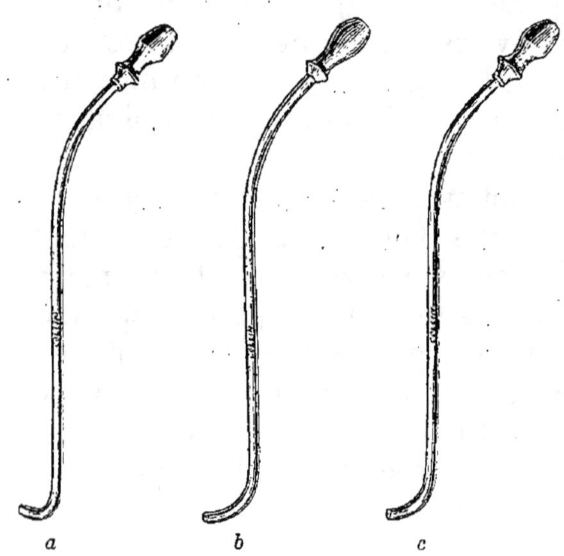

FIG. 213. — Sondes pour cathétérisme du sinus maxillaire.

Enfin certains spécialistes ont même pénétré de vive force dans le sinus.

D'une façon générale, on doit dire que cette pénétration est mauvaise et mieux vaut employer les procédés chirurgicaux.

De l'avis de Zuckerkandl, Chiari, Hajek, le

1. Jourdain, *Recherches sur les différents moyens de traiter les maladies du sinus maxillaire* (*Journ. de médecine*, t. XXVII, p. 157, Paris, 1767).

lavage du sinus maxillaire par son orifice naturel, à l'aide de la canule d'Hartmann ou de tout autre instrument est très difficile à exécuter à cause de l'étroitesse du méat moyen et de plus inefficace. En effet la canule qu'on peut faire pénétrer dans l'ostium maxillaire est si mince qu'elle ne peut donner une quantité de liquide suffisante pour laver le sinus.

Les orifices accessoires quand ils existent sont encore plus étroits, si bien qu'entre leurs pourtours et la canule, il ne reste pas assez de place pour l'issue d'un pus grumeleux.

Aussi pour assurer une évacuation complète du sinus, est-il de toute nécessité de créer un large orifice artificiel.

CHAPITRE VI

CHIRURGIE DES SINUS SPHÉNOIDAUX

I. — Préliminaires.

1° Anatomie.

Les sinus sphénoïdaux sont des cavités creusées dans le corps du sphénoïde. Ils correspondent en haut au chiasma des nerfs optiques et à la fosse pituitaire ; latéralement ils sont en rapport immédiat avec les sinus caverneux ; en bas, ils répondent à la paroi supérieure des fosses nasales où ils s'ouvrent par deux orifices à la partie postérieure des deux méats supérieurs.

Ces deux cavités sont ordinairement séparées par une cloison médiane et leur forme répond à celle du corps du sphénoïde.

D'après certains auteurs, Morgagni, Palfyn, van Doveren, l'existence de cloisons et de crêtes serait plus fréquente dans ce sinus que dans les autres annexes pneumatiques ; de plus, quand ce sinus est très grand, les canaux et les dépressions qui l'entourent se révèlent à son intérieur.

Les parois supérieure, antérieure et latérales, sont minces, formées de tissu compact ; il n'y a de tissu spongieux que dans sa paroi postéro-inférieure.

Il peut se faire que le corps du sphénoïde

s'étant incomplètement résorbé, les parois de sa cavité soient plus épaisses. Pour Zuckerkandl[1], le sinus spénoïdal peut même manquer complètement et l'os avoir tous les caractères d'un corps vertébral.

Au contraire, le sinus peut prendre des dimensions excessives, il déborde alors le corps du sphénoïde et pousse des prolongements dans la partie basilaire de l'occipital (Virchow), dans les grandes et petites ailes, dans les apophyses ptérygoïdes (Mayer), dans le bec du sphénoïde.

La paroi antérieure des sinus est celle qui présente le plus d'intérêt au point de vue chirurgical, puisque c'est à son niveau que se trouvent les deux orifices de communication avec les fosses nasales. Voici la description qu'en donne Zuckerkandl :

« Parfois, cette paroi antérieure, manquant sur une grande étendue, est suppléée par les cellules ethmoïdales (Henle) et par le palatin... Il arrive aussi qu'elle présente des dépressions creusées dans la lame supérieure du sphénoïde et dans les petites ailes, qui sont alors fermées par les cellules ethmoïdales supérieures. Plus ces dépressions sont étendues, plus les sinus sphénoïdaux sont petits. Elles communiquent, en effet, directement avec les cellules ethmoïdales postérieures, et, lorsqu'on les ouvre, on va jusqu'à la selle turcique sans rencontrer la paroi antérieure du corps du sphénoïde : habituellement alors les sinus sont divisés par une cloison hori-

_____

1. *Normale und pathologische Anatomia der Nasenhohle und ihrer pneumatischen Anhänge.* Vienne, 1882.

zontale en deux étages, l'un supérieur, en continuité avec les cellules ethmoïdales, l'autre inférieur, s'ouvrant dans les fosses nasales par les orifices habituels. La paroi antérieure du corps du sphénoïde peut aussi complètement manquer et le sinus sphénoïdal se continuer à plein canal avec les cellules ethmoïdales. »

L'orifice sphénoïdal n'est pas identique suivant qu'on l'examine sur un crâne macéré, ou sur un crâne frais, car la muqueuse en change considérablement la forme et les dimensions. Quand la muqueuse déborde un peu l'os et seulement suivant l'un de ses diamètres, l'orifice devient lenticulaire. Quand la muqueuse déborde beaucoup et dans tous les sens, il peut atteindre des dimensions moindres qu'une tête d'épingle. Cet orifice peut encore être rétréci par une cellule ethmoïdale postérieure; sa grandeur est importante, car d'elle dépend en partie l'écoulement plus ou moins facile des sérosités sinusales.

Son siège est des plus variables; on le trouve d'ordinaire immédiatement au-dessous du toit nasal, ou un peu plus bas, rarement au centre de la paroi sphénoïdale; d'ailleurs, de toutes les façons, le sinus déborde toujours notablement le toit nasal.

Les sinus sphénoïdaux n'acquièrent leur forme et leurs dimensions qu'à partir de l'âge de vingt à vingt-cinq ans, époque à laquelle ils commenceraient à apparaître d'après P. Tillaux[1].

---

1. P. Tillaux, *Traité d'anatomie topographique*, 3e édit. Paris, 1882, p. 264.

2° **Historique** (Sinusites).

Les procédés de traitement des lésions du sinus sphénoïdal ont été étudiés : par E. Berger et Tyrman (Wiesbaden, 1886); par E. Berger (*Thèse sur la chirurgie du sinus sphénoïdal*, Paris, 1890); par Max Schœffer (de Brême), *sphénoïdites* (*Deut. med. Woch.*, 1892); par Hajek, *Runschau*, 1892; par Grunwald (Munich et Leipzig), 1893 ; par Moure (Traité, 2° éd., 1893. *Empyème du sinus sphénoïdal*; 1894), enfin par Marcel Lermoyez (*Annales des maladies du larynx, du nez et des oreilles*, Paris, janvier 1894).

Les symptômes qui caractérisent les sinusites sphénoïdales sont assez incomplets et il n'est pas rare qu'il faille suivre les malades souvent pendant plusieurs mois avant de poser un diagnostic. Ici encore, on observe un retentissement plus ou moins marqué sur la vue (E. Berger)[1].

Ces troubles oculaires consistent en périnévrite ou névrite optique, en resserrement de la fente palpébrale ou blépharospasme du côté affecté, en photophobie, en larmoiement.

De plus, on observe de la céphalalgie qui tantôt affecte une des branches du trijumeau (sus ou sous-orbitaire), tantôt est une céphalalgie diffuse, sourde, profonde, gravative.

Un signe de la plus grande valeur, est l'exis-

---

1. Berger (Emile), *Les symptômes des maladies du sinus sphénoïdal* (*Soc. franç. d'otologie*, 27 avril 1887) et Thèse de Paris, 1890, p. 23.

tence d'un écoulement purulent ou séreux par le sinus sphénoïdal. Ce liquide peut s'écouler par la gorge, en s'accompagnant d'une sensatiou de fétidité. Par la rhinoscopie postérieure, on peut, en renouvelant les examens, surprendre le siège du pus.

Ce sont ces signes objéctifs, qui rapprochés des troubles fonctionnels, permettent, après s'être assuré de l'intégrité du sinus frontal et du sinus maxillaire par l'éclairage des cavités de la face, de soupçonner une suppuration du sinus sphénoïdal.

II. — Trépanation.

1° Voie naso-pharyngienne (Scheek, de Munich)[1].

Cette méthode consiste à appliquer après incision de la muqueuse un instrument angulaire, un trépan coudé, pour atteindre la cavité du sinus.

Ce procédé n'est pas bon en ce sens qu'on pourrait très bien perforer la base du crâne au lieu de la partie basale du sphénoïde, étant donné qu'à ce niveau la paroi osseuse est souvent épaisse. Du reste, il n'a pas été appliqué d'une façon pratique et est plus ou moins abandonné.

D'autres auteurs ont conseillé de pénétrer par la paroi antérieure du sinus à l'aide d'un trocart.

Hajek, avec la plupart des chirurgiens vien-

1. *Die Krankheiten der Nebenhœhlen der Nase and ihre Behandlung* (Inaug. dissert. München, 1883).

nois rejette la voie bucco-pharyngienne et disent qu'il faut aborder le sinus sphénoïdal par la voie nasale, sans s'attarder à la recherche infructueuse de son orifice.

Donc la voie de l'arrière-cavité du pharynx paraît être plus théorique que pratique.

2° Voie orbitaire.

Le sinus sphénoïdal est très près de la paroi orbitaire dans sa partie interne. Dans un cas de nécrose traumatique dû à Post[1], une collection a pu venir faire saillie du côté de l'orbite, au niveau des petites ailes du sphénoïde; de plus, la grande aile du sphénoïde était le siège d'un diverticule sinusal.

La vraie voie orbitaire a été employée par Bergh, de Stockholm, en 1886[2].

« J'énucléai d'abord, dit-il, l'œil droit; ensuite, les parties charnues qui recouvraient la paroi interne de l'orbite furent incisées, et la paroi postérieure de la lame papyracée dénudée avec une rugine. Un morceau de cet os, de 1 centimètre carré, fut excisé avec un ciseau.

« A travers les cellules ethmoïdales postérieures ainsi ouvertes, j'introduisis un ciseau étroit en arrière, en dedans et un peu en bas, et, après quelques coups de maillet très légers, la paroi antérieure du sinus sphénoïdal fut ouverte. Le liquide de rétention intra-sinusal s'écoula;

---

1. George E. Post, *The Lancet*, London, 1882, t. I, p. 734-735,
2. John Bergh, *Trepanation von cavitas ossis sphenoïdes durch orbita nach enucleatio Bulbi (Centralblatt f. Chirurg.*, 1886, p. 589.

un drain fut mis en place et recouvert d'un pansement antiseptique. »

Cette voie permettrait la rugination des parois de la cavité et l'extraction de séquestres et de polypes, ce qui semblerait indiqué dans les altérations tuberculeuses ou syphilitiques de la paroi interne de l'orbite.

Mais il ne faudrait cependant pas trop y compter, car ce ne sont pas là des conditions ordinaires.

3° Voie nasale.

Le procédé le plus facile, par conséquent le plus indiqué, est celui qui consiste à ouvrir par la cavité nasale, là où normalement se trouve l'orifice du sinus; il ne faudrait pas croire toutefois qu'il est des plus commodes.

On doit noter que le sinus se trouve tout à fait à la partie inférieure du méat moyen; donc en suivant ce méat et en passant entre le cornet inférieur et le moyen, on arrive sur la paroi antérieure du sinus sphénoïdal.

Zuckerkandl, en 1882, a conseillé ce procédé après l'avoir maintes fois essayé sur le cadavre.

Schœffer (de Brême) l'appliqua la première fois sur le vivant.

Heryng (de Varsovie), en 1890, pratiqua ainsi l'ouverture du sinus et à l'aide d'une curette rugina la muqueuse sinusale; il traita ainsi cinq cas et fit des injections avec du salicylate de soude.

Rolland (de Montréal), en 1889, employa des fraises de formes diverses et de grosseurs différentes, mises en mouvement par un moteur électrique et dans plusieurs séances ultérieures, agrandit l'orifice à l'aide de forets, de tréphines nasales, de maillets, de ciseaux et de gouges.

D'autres chirurgiens, Quénu, Trousseau, Moure, Ruault, firent des opérations à peu près analogues.

Quénu [1], cependant, employa une technique particulière, lui donnant une ouverture du sinus sphénoïdal beaucoup plus large que par les procédés précédents.

Chez un malade présentant à la partie antérieure du nez une fistule laissant pénétrer un stylet qui remontait jusqu'au sphénoïde, il curetta l'orifice fistuleux sans résultat. Il fit alors une incision partant des parties latérales du nez et suivant l'aile du nez jusqu'à la sous-cloison ; il rabattit le nez et incisa la pituitaire sur la cloison ; se guidant alors sur un stylet passant par l'orifice de la fistule, il introduisit une curette jusqu'à la partie interne du sphénoïde qui ramena des parcelles osseuses cariées et plaça un drain à travers l'incision similaire débouchant dans la narine ; le lobule fut gratté et suturé.

Hajek [2] est partisan de se préparer la voie en réséquant tout ou partie du cornet moyen, ce qui est inutile quand on peut apercevoir l'orifice sphénoïdal par la rhinoscopie antérieure. Puis alors avec une cuiller tranchante on pratiquera

1. Quenu, *Carie du sphénoïde ; extraction des os malades* (*Bull. et Mém. Soc. de chirurgie*, Paris, 1890, p. 633).

2. Lermoyez, *loc. cit.* (*Ann. des mal. de l'oreille, du larynx*, etc., janvier 1894).

dans la paroi antérieure une brèche aussi large que possible. On lavera ensuite tous les jours la cavité avec une solution boriquée à 3 p. 100 et même avec une solution de nitrate d'argent à 5 p. 100. Dans certains cas même, il y aurait avantage à tamponner le sinus avec de la gaze iodoformée.

III. — CATHÉTÉRISME.

Ce cathétérisme suivant les uns (Schœffer, Moure) serait facile, suivant les autres (Hajek, Lermoyez) il serait au contraire difficile. Pour nous, nous adoptons cette dernière opinion et cela pour les raisons suivantes :

a. Le siège de cet orifice est très variable ;

b. Il n'existe aucun point de repère fixe pour guider vers lui ;

c. Cet orifice est inaccessible à la vue étant masqué d'ordinaire par le cornet moyen ;

d. Souvent, quand il existe un empyème sphénoïdal, la fente olfactive est plus ou moins obstruée soit par l'hypertrophie simple de la muqueuse, soit par le pus, soit enfin par des polypes muqueux.

Quand le cathétérisme est possible, il faut commencer par anesthésier les parties en portant un tampon de coton imbibé de cocaïne entre le cornet moyen et le septum, en arrière et en haut. Cela fait, on introduit une sonde d'un très petit diamètre, coudée à 125 degrés dans ses derniers 5 ou 7 millimètres, le bec en haut, le long de la cloison, suivant une direction inclinée à

125 degrés par rapport au plancher des fosses nasales (fig. 214), après pénétration de 7 à 11 centimètres (Moure), de 9 à 11 (Schœffer), le dos du coude bute contre la paroi antérieure du sinus sphénoïdal. Faisant alors frotter ce dos contre cette paroi, par un mouvement d'ascension de la sonde en totalité, on cherche en haut et un peu en dehors l'orifice sphénoïdal.

Malgré cela, le cathétérisme du sinus sphénoï-

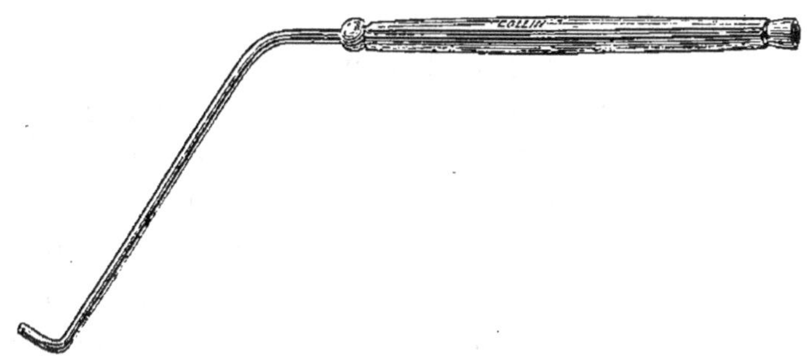

FIG. 214. — Sonde pour le cathétérisme du sinus sphénoïdal.

dal n'est pas toujours possible, ainsi que nous l'avons dit; on ne s'attardera donc pas dans la recherche infructueuse de son orifice et l'on pénétrera par effraction à travers sa paroi antérieure avec la sonde, ou bien avec un trocart.

Il ne restera plus qu'à pratiquer soit des injections d'air, soit des injections détersives boriquées.

CHAPITRE VII

CHIRURGIE DES CELLULES ETHMOIDALES

I. — Anatomie.

Les cellules ethmoïdales font en quelque sorte partie des fosses nasales, avec lesquelles elles communiquent largement : en avant avec l'infundibulum, en arrière avec le cornet de Bertin.

Leur forme, leur grandeur, leur nombre sont extrêmement variables. Il en est une cependant dont l'existence paraît plus régulière, c'est la bulle ethmoïdale qui s'ouvre habituellement par un orifice dans le méat moyen.

D'une façon générale, ces cellules se divisent en deux groupes : les cellules ethmoïdales antérieures et les cellules ethmoïdales postérieures.

Les cellules ethmoïdales antérieures se différencient en supérieures et inférieures ; elles viennent s'ouvrir dans le canal frontal de l'infundibulum et même au-dessus de lui.

Les cellules ethmoïdales postérieures s'ouvrent dans le méat moyen en arrière, en avant du sinus sphénoïdal.

Quand les cellules ethmoïdales latérales sont très développées, on constate une saillie de la paroi interne de l'orbite du côté de la cavité orbitaire.

D'après Zuckerkandl[1] il existerait une compensation manifeste entre le volume des cellules ethmoïdales et celui du sinus maxillaire du même côté.

II. — Considérations pathologiques.

Ces cellules peuvent être le siège d'inflammation, d'ethmoïdites, d'ostéites, de nécrose, de tuberculose. Leur communication avec les fosses nasales explique la propagation des affections du nez de leur côté comme cela a lieu dans le coryza, mais surtout dans les maladies générales infectieuses, comme l'érysipèle par exemple. Ce sont surtout les cellules antérieures qui sont principalement atteintes.

Parmi les lésions chroniques, il faut noter la tuberculose et la syphilis.

Le diagnostic de ces affections est assez difficile ; car, si l'on constate un écoulement de pus au niveau de l'infundibulum, on pourra le confondre avec un écoulement venant du sinus frontal. De même, pour un écoulement provenant des cellules ethmoïdales postérieures, il sera souvent malaisé de savoir s'il vient de l'orifice ethmoïdal ou de l'orifice sphénoïdal.

1. Zuckerkandl, *Normale und pathologische anatomia der Nasenhöhle und ihrer pneumotischen Anhänge*, Vienne, 1882.

III. — Trépanation et cathétérisme.

Ziem[1], le premier, ouvrit ces cellules pour une collection liquide purulente, après avoir réséqué une partie du cornet moyen.

Les chirurgiens viennois commencent par désobstruer le méat moyen des polypes qui peuvent s'y trouver, à l'aide de grattages et de cautérisations de la muqueuse; puis ils résèquent une partie du cornet moyen et peuvent ainsi ponctionner la bulle ethmoïdale. Après aspiration du pus, on pratique des irrigations avec une solution de lysol au 1/100 ou de nitrate d'argent au 1/20 et l'on panse avec de la poudre et de la gaze iodoformée.

Hajek adapte un petit manchon sur un trocart qui ne laisse dépasser qu'un demi-centimètre de pointe afin d'éviter de pénétrer dans l'orbite.

Lorsque ces manœuvres restent insuffisantes, on devra s'ouvrir une voie plus large vers les cellules ethmoïdales soit par décollement du nez sur l'un des côtés (Schek) ou de bas en haut (Bosworth) ou par ostéotomie bilatérale (Ollier); soit par résection partielle de la paroi interne de l'orbite.

Pour nettoyer complètement ces cellules, on pourra employer pour le curettage de petites curettes comme l'a fait Cozzolino[2].

1. Ziem, *Ueber Bedeutung und Behandlung der Naseneiterungen* (*Monatschrift für Ohrenheilkunde*, 1886, n° 2 et 3).

2. Cozzolino, *Les instruments et la technique chirurgicale employés dans les affections des sinus* (*Ann. des mal. de l'oreille et du larynx*, Paris, 1891, t. XVII, p. 761-786).

Beaucoup de ces affections s'accompagnent de productions polypoïdes qu'il faut d'abord détruire avant d'essayer de pénétrer dans les cellules.

Ainsi qu'on peut s'en rendre compte, toute cette chirurgie a encore besoin d'être étudiée : l'histoire des cathétérismes faciles pour les uns, difficiles pour les autres, en est une preuve.

Les chirurgiens cherchent de plus en plus à bien voir ce qu'ils font, et pour cela ils pratiquent de larges ouvertures en faisant des résections plus ou moins complètes du cornet moyen; ils arrivent ainsi à pénétrer dans les divers sinus.

C'est assurément le meilleur moyen, car il est mauvais de se fier entièrement aux sensations du sujet comme on l'a indiqué pour certains cathétérismes et de vouloir exécuter des tours de force.

TABLE DES MATIÈRES

PREMIÈRE PARTIE

CHIRURGIE DES MAXILLAIRES

CHAPITRE PREMIER

RÉSECTIONS DU MAXILLAIRE SUPÉRIEUR

CHAPITRE IV

FRACTURES DES MAXILLAIRES

DEUXIÈME PARTIE

CHIRURGIE DES LÈVRES, DES JOUES, DE LA BOUCHE ET DU PHARYNX

CHAPITRE PREMIER

BEC-DE-LIÈVRE

CHAPITRE II

CHEILOPLASTIE ET GÉNOPLASTIE

CHAPITRE III

CHIRURGIE DE L'APPAREIL SALIVAIRE

CHAPITRE VI

CHIRURGIE DU VOILE DU PALAIS ET DE LA VOUTE PALATINE

TROISIÈME PARTIE

CHIRURGIE DU NEZ, DES FOSSES NASALES ET DES SINUS

CHAPITRE PREMIER

RÉSECTIONS DES OS DU NEZ

CHAPITRE II

RHINOPLASTIE

CHAPITRE III

CHIRURGIE DES FOSSES NASALES ET DE LEUR ARRIÈRE-CAVITÉ

CHAPITRE IV

CHIRURGIE DES SINUS FRONTAUX

CHAPITRE V

CHIRURGIE DES SINUS MAXILLAIRES

Paris. — L. Maretheux, imprimeur, 1, rue Cassette.

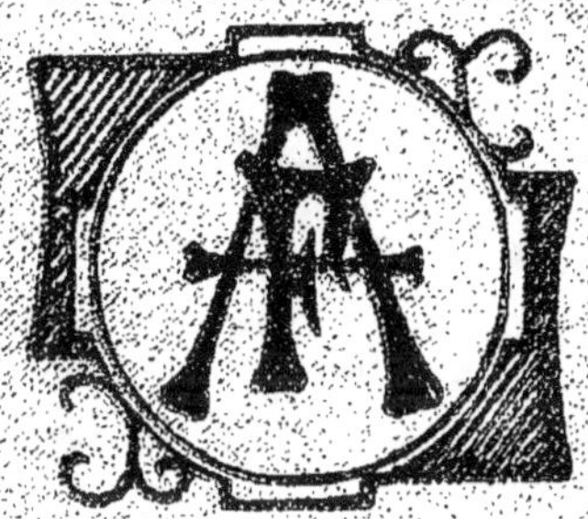